가장 쉬운 해부병리학

Anatomical Pathology

김정임 지음 | 김영기 감수

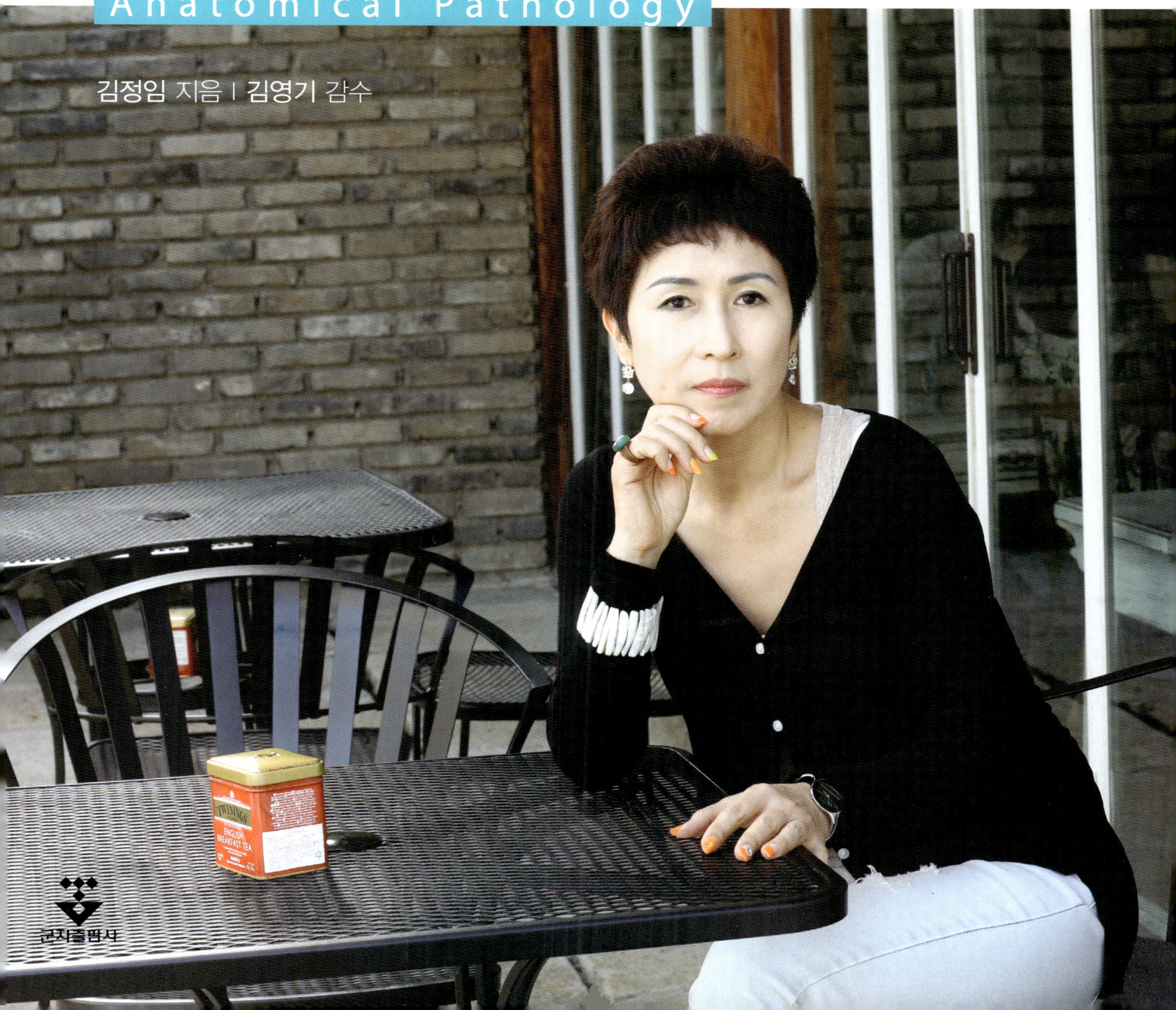

군자출판사

가장 쉬운 해부병리학

첫째판 1쇄 인쇄 | 2013년 11월 20일
첫째판 1쇄 발행 | 2013년 12월 10일

지 은 이 김정임
발 행 인 장주연
표지디자인 전선아
편집디자인 수디자인
출 판 기 획 노미라
발 행 처 군자출판사
등록 제 4-139호(1991. 6. 24)
본사 (110-717) 서울특별시 종로구 인의동 112-1 동원회관 B/D 6층
Tel. (02) 762-9170 Fax. (02) 764-0209

www.koonja.co.kr

* 파본은 교환하여 드립니다.
* 검인은 저자와의 합의 하에 생략합니다.

ISBN 978-89-6278-818-1
정가 30,000원

머리말 ▸▸▸

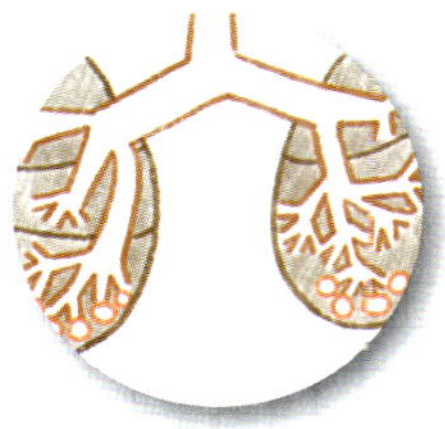

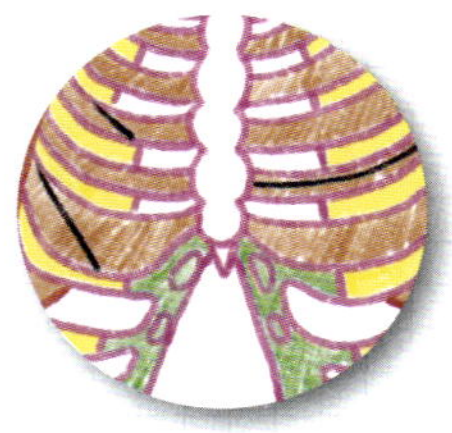

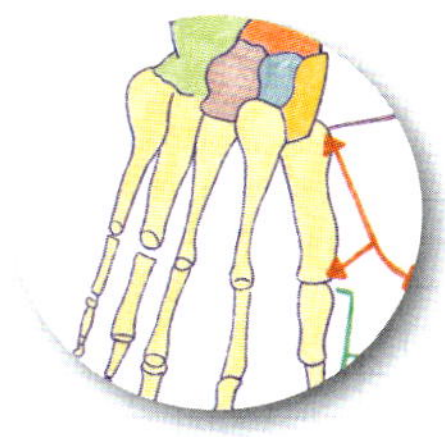

해부학은 인체의 구조를 파악하고 연구하는 인체를 대상으로 학문을 배우는 간호, 보건분야를 전동하는 분들에게 필수 교육과정입니다.

보건계열 사람들이 가장 어려워하는 학문의 한 분야이기도 합니다.

해부학을 Anatomy라고 합니다.

어원으로 분리해보면 Ana는 apart로 분리하다 tomy는 cut으로 자르다라는 의미입니다. 해부학에 대하여 각자 주장하는 정의가 약간씩 다르지만 해부학이란 정상적인 신체의 형태나 구조를 연구하는 학문이며 병리학은 질병의 발생과정이나 비 정상적인 형태를 연구하는 학문입니다.

저자는 인체에 대한 해부학 용어와 해부학의 난해한 그림들을 쉽고 간결하게 표현하여 학습방법을 개선함으로써 해부학을 공부하는데 보다 쉽게 이해할 수 있도록 하였습니다.

이 책의 핵심은 인체를 계통별로 나누고 저자만의 쉬운 그림과 해설로 가장 기초적인 지식을 습득하도록 하는 것입니다.

끝으로 이 책을 발간하기까지 많은 노력과 지원을 해주신 군자출판사 사장님과 임직원 및 모든 직원 여러분께 감사드립니다.

2013년 11월

김정임

CONTENTS

Anatomical Pathology

「해부병리학」

Chapter 01

세포와 체액

Ⅰ. 세포

1. 세포핵
2. 세포간질
3. 세포막(cell Membrane)
4. 세포의 영양공급단계
5. 세포의 손상
6. 세포의 자극어 대한 반응(적응)
7. 치유되는 재생능력(세포종류)에 따른 분류

Ⅱ. 체액

1. ICF
2. ECF
3. 체액이동
4. 탈수증(Dehydration)
5. 부종(edema)

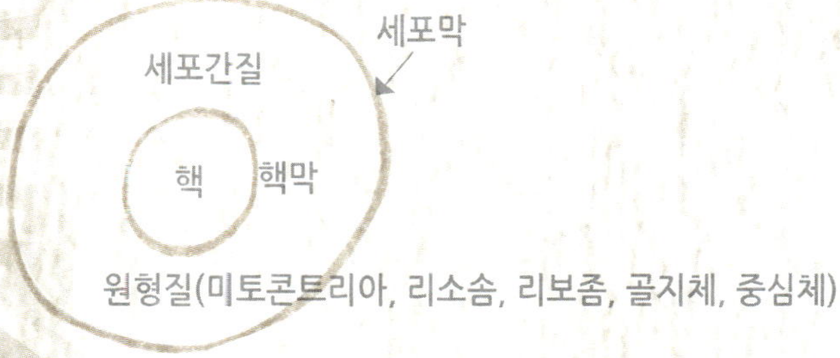

Chapter 01 세포와 체액

Ⅰ. 세포

인체의 기본단위는 다음과 같이 체액과 세포로 구성이 되어있다.

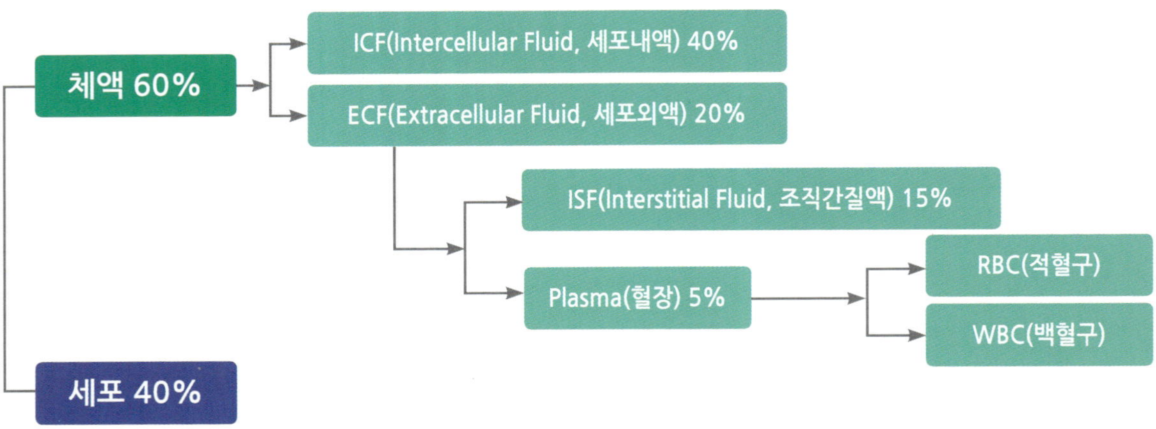

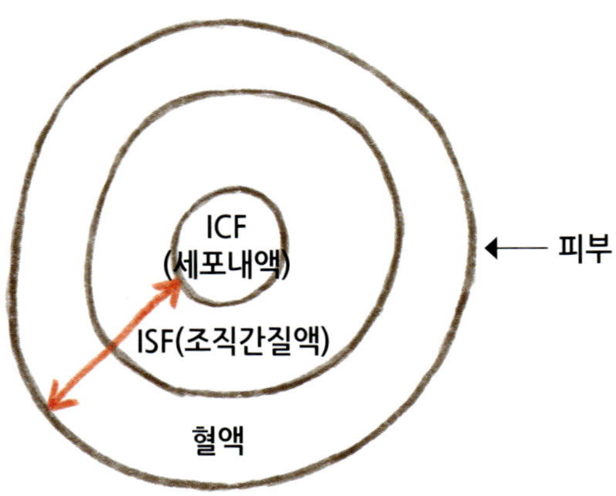

[체액의 구성도]

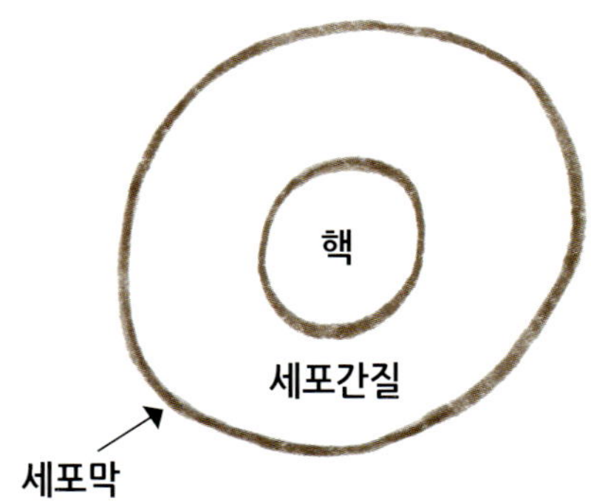

[세포의 구성도]

우리 몸은 100조의 세포로 구성되어 있다.

- 진핵세포(eukaryote cell) : 핵이 있음
- 원핵세포(procaryote cell) : 핵 없음

세포는 핵, 세포간질(원형질), 핵막으로 크게 3대 분류할 수 있다.

1. 세포핵

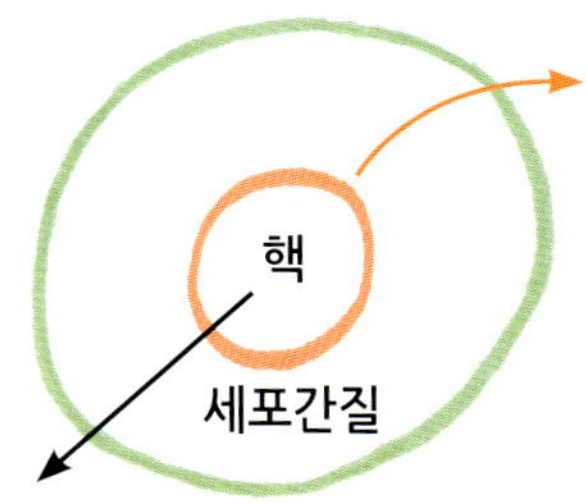

세포핵은 우리 몸의 세포 활동을 규정하는 유전자를 가지고 있으며 핵막, 염색질, 핵소체와 핵형질르 구성된다. 세포핵은 세포의 집행부로 DNA로 된 유전자 중 대부분의 정보를 담고 있으며 유전자가 변형이 되지 않도록 유지하고 DNA 활성을 조절하는 역할 및 세포 분열과 유전에 관여한다. 세포핵은 세포의 생명을 지배한다.

염색질에는 DNA(유전정보 하나하나 모인 단체)가 있으며 RNA에 유전 정보를 준다. 핵막은 이중막 구조로 원형질과 다르게 핵공이라는 다수의 구멍이(Nuclear Pore) 있으며 세포분열 과정에서 일시 소실된다. 핵공에는 작은 저분자 단백질들이나 이온이 통과할 수 있다. 핵막은 핵과 핵 세포질 사이에서 물질교환을 한다. 핵소체는 단백질과 리보좀 RNA를 생성한다. 리보좀이 단백질 합성 시 어미를 닮는 원인은 DNA의 유전자 정보를 가져가기 때문(m-RNA)으로 message를 전달하게(trans-RNA) 된다.

핵질은 염색질과 핵소체를 제외한 부분이다. 염색질은 염기성 염료에 염색이 잘되며 46개로 구성된다.

보통염색체 22쌍
성염색체 1쌍 > 각각 남 여 > 46개

핵소체는 리보핵산으로 구성, 리보소체를 만들고 message RNA, 수송 RNA를 만든다.

2. 세포간질

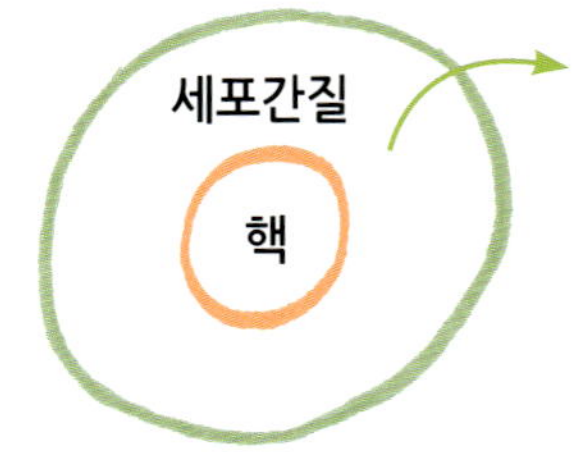

세포간질은 세포핵을 둘러싸고 있는 물질로 원형질 소기관들의 기능을 담당한다.

① **미토콘트리아, 사립체** : O_2를 사용하여 세포호흡에 관여한다. 호흡이 활발한 세포일수록 미토콘트리아가 많다. 미토콘트리아는 에너지를 생산하여 저장하는 에너지 저장소가 되며 호흡기에 들어간 O_2와 영양기관에서 들어간 CHO가 산화되어(ADP) ATP(에너지)를 만든다. 포도당을 분해하여 에너지를 생산한다.

② **lysosome(리소솜, 용해소체)** : 미토콘트리아가 산화할 수 있도록 잘게 부수고(소화기관), 가수분해효소를 가지고 있어서 세균 등 이물질을 소화한다. 분해효소체, 불필요한 구조물을 파괴하여 소화 → 미생물 분해 후 제거한다.

③ **lybosome(리보좀, 리보소체)** : 핵에서 오는 유전정보에 따라(mRNA) 단백질 합성에 기여하며 세포 속에서 사용할 단백질을 생산한다.

④ **골지체(Golgi body), 골지복합체** : 분비기능과 관련 있는 분비성 세포이며 단백질을 목적지로 농축, 저장, 분비 기능을 한다. 당 단백질이 합성 후 세포외로 분비될 때까지 저장된다. 공기주머니, 노폐주머니를 가지며, 핵 주위에 위치한다.
탄수화물 합성, 단백질 분자와 결합하여 당단백 형성 → 분비과립 ← 형질막에 융합시켜 당단백을 배출한다.

⑤ **중심체(Centrosome)** : 세포주기를 조절하는 인자로 작용하며 세포분열 시 나타난다. 중심립 2개를 묶어 중심체라고 부른다. 중심립은 3개의 미세소관의 방추사를 가지고 있다. 세포분열 시 중심소체가 2개로 분열 → 핵을 중심 이동 → 방추사가 염색체 분열 시 세포의 반대쪽 극으로 잡아당김 → 세포분열 시 방추사가 형성되면 성상체라고 함 → 중심체 사이에 방추체가 발달하여 핵분열이 일어난다. 즉 세포분열 시 방추실을 만든다.

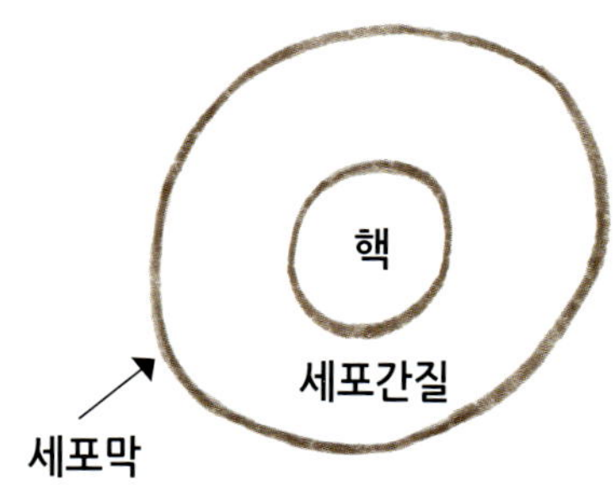

⑥ **형질막(세포막)** : 원형질 표면을 덮은 얇은 막, 선택적 반투막, 세포막을 통한 물질이동, 수동운반(확산, 삼투, 여과), 능동운반(APT소모, 포식작용, 펌프기능)을 한다.

⑦ 세포질피망 : 과립세포질세망(형질막, 핵 등과 연결, 리보소체가 붙어있음), 무과립세포질세망(리보소체가 없다)이 있다.

⑧ 과산화소체 : 과산화수소를 분해하여 세포를 보호하는 효소가 있다. 간, 콩팥 세포에 많이 있으며 아미노산과 지방분해한다.

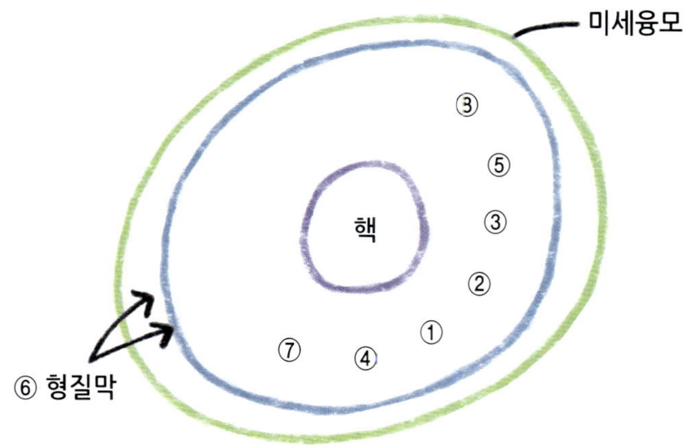

3. 세포막(cell Membrane)

세포 내의 물질을 보호하고 세포 간의 물질이동을 조절한다.

세포가 필요한 물질흡수, 대사과정의 노폐물 분비, 생명체의 활성 기능부위 대사반응이 일어난다.

무수한 구멍이 있으며 영양물질, 가스, 노폐물이 선택적으로 투과된다. 작은 지용성 물질 또는 작은 분자일수록 통과가 쉬우며 크기가 크고 수용성 물질이 통과가 어렵다.

세포막은 수동운반과 능동운반을 한다.

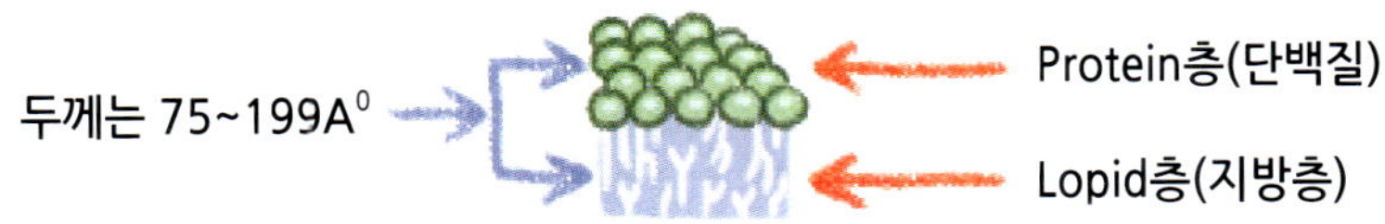

[세포막 형태]

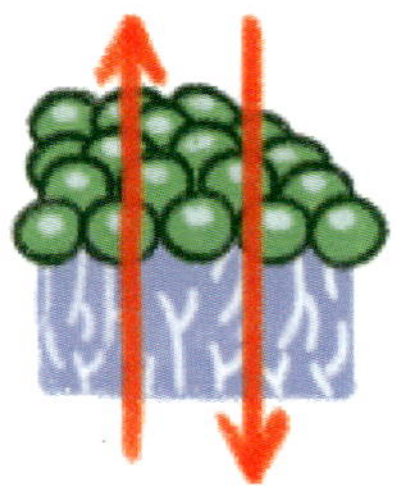

[세포막을 통한 물질 투과 & 운반(Membrane Trsnsport)]

A. 수동운반(Passive transport)

세포막에서 물질이동이 이루어질 때 물질의 분포차이에 따른 농도경사에 따라 일어나는 물질이동을 말한다. 작은 분자일수록 지용성 분자일수록 수동운반이 크게 일어나며 에너지를 필요로 하지 않는다.

① **물의 운반** : 수동운반 방법

분자의 농도가 높음 ⟶ 낮음으로 이동한다

② **용질(물에 녹아있는 액) 운반** : 용질 농도가 높음 ⟶ 낮은 곳으로 이동

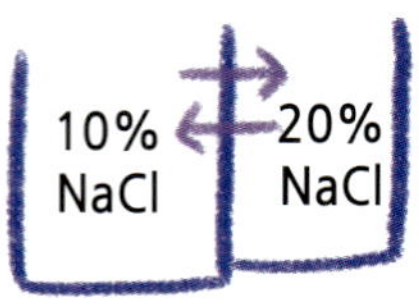

농도가 같아질 때까지 이동 ⟶ 확산이라고(diffiusion) 한다.

※ 확산요인 – 농도 경사가 클수록
– 지질 용해성이 높을수록
– 분자직경이 작을수록
– 음이온 상태일 때

– **삼투** : 특수한 막의(세포막은 반투과성) 존재로 확산에 제한이 가해지는 것이다. 수용액 속에 용질이 용해되어있을 때 반투과성 막을 경계로 용액 사이에 투과로 같아지려는 현상을 삼투(osmosis)라고 한다.

농도가 높은 쪽에서 낮은 쪽으로 삼투가 일어난다.

원리는 확산과 비슷하며 용질의 농도 차이 등은 확산이 일어난다.

확산이란 농도차이에 의한 물질들이 농도가 높은 쪽에서 낮은 쪽으로 분자가 퍼져나가는 현상을 의미한다. 즉 물질이 이동하는 것이다.

용매 농도 차의 이동을 하는 것이 삼투(용매 : 녹여주는 것)이다.

삼투에 의한 분자이동을 저지하는데 필요한 압력 즉, 서로 같아지기 위해 반투막에 미치는 압력을 삼투압(osmotic pressure)이라고 한다.

★ 삼투압에서 세포막의 추가

0.85
NaCl

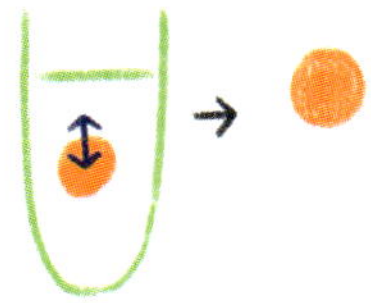

세포농도 = 용질농도가 같은 0.85NaCl 넣으면 농도가 같아서 물의 출입이 없다. 이런 용액을 등장액(isotonic solution)이라고 한다. 즉 삼투압이 같은 용액을 말한다.

0.65
NaCl

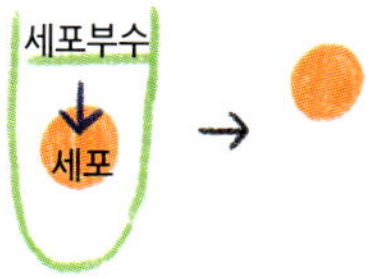

세포농도가 0.65%인 것을 NaCl에 넣으면 세포 밖의 물이 세포 안으로 이동한다. 농도가 낮은 쪽에서 농도가 높은 쪽으로 이동하는 것은 압력차이 때문에 발생하며 입력이 낮은 저농도액을 저장액이라고 한다.
세포안으로 너무 많은 양이 들어오면 세포가 팽창 또는 파괴되는 용액을 저장액(hypotonic solution)이라고 한다.

삼투질 농도는 낮고 세포는 용혈(homolysis) 또는 삼투적 용혈(osmotic hemolysis)

2%
NaCl

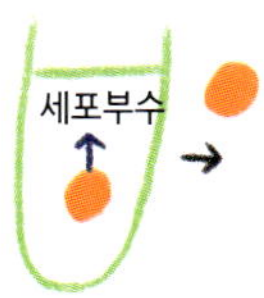

세포를 세포보다 높은 용질 2%에 넣으면 세포 내 물이 세포 밖으로 이동하여 세포가 쭈그러든다.
이런 용액을 고장액(hypertonic solution)이라고 한다.

삼투액 농도가 높으면, 동물세포에서는 수축한다.

- 여과 : 구멍에 통과되는 것을 의미하며 세포막의 양측에 압력의 차가 있을 때 물과 확산이 가능한 물질들이 수압의 차이에 따라 이동하는 현상을 말한다.
  분자량이 작은 것이 투과점(filfration)이 된다.
  ex) 혈압에 의한 모세혈관의 물질 이동, 신장에서 오줌 거르기, 모세혈관벽을 통한 혈액의 통과작용

B. 능동운반

세포막이 운반체와 에너지를 사용하여 세포 농도경사와 반대로 어떤 특정 물질을 세포 내로 흡수하거나 배출하는 작용을 말한다.

예) 소장에서 포도당을 흡수하는 과정

① Na-K pump(나트륨 펌프) : 세포막에 있는 단백질로 나트륨이온(Na+)을 세포 밖으로 내보내고 칼륨(K+)을 세포 안으로 이동시킨다.

세포 안에서 K+은 높게 Na+은 낮게, 세포 밖에서 Na+은 높게 K+은 낮게 유지한다. 세포막은 칼륨과 나트륨에 대하여 투과성을 가지고 있기 때문에 칼륨과 나트륨은 세포막을 통하여 이동한다. 세포에서 항상 일정한 상태를 유지하기 위해서는 세포 속으로 들어오는 나트륨을 내보내고 세포 밖으로 나가는 칼륨을 세포 속으로 끌어들인다. 이와 같이 이온펌프를 이용하여 세포 안과 밖의 이온농도를 조절한다.

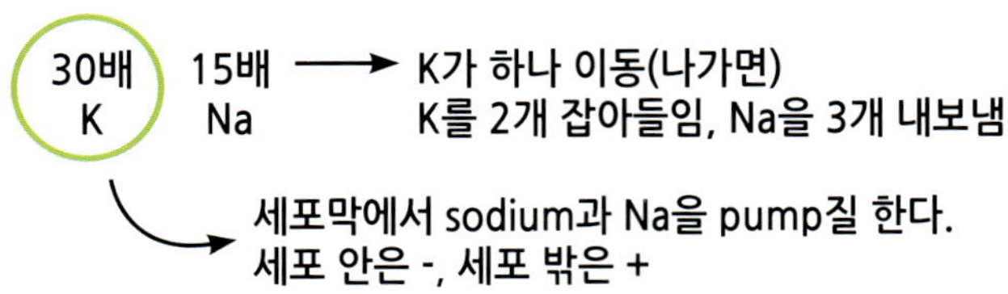

② 운반체(carrier)에 의한 운반 : 세포막을 통한 물질이동의 운반체 수송을 담당하는 단백질을 말한다. 직접적으로 ATP를 사용하여 운반체라고 불리는 막에 삽입된 단백질을 구조적으로 변형시켜 분자를 수송한다. 특수물질이 결합하면 세포가 필요한 부분은 끌어들인다.

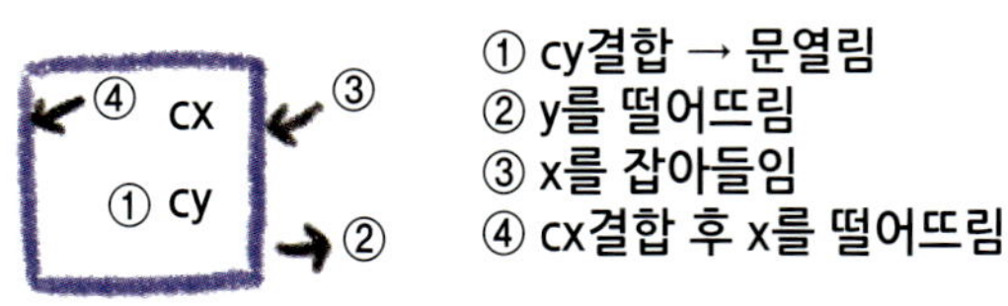

ex) Homoglobin → O_2 운반 → O_2 주고 → CO_2 결합 → 폐포에 오면 CO_2 뱉고 O_2와 결합

③ WBC의 식균, 음균작용

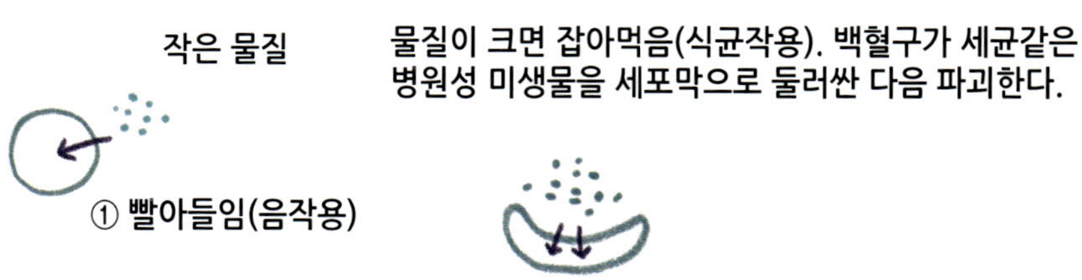

능동운반은 반드시 ATP가 필요하며 살아 있어야 가능하다.

★ cell membrane의 기능

- 대사와 성장에 필요한 물질을 선택적으로 운반 또는 수송한다.(능동운반, 수동운반)
- 세포막에 에너지 운반계가 있어 생명체와 외부환경의 경계가 된다.
- 세포막에 여러 가지 효소로 화학반응(Na−K pump, 산화)을 촉매한다.
- 세포와 세포 사이 인지능력
- 세포와 세포 사이 결합
- 세포막엔 특정물질을 결합하는 수용기인 recepter가 있다.

★ 세포의 종류 ——→ bone
뼈 make

- 골격세포
- 근육세포 : 수축기능
- 신경세포 : 전달기능
- 샘세포 : 분비기능
- 생식세포 : 분열기능

4. 세포의 영양공급단계

소화기관 → 소장에서 영양공급 (연동운동, 분절, 진자, 융모운동) → 혈장에서 영양공급, O_2공급(호흡기관) 혈장에서 체육유지, 호르몬 운반, 5대 영양소 운반

↓

ECF(세포외액), ISF(조직간질핵), ICF(세포내액)으로부터 혈액공급 →

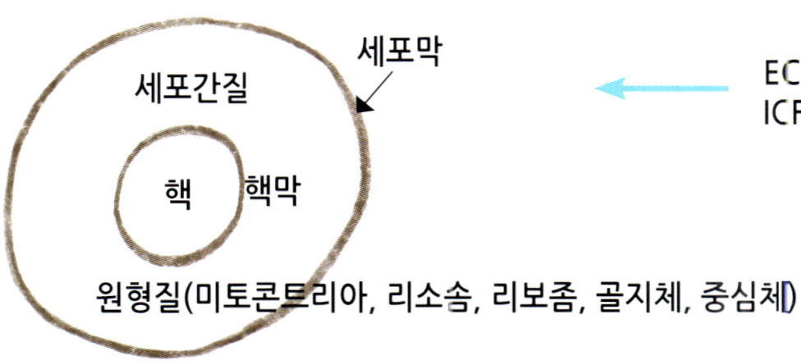

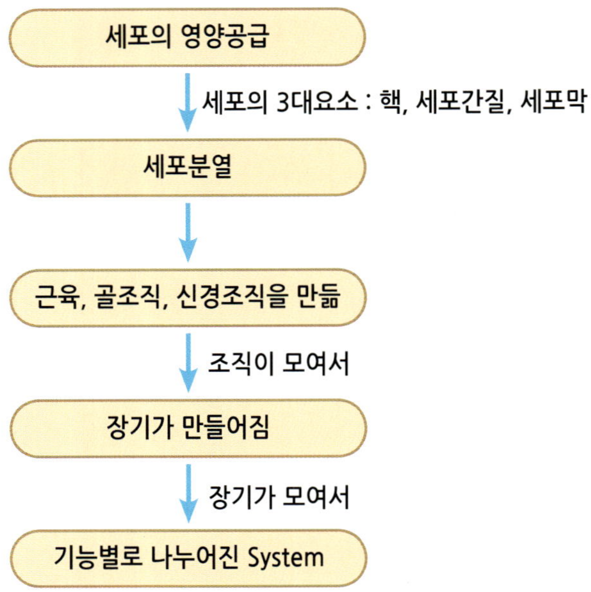

※ 세포의 형태학적 분류 : 조직, 기관, 계통

- 조직 : 같은 종류의 세포집단(세포사이물질, 세포간질)
- 기관 : 몇 가지 종류의 조직이 모여 특수한 기능 수행
- 계통 : 같은 기능 or 연관된 기능을 수행하는 기관을 묶은 것

5. 세포의 손상

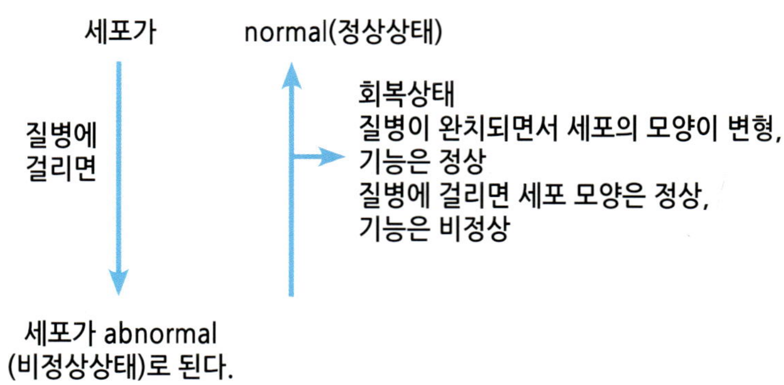

세포적응 → 가역적 손상 → 비가역적 손상으로 진행되는 연속적 과정이다.

★ 일반적 세포 손상의 기전

- 손상을 잘 받는 곳
  - 세포막의 파괴 및 기능 장애
  - ATP 생성 및 산화적 인산화에 관련된 에너지 대사 이상
  - 구조 단백질 및 효소의 생산 또는 기능장애
  - 유전자 손상
- 손상 후 형태학적 변화는 생화적 변화보다 늦게 출현
- 자극의 종류와 지속시간, 강도에 따라 세포반응이 다름
- 세포의 종류, 상태 및 세포의 적응 능력에 따라 세포 손상이 다르다

★ 허혈성 및 저 산소성 손상

가역적 손상(reversible cell injury), 비가역적 손상(irreversible cell injury), 화학적 손상이 있다.

A. 질병이란?

- 정신적 생리적 상태가 유지되지 않아, 오래 지속되는 상태로 세포의 항상성이 깨진 것이다.
- 정신적 생리적 상태란?

⇓

일정한 조건을 갖추는 것

세포가 자극을 받으면 구조적 기능적 변화에서 안정 상태로 되돌아오는 항상성을 유지하려 함

steady state(Homestasis)

⇓

ex) Body Temporature

36.5 ~ 37.5도 유지 ← 체온 1도 사이를 유지한다.

B.P(혈압) 유지 ↓ 초과되면

질병

↓

항상성 유지(Homestasis)

치유되면 원래 상태로

homeostasis(항상성 유지 조건)

- 수용기(receptor 자극감지)가 있어야 한다.
- 효과기(effector)가 있어야 한다.
- nervous system 및 내분비계 endocrine system과 같은 정교한 조절기관에 의해 내적 환경을 유지해야 한다.
- 체액의 수송계(fluid transport system) 작용(능동운반, 수동운반)을 한다.
- 체내 여러 가지 장기 조절 기능을 한다.

★ 질병의 원인은

■ 내인성

① 일반적

└→ 질병 generation
- Age에 따라 다름
- sex(남녀구분)에 따라 다름
- Race(인종)에 따라 다름

② 개인적

질병
- 선천적 질환(유전적, 가족적 원인) (congenital disease)
  - ex) 유전병 ↑ 염색체에 표시 有
  - 가족력 ↑ 염색체에 표시 無, 집안의 내력
- 후천적 질환(Acguired disease)
  - 환경요인으로 생기는 병(기후, 고온, 직업, 환경 등)

■ 외인성

영양분, 물리적 & 화학적, 감염(바이러스) 등에 의하여 발생한다.

ex) 비만(과잉), 빈혈(과소)

세포 ← 자극
↓
반응을 보임(Adaptation)
세포가 커지고 혈관이 압박됨
세포내 수분이 축적 → 수포성 변화
⇓
세포의 종창(cellular swelling)

자극(종류, 결정요인)
인체상태(건강, 약함)] → 에 따라 세포손상 → 질병 (yes)
no ↓
회복

★ 질병은 외부에서 세포가 **자극**을 받음

↑ 자극에서 견디지 못하는 상태 / 생리적 상태가 아닌 상태 / 치료 후 완전치유 X ⇒ 장애

↑ 체온, 공기, 빛 등에 대하여
↓
세포를 보호하기 위하여 크기, 모양, 수, 기능변화로 환경에 적응한다.

★ 자극의 종류

- 화학적 자극 : 화학적 요인에 의하여 생물체를 조절하거나 영향을 미치는 자극을 의미한다.
  예) 독소 등
- 기계적 자극 : 충격 등으로 생물체에 반응을 일으키게 하는 기계적인 외부의 영향으로 받는 자극을 의미한다.
  예) 압력, 찢어짐
- 물리적 자극 : 물리적인 에너지에 의하여 신체가 자극을 받는 것을 의미한다.
  예) 온도, 빛, X-lay
- 미생물 자극 : 미생물에 의하여 자극을 받는 것을 의미한다.
  예) 박테리아, 세균, 진균, 바이러스, 원충 등

자극이 小 or 자극 short time, 자극 중단되면

⇓

세포가 정상적 상태로 된다.

자극이 大, 자극이 long time, 자극강도 ↑(상승하면)

⇓

세포가 적응의 능력을 벗어난 경우 질병으로 된다.

★ 자극의 결정요인

- 크기(intensity), 온도, 압력
- 빈도(freguency), 횟수
- 자극 주는 시간(time) : 시간이 길고, 크기 ↑ (커지고), 빈도 ↑ (많아지면)
  → 질병으로 된다.

※ Adaptation : 세포가 자극에 적응하는 것을 의미, 질병 無
자극이 적은 것, 회복하면 일반적 상태로 돌아온다.

※ demage, Injury : 자극이 큰 것, 회복이 되어도 모양이 바뀌거나 기능이 바뀐다.
회복이 안 되면 괴사형태가 될 수 있다.
세포가 자극에 적응하지 못하는 것이다.
↳ 질병이 됨
⇑
세포의 손상 상태를 의미한다.

B. 세포 손상의 원인

양적, 질적으로 자극의 크기와 자극받는 시간이 길수록 손상이 크다

① 저산소증(hypoxia) : 허혈, 빈혈, 일산화중독, 저혈당증이 있다
↓ ↳ 산소가 부족한 경우에 발생
죽상 경화증 or 허혈이 옴
(atherosclerosis) (ischemia)

★ 저산소증은 빈혈과 허혈이 온다.

↓ ↓

(혈액부족) (장기에 혈액이 안 간 것)

저산소증 ← 피가 부족, 공기 중 산소 부족이 원인으로 발생한다.

↓ 이면

빈혈(Anemia)이 된다. ← 출혈이 多 경우 혈액이 없는 경우

↓ 이 되면

혈액량(체중의 7 ~ 8%) 부족

혈액질(헤모글로빈) 부족

조직세포가 혈액이 부족한 상태이며 허혈(ischemia)이라고 함

⇑ 상태

↳ **헤모글로빈**은 12 ~ 16g%이 정상이며 헤모글로빈은 RBC로 인하여 만들어진다.

장기 or 조직의 혈관이 막히거나 or 좁아져서 저산소증이 온 상태로 즉, 한 장기의 빈혈 상태가 된 것이다.

저산소증은 세포가 파괴된다.

저산소증은 세포손상 유발 원인이 된다.

세포 ↙ 산소 공급중단 or 저하되면

⇓

산화적 인산화 억제되어 세포가 손상된다.

⇓ 세포손상으로 인하여

죽상 경화증, 혈전이 되어 혈액 공급 ↓

⇓ 결과

허혈이 된다. ← 저산소증 원인

② 물리적 요인 : 기계적 외상, 극한적 온도(Hot, Cold), 급격한 기압, 방사선 노출, 전기쇼크

③ 화학물질과 약물 : 환경 & 대기오염 물질, 살충제, 제초제, 일산화탄소, 석면, 규소, 술, 담배

ex) 5% 포도당 → 혈액농도에 맞춤,
농도가 떨어지면 수동운반으로 혈구가 깨져 빈혈,
농도가 높아지면 혈구가 쪼글해짐

④ 감염요인 : 바이러스, 리케치아, 세균(박테리아), 진균, 기생충

⑤ 면역 또는 염증반응 : 자가면역질환이다.

Antigen : 우리 몸과 다른 이종 단백질을 의미한다.
↑
└→ 저항물질이 생김(Antibody → immune body 면역체가 생김)
→ 그 이후엔 immunity 면역이 된다.

호중구, 림프구, 대식세포
화학적인자
] → 세포 손상을 줄 수 있음

⑥ 유전장애

ex) 다운증후군, 낫적혈구 빈혈, 겸상세포 빈혈증, 혈우병

⑦ 영양 불균형 : 다음과 같은 원인에 의하여 세포손상이 된다.
세포의 손상은 감수성 영향을 받는다. 감수성이 높아질수록 세포손상이 된다. 세포손상은 자극의 종류, 기간, 강도, 세포종류, 상태, 세포의 적응능력, 세포의 영양상태, 호르몬상태, 대사요구량 등이 손상의 정도를 결정한다.

⑧ 노화

★ 손상 매개체

산소결핍, Ca농도 증가, 항상성 소실, ATP고갈, 세포막 투과의 장애, 미토콘트리아의 손상 등이 있다.
손상에 대한 세포 반응은 자극종류, 지속시간 강도에 따라 달라진다.

C. 세포손상의 분류

세포의 손상을 질병이라고 한다.

① 가역적 손상 : 다시 **회복**될 수 있는 손상이다. 회복 가능한 cellular swelling이다.

가역적 손상에는 세포의 적응과 세포손상이 있다.

세포의 적응(cellular adaptation)은 생리적 자극에 구조적(크기, 모양) 및 기능적 변화를 하여 → 항상성을 유지하려 한다.

비대 or 위축(hypertrophy, atrophy)이 있다.

세포손상(cellular injury)은 자극이 세포적응 능력의 한계를 벗어난 경우를 말한다.

Reversible injure ← 자극의 시간, 강도가 작다.

→ 회복상태 Regeneration

ⓐ cell injury → time과 자극양, 강도에 따라 → ⓑ 변성이 일어남 (degeneration)

⇓

ⓓ regeneration(회복) 단계로 간다. ← ⓒ inflammation(염증)으로 되어

회복되는 것을 가역이라고 한다.

이런 세포의 손상을 가역 손상이라고 한다.

가역적 손상이 되면 cellular swelling(종창, 물집이 생김)이 생긴다.

– 가역적 손상의 화학적 변화

↱ 미토콘트리아

세포의 호기 호흡 → 미토콘트리아 안의 산화적 인산화되는 것이 공격 대상이 된다. 산소 분압이 내려가면 → 산화적 인산화 소실이 된다. → ATP 생산 감소 → AMP 증가 → 혐기성 당 분해↑지면 능동전달시스템(Active transport system) 장애로 세포 내 Na 축척, 세포 외로 K가 방출되어 → 세포종창(cell swelling) → 원형질만 변형이 되어 세포 내 에너지 대사의 변형이 되어 저산소증으로 단백질 생산이 안된다.

– 가역적 손상의 형태학적 변화

- 세포표면에 수포 형성, 미세융모 상실
- 유수신경세포의 축색돌기를 감싸는 물질이 나타남(세포막 or 소기관막에서)
- 미토콘트리아의 심한 종창
- 혈장막의 집중적 손상
- 리소솜의 swelling

② **비가역적 손상 :** 질병이 길게 or 죽음 도달, 회복이 불능으로 괴사가 일어난다.

- 미토콘트리아 기능장애
- 인지질망의 손실
- 세포골격이상
- oxygem specied(종) 반응
- 지질의 파괴 산물이다.

cell injury → inhammation(염증)

⇓

회복되지 않음 ← 비가역적이라고 한다.

(손상이 커서 재생이 안됨)

Irreversible injure ← 자극의 시간, 강도가 크다 → 괴사가 온다.

허혈상태 지속 → 비가역적 손상으로 이행 → 세포 구성 성분 분해 → 세포 내 효소들 밖으로 나옴 → 세포 사이 고분자 물질이 죽은 세포로 유입 → 인지질 덩어리 생김 → 다른 세포로 탐식 or 분해되어 → 지방산으로 → 칼슘과 결합하는 석회화 된다.

회복 상태의 세포 ← 작은 자극

└→ 세포의 **원형질에만 변화 有**, 상처 小

괴사 상태의 세포 ← 큰 자극

└→ 세포의 **핵에 변화 有**, 상처 大

★ 괴사(necrosis)

조직 or 기관 내에서 세포가 죽은 후에 일어나는 형태적 변화이다.

치사성 손상을 받은 세포의 효소 작용과 단백질의 변성으로 발생한다.

괴사과정 ┌ ① 세포자체 효소 소화
↓ └ ② 단백의 변성

핵의 변화 과정 → ① 핵농축(핵수축, 염색질 농축)
② 농축된 염색체 분절
③ 핵의 소실
④ 핵이 붕괴(농축 후 여러 개로)된다.

★ 괴사의 종류

• 응고괴사

핵은 상실, 세포모양은 보존되어 세포윤곽 조직의 구조를 인식한다.
핵을 제외한 모든 조직에서 볼 수 있으며 단백질의 변성으로 괴사된다.

ex) 심근경색 및 허혈에 의한 세포사

• 액화괴사

강한 가수분해 효소작용에 의하여 녹아서 괴사가 발생한다. 자가용해(죽은 세포 자체의 용해소체, 효소에 의한 소화과정)와 이종용해(이주해 온 백혈구의 용해 소체에서 발생)가 단백질 변성보다 강할 때 일어나며 세균감염이 된 경우 흔히 볼 수 있다. 뇌조직의 허혈 손상에서 특징적으로 발생한다. ※ 자가용해 : 자기 스스로 녹이는 것을 말한다.

ex) 뇌조직의 허혈손상 또는 세균병소

• 괴저괴사

사지 or 하지에서 관찰되며 혈액공급이 상실된 이후 세균감염이 중복된 경우 조직은 허혈상태로 응고 괴사가 일어나고 세균과 백혈구의 액화 작용으로 변조가 일어난다.
응고괴사 소견에 강하면 건성괴저라고 하며 액화괴사 소견에 강하면 습성괴저라고 한다.

※ 건성괴저 : 괴사부위가 건조된 경우 ex) 미이라
※ 습성괴저 : 괴사부위가 감염으로 인하여 부패한 경우

• 효소성 지방괴사

지질분해 효소 작용으로 지방조직이 괴사를 일으킨다. 지방세포의 원형질막 파괴로 트리글리세드가 가수분해되어 유리지방산으로 된다.

지질은 분해되고 병소는 염증 반응이 일어난다. lipase 작용으로 지방조직이 괴사된 것이다. 즉 지방조직에 괴사를 일어난 것으로 췌장의 지질분해효소가 췌장과 그 주위지방조직을 괴사시키는 급성췌장염에서 볼 수 있다.

급성 췌장염의 경우 지방세포의 원형질막이 파괴된다.

ex) 급성 췌장 궤사

• 건락괴사

칼슘과 미네랄이 혼합되어 석회화 된 것으로 괴사부위가 치즈처럼 연하고 회백색모양을 나타내며 결핵성 병변에 많다. 결핵균막에 함유된 지질 다당류 때문으로 지방이나 섬유소의 변성이 따른다.

결핵병소인 육아종이며 완전 액화되지는 않았으나 세포윤곽이 파괴되어 부구조의 과립성 부스러기로 보인다.

– 괴사로 인한 핵의 상태

- 핵용해(karyolysis) : 가수분해 작용으로 핵의 소실
- 핵농축(plyknosis) : 핵의 염색질 농축
- 핵파괴(karyorrhexiss) : 핵 농축 후 여러 개의 작은 덩어리로 깨짐

③ 기타손상

Ⓐ 세포내 축척

세포가 손상을 받은 경우 여러 가지 물질들이 비정상으로 축척되는 종류로는 다음과 같다.

– 정상 존재 물질 과량축적(수분, 지질, 단백, 탄수화물)

– 비정상물질 or 외부유입 물질로 생긴 산물

– 색소 or 감염의 산물로 세포내 축척이 생긴다.

1) 지질의 축척

지질은 세포의 외막을 형성하며 myelin sheath라고 하여 신경세포 수초에 보호막 역할을 하며 신경교류를 원활하게 하는 역할 및 우리몸의 에너지원으로서의 역할을 한다.

지질은 지방산, 콜레스테롤, 에스트로겐, 스테로이드 등이 포함된다.

지질의 신진대사가 제 역할을 한 이후 정상적으로 제거되지 않고 세포나 조직에 쌓이는 것이다.

① 지방증 or 지방변화

실질세포 내 트리글리세리드가 비정상 축적되어 있는 것을 의미한다.

원인 – 독소, 단백부족, 당뇨, 비만, 무산소증

예) 간에 지방이 축적되는 경우

② 콜레스테롤의 축적

㉠ 죽상경화증 : 죽상판은 대동맥 and 동맥 내막층 혈관 안쪽 내막의 대식세포, 평활근 세포에 콜레스테롤이 축적되어 콜레스테롤로 구성된 지질을 형성한다.

㉡ 황색종 : 포말세포 군집되어 있거나 후천성 or 선청성 고지질혈증에서 대식세포 내 콜레스테롤 축적되어 있거나 혈청 속에 다른 지질이 피부에 축적되어 생기는 황색의 종양이다.

2) 단백

아밀로이드라는 단백질을 만드는 형성과정의 형태에 이상에 생겨 여러 장기나 조직에 세포 간 또는 혈액성분에 접촉하는 기저막, 핵에서 아밀로이드가 축적된다.(아밀로이드 증)

3) 당원

혈액 내에 모인 포도당이 인슐린이라는 호르돈에 의하여 세포 내로 이동할 수 있는데 인슐린이 없거나 인슐린이 제대로 작용하지 않는 경우 혈액 속의 포도당은 세포 속으로 들어가지 못하고 혈액 속에 축적된다.

포도당 or 당원의 대사이상이 있는 경우에 해당된다.

4) 색소

색소가 장기, 조직에서 이동성을 잃고 세포 내에 존재하는 것이다.

• 외인성 : 체내에 존재하지 않는 색소가 축적되는 것이다.

외인성은 호흡기관, 소화기관, 피부를 통하여 침착될 수 있다.

탄소 → 흡입 시 폐포 내 대식세포 탐식으로 림프절로 옮겨져
폐와 림프질이 검어지는 경우 ← 탄분증이라고 한다.

그 이외 수은증, 납증 등이 있다

문신 → 피하조직에 상처를 내어 물감을 들여서 새긴다.
세포주입 시 진피대식세포 탐식

- 내인성 : 리포푸신 → 지질 or 노화색소라고 한다.
  리포푸신이 증가되면 피부에 침착하는 경우가 있는데(검버섯) 이러한 것은 세포의 파괴로 과도하게 대사 노폐물이 쌓인 것이다. 리포푸신은 단백질 합성을 저해하며 세포 재생능력에 부정적인 영향을 미친다.
  그 이외 암환자, 폐결핵 등 소모성 질환을 앓는 사람들에게 리포푸신 색소가 침착한다.
  멜라닌색소가 병적으로 증가하면서 색소침착이 되는 것으로 주근깨, 피부의 색소성 모반 등이 있다.
- 혈철소 : 혈철소는 헤모글로빈에 철을 함유하는 색소로 헤모글로빈이 분해되면서 대식세포의 세포질에 저장이 된다.
  골수, 비장, 간에서 관찰되며 혈철소의 국소적 과잉침착은 심한 출혈 or 혈관 울혈을 동반한 작은 출혈로 생긴다.
  철 과다 섭취, 철 이용도 ↓, 용혈성 빈혈, 반복수혈 시 생긴다.
- 빌리루빈 : 노후한 적혈구의 파괴 시 헤모글로빈의 일부인 heme의 분해에 의하여 생성되는 최종산물이다. 빌리루빈은 간세포에 의하여 담즙으로 분비된다. 빌리루빈은 노란색을 띠며 빌리루빈이 인체에서 배설되는 양보다 더 많이 생성되면 몸 안에 축척되어 황달이 일어난다.

Ⓑ 병적석회화

석회화라는 것은 인산칼슘 및 탄산칼슘이 생리적으로 존재하지 않는 생체조직에 나타나는 현상이다. 석화염이 지나치게 많이 침착하거나 다른 부위에 나타나는 변화를 의미한다. 즉 석회염이 소량의 철분, 마그네슘, mineral salts 등의 광물질과 함께 비정상적으로 침착되는 것을 말한다. 이영양성(죽은 조직) 조직에 칼슘이 침윤된 것이다.

칼슘 or 미네랄과 혼합

↓

석회화 → 이영양성 석회화(dystrophic calcification)

ex) 동맥경화증, 죽상경화증, 판막부전증, 폐결핵

① 퇴행성 석회화

칼슘염이 침착된 것으로 순환혈이나 간질액에서 유래한다.

칼슘이 세포 바깥에 모여 덩어리를 이룬 것으로 죽종성 독맹 경화증에서 관찰된다.

② 전이성 석회화

세포의 죽음과 상관없이 칼슘의 대사가 많이 일어난 경우이다. 세포 안과 밖에 칼슘이 축적된다. 조직에 칼슘염이 침착되는 것으로 고칼슘 혈증을 동반한 칼슘의 대사장애에서 연유한다. 폐포벽, 신세요관, 혈관 및 위점막에서 발생되며 세포손상이 선행되지 않으며 만성 신장기능상실(신부전증), 비타민 D 중독증, 부갑상샘, 기능항진증에서 발생한다.

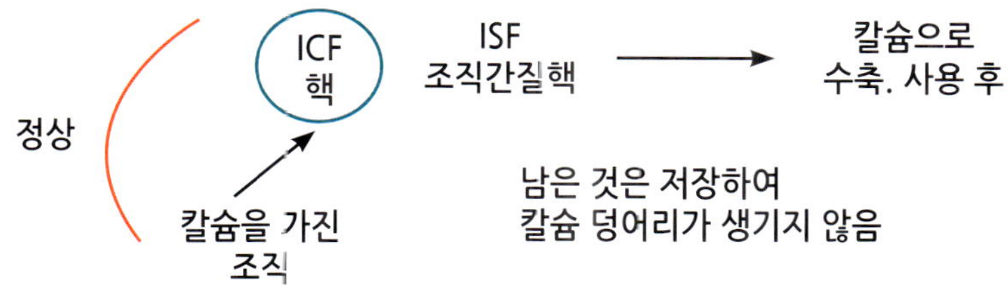

칼슘을 가진 조직에서 대사가 너무 많이 일어나서 조직벽에 칼슘이 많이 축적된다.(vit D의 중독 때문)

Ca이 다른 물질과 결합 후 Ca을 축척하고 세포가 활동을 못하게 한다.

ex) 폐결핵(pulmonaly Tuberolosis)

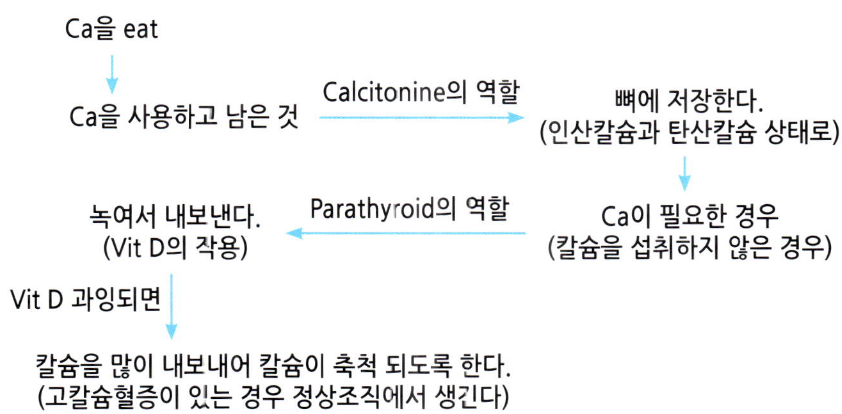

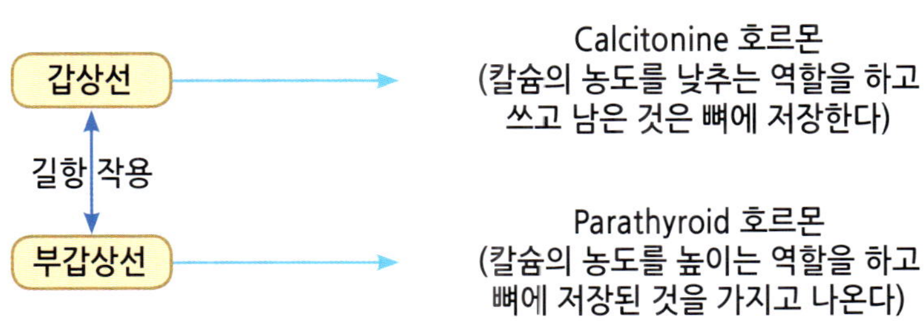

동맥경화증(조직과 조직사이에 Ca이 축적됨)

폐포벽, 신세요관, 혈관 or 위점막에서 발생함

③ 이영양성 석회화(dystrophic)

석회화는 괴사 또는 변성으로 이행되어 융해, 흡수가 곤란한 세포나 조직에 생기기 쉽고 그 부위에 생기는 화학반응의 결과로 생기는 석회화를 의미한다. 죽은 조직에서 주로 생기며 괴사영역에서 발생한다. (응고성, 건락성, 액화괴사인 경우)

노화되거나 or 심장판막 손상된 경우, 결핵에 걸린 경우 림프노드에서 발생하며 조직에 칼슘염이 침윤된다.

조직을 cut하면 → 조직 내에 육안으로 확인이 가능한 칼슘염을 볼 수 있다.

ex) 죽종성 동맥경화증, 신장판막 손상 or 노화
(죽종성 동맥경화증이 심하면 판막 석회화 → 판막부전증 → 역류)

★ 세포자멸사 형태학적 변화

세포자멸사는 정상적 기관형성, 면역기능 조직성장에서 제대로 만들어지지 않은 세포나 암세포 또는 잘못된 정보를 가지고 있는 세포를 제거하는 기능이다. 어떤 물질을 이용하여 세포 스스로 죽게 만든다.

DNA가 작게 조각나게 되고 핵을 포함한 세포 자체가 작게 조각나서 잘라지며 세포막으로 둘러싸인 세포가 조각이 생기는 것이다.

세포자멸사에 이상이 생기면 → 질병에 걸리게 된다. 악성 or 자가면역 질환이 일어나고 세포자멸사가 과다하게 일어나면 예로 척수성 근육 위축증 등이 발생할 수 있다.

- 세포수축 : 크기가 작아진다.
- 염색질 응집 : 핵막 주변으로 응결
- 세포막소포와 자멸사체 : 표면에 소포형성 여러 개의 막인 자멸사체 형성한다.
- 자멸사세포 or 자멸사체 탐식 건강한 실질 or 대식세포에 의해 일어난다.

6. 세포의 자극에 대한 반응(적응)

세포 손상 시 적응은 어떻게 하는가?

A. 생리적 적응 : 세포의 적응으로 간주하며 생리적 반응은 병이 안된다.

ex) 임신된 자궁의 변화
방광 or 위가 충만 시 작거나 커짐
운동선수의 근력이 커지는 것

세포가 호르몬 or 내인성 화학물질에 정상적으로 반응하는 것이 생리적 적응이다.

B. 병적 적응(반응) – Adaptation of pathlogy

여러 가지 물질의 이상 자극에 대해 반응하는 것이 병적 적응이다.

세포적응에 의해 나타나는 양상(세포가 손상된 경우 장기에서)

① Atrophy(위축)이 된다.
② hypothrophy(비대)가 된다.
③ 증식 Hyperplasia
④ 화생(meta plasia)(암을 말함)이 된다.

① 위축(Atrophy)

위축된 세포는 죽은 세포가 아니며 원인이 제거되면 원래세포로 회복될 수 있다.

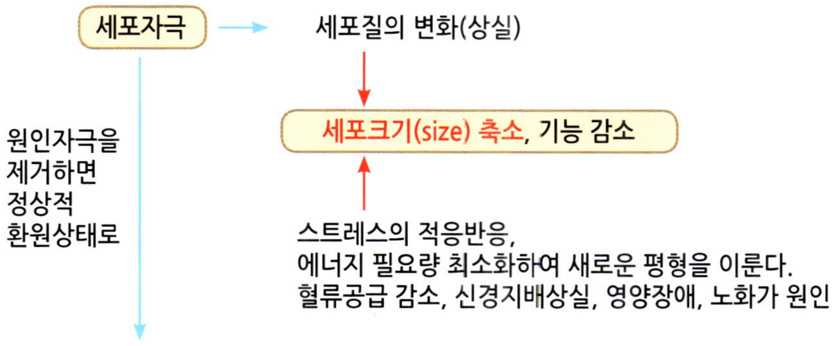

ex) 위축의 예

세포크기 : 기능, 단백합성, 수축능력이 원래 상태로 되돌아오며 세포의 숫자가 줄어들지 않는다.

위축 원인	결과
운동량 감소 운동량 증가	근육이 줄어든다.(근육 위축) 근육이 커진다.
탈신경위축 (소아마비 환자)	신경절단 → 장기 줄어든다.
혈액공급 감소	허혈성 위축 (영양분 중단으로 세포 위축)
내분비 장애 (뇌하수체 growth H)	난장이, 거인증 바세도우 – 갑상선 분비↑ 그레틴병 – 갑상선 타이록신 분비 안 된 경우 성장장애
영양섭취불량 노화현상으로 기능 위축	성장장애

② 비대(hypertrophy)

장기 or 조직구성 세포가 원래 구조는 유지하지만 **세포크기(size) 증가(부피만 증가됨), 세포숫자가 줄어들지 않은 상태를 말한다.**

생리적비대 : 생리적 현상에 의하여 세포의 크기가 증가하여 비대해지는 것이다.
ex) 임신 중 자궁이 커짐(estrogen 때문)

병적비대 : 질병으로 인하여 세포의 크기가 증가하는 것이다.
ex) 고혈압으로 좌심실(250 ~ 350) → 750g으로 증가하면
만성고혈압 환자의 심장근육 세포 커짐, 치료 안하면 좌심실 커짐

③ 증식(hyperplasia)

세포의 수가 늘어나는 것이다.

장기자체가 커짐

기능항진을 유발하는 자극을 주면

⇓

장기 or 조직의 세포수 증가되고

⇓

장기 or 조직의 부피 증가된다.

- 생리적 증식(호르몬성 증식) : 호르몬의 영향으로 세포의 수가 늘어나는 것이다.

  ex) 임신된 산모의 유방이 커지고 estrogen과 progesrton 호르몬의 영향으로 자궁의 평활근 커짐, 성장호르몬이 과잉 분비되어 거인증이 되는 경우가 있다.

- 대사성 증식 : cell metabolism(세포대사)에 의하여 세포의 수가 늘어나는 것이다.

  ex) 한쪽 팔 절단하면 → 다른쪽 팔 근육 커짐
  간을 자르면 → 간이 자람
  상처가 나서 피부가 탈락된 경우 피부가 자라서 치유된다.

- 병적증식 : 호르몬 과잉분비 or 표적세포 성장요소의 과잉반응으로 세포의 수가 늘어나는 것이다.

  ex) estrogen 증가되면 → 배란은 되지 않고 → 질출혈 → 자궁내막이 증식된다.
  임신상태가 아닌 경우 황체호르몬이 증가되면 유방이 커지고 배란이 되지 않고 생리도 하지 않게 된다.

④ 화생(metalplasia)

지속적으로 만성자극을 주면 → 성숙된 세포는

↓

다른 형태의 성숙세포로 대치되어

↓

암성변형(cancer transformation)을 하는 것을 의미한다.

ex) 기관지와 폐

⇓ 지속된 자극

담배, 연기, 석면 자극

⇓

세포의 변화

⇓

폐암, 기관지암으로 변화됨

기침을 하면 기관지는 원주세포가 → 입방세포로 변하게 된다.

C. 염증

염증이란?

염증은 세포손상을 일으키는 자극 or 손상인자를 제거 or 희석하기 위한 생체방어 수단이다.

생체의 유해 자극이 가해지면 세포가 자극으로부터 손상을 최소화하고 **손상 부위를** 정상으로 되돌리려 한다.

└→ 생체의 방어기전

손상된 세포가 손상에 대한 초기반응을 **염증**이라고 한다.

└→ **수복**(염증의 치유과정)

염증반응 : 손상에 대한 즉각적인 반응으로부터 수복에 이르는 전체과정

└→ **원인** : 세균감염, 출혈을 발생시키는 물리적 외상, 화학적 기계적 방사선 손상, 열상과민 반응을 일으키는 면역반응

염증의 종류(발현 양식과 지속기간에 따름)

- 급성(acute) ← 염증지속기간이 짧고 발생양상 심함
- 만성(chronic) ← 염증지속기간이 길고 발생양상이 약함

Ⓐ 급성염증(Acute inflammation)

빠른 시간 내에 반응을 보이고 염증의 속도가 빨리 진행된다.

★ 염증의 변화

세포손상 —→(되면) ① 세동맥의(모세혈관) 일시적 수축

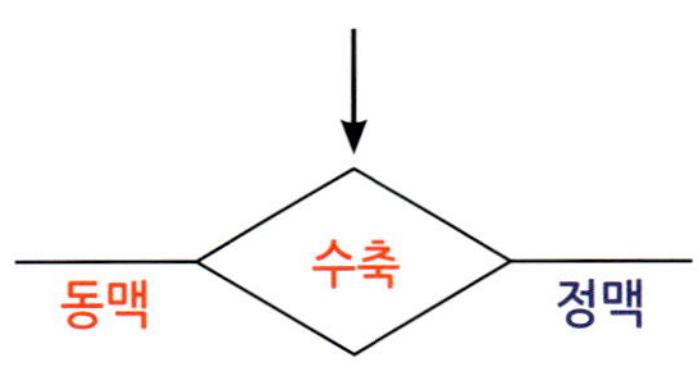

수축시간은 3 ~ 초 or 수분간 지속

→ 산소공급이 안되어 위험

② 혈관의 확장

혈관수축으로 동맥과 정맥을 막음

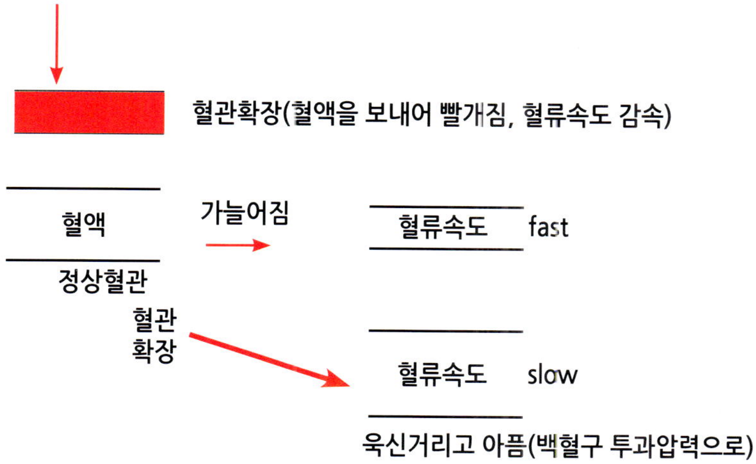

혈류가 늘어지고 미세혈관투과성 증가
혈관 내에 단백, 풍부한 수분이 혈관
밖으로 유출되어 → 국소 부종이 됨

혈관내피의 투과성 증가 물질은 histamine 혈관누출 or serotomine이 만들어져 혈관이 확장된다.(아픈 것을 느낌)

↓

확장물질 Brady Kine이 만들어져 혈관이 확장되는 것이다.

★ 혈관 투과성의 다섯가지 기전은 아래와 같다.

- 히스타민 혈관 누출
- 혈관 내피의 수축
- 혈관 내피의 직접손상
- 백혈구 의존성 혈관 내피 손상
- 재생 모세혈관

WBC → 식균, 음균 작용이 끝나면 pus(농)이 생겨 → Repair(수복단계로)된다.

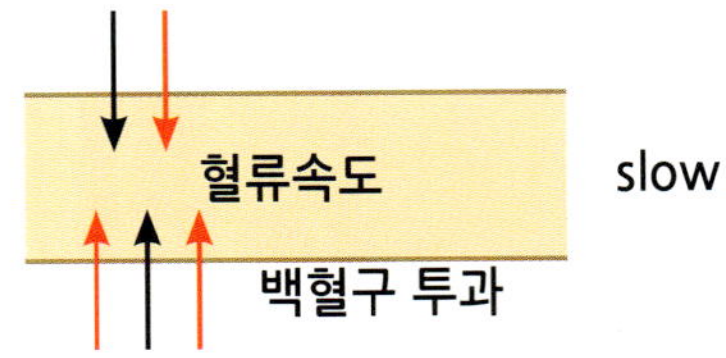

백혈구(WBC) : 혈관내벽으로 모임

└→ 백혈구의 변화 ←┘ 백혈구가 상처 부위에 집합하여

염증반응의 **고름**(pus)이 생기게 함

↑ 식균, 음균 작용의 결과로 세포가 죽는다.

★ 백혈구 이동현상

백혈구 유주(①, ②)

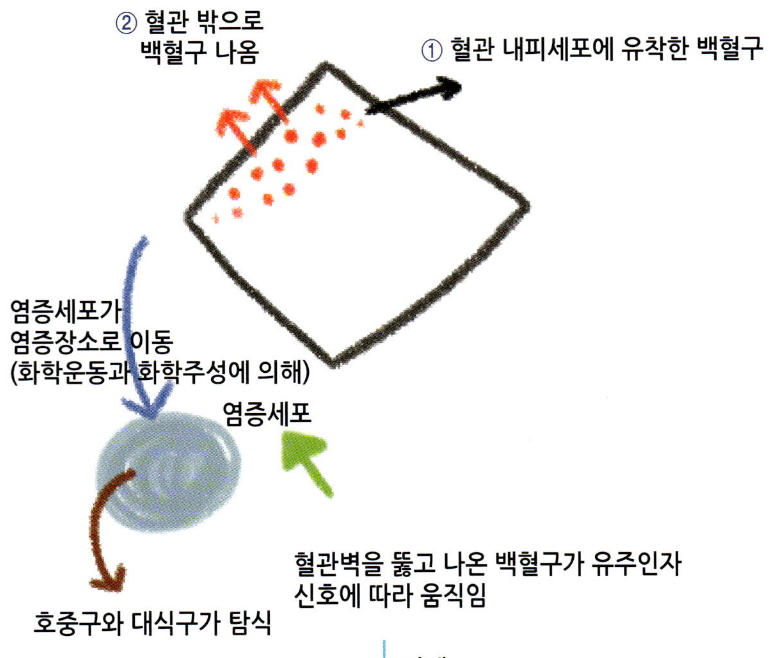

㉠ 포식할 물질을 인지하고 부착

㉡ 포식할 물질을 위족을 내서 잡아들임
(세포막으로 둘러싸인 공포로 세포질 내에 존재 ← 탐식공포, 탐식소체)

㉢ 탐식소체는 세포질 내 리소솜과 결합
탐식용해 소체가 되어 리소솜 효소로 소화

★ 급성 염증의 화학적 매개물질의 기원과 종류

기원	생성유형	종류	세포종류
세포	전구물질	히스타민 세로토닌	비만세포, 혈소판 혈소판
	생성물질	용해소체효소 프로스타글린긴 류코트리엔 혈소판활성인자 시토카인 산화질소	호중구, 대식세포 백혈구, 혈소판 내피세포 백혈구 백혈구, 내피세포 대식세포, 내피세포 대식세포
혈장	보체활성 하게만인라 활성	c3a, c5a, c3b, c5b-9 키닌계 응고/섬유소 용해계	

★ 급성 염증에 의한 임상증상

- **전신증상 → 발열, 피로, 식욕감퇴, 쇠약감**
- 국소증상 → 발적, 발열, 통증, 부종

  ⇓

  염증 부위의 혈류증가 원인

  통증은 브라디키닌, 프로스타글란딘 매개물질
- 백혈구수의 증가 → 호중구 증가에 기인

Ⓑ 만성염증(chronin inflammation)

염증상태가 오랜 시간을 두고 속도는 천천히 일어남

└→ 같은 장소에

염증 부위에 염증반응, 조직의 파괴 치유과정이 동시에 일어난다.

특징
- ① 대식세포, 림프 → 및 형질세포들의 단핵구 침윤
- ② 신생혈관 형성
- ③ 조직파괴와 결합조직의 증가

만성염증이 발생하는 경우

- ① 급성염증이 치유되지 않은 경우 만성염증으로
- ② 급성염증이 동일한 장기에 회복 후 또 발생한 경우
- ③ injury가 or 서서히 일어날 때(오래될 때, 서서히, 오랜 시간 동안)

만성염증 원인

- ① 지속적 감염상태
- ② 독성물질에의 지속적 노출
- ③ 자가 면역에 의한 염증

급성과 만성은 인체상태, 자극의 량에 따라 나눌 수 있다.

★ 염증이 생기면?

조직 or 혈관 수축(하얘짐) → 혈관확장(빨개짐) → 백혈구 모임(WBC 집합하는 것을 주화성 chemotaxis 운동성 motibit라고 함) → 식균작용, 탐식작용(phagolytosis) → 혈관덩어리 Pus(죽은 세포)가 생김 → 수복이 된다.

© 세포조직 및 상태에 따른 염증의 분류

↓ 염증이 생기면 나오는 액

삼출액(exudate) : 조직 or 장기에서 분비되는 액체를 말한다.
염증이 있으면 혈관 내에 흐르는 액체성분, 단백성분, 혈구가 빠져나와
세포사이의 간질 or 체강에 고인다.

삼출액으로 염증의 종류를 분류하면 아래와 같다

① **장액성** 삼출액

혈장 or 복막강, 흡막강, 심낭강 등 체강의 장막을 덮고 있는 중피세포의 분비물에서 발생한다. 저단백 유출이 특징이며 염증의 급성기, 경한손상, 화상, 바이러스 감염 시 피부에 물집이 생긴다.

ex) 늑막(폐를 싸는 막)의 염증, 결핵성 늑막염, 간의 복수

② **섬유소성** 삼출액 : 섬유소를 포함한 혈장으로 단백과 덩어리를 함유하는 삼출물이 특징이다. 내피, 중피세포 손상 시, 섬유질로 된 곳에서 심낭(심장 싸는 막)에 염증이 있을 때 분비된다.

③ **화농성** 삼출액 : 호중구, 괴사, 세포 부종액 등을 포함하는 누런색의 화농성 삼출액으로 **농(pus)**을 형성한다.

포도알균, 임균, 수막알균 감염에 의해 발생된다. 포도상구균에 의해 어디든지 생긴다.

ex) 급성 화농성 막창자꼬리염 출수에 염증
→ 터지면 복막염이 되는 경우

④ **출혈성** 삼출액 : 혈액이 나옴(비뇨기계통 염증), 혈관이 터진 경우

요도염, 방광염, 질염(임질, 매독), 자궁경부암

⑤ **점액성** 삼출액 : 코감기, 가래, 호흡기 질환

Ⓓ 특수한 염증

① **궤양(ulcer)** → 염증이 심해지면 피부, 위장 등 상피표면에 괴사되어 국소적으로 결손되며 조직이 파괴되는 것이 연속성이 없음

4층
- 괴사성 섬유소성 물질로 덮힌 얇은 표층
- 호중구를 주로 비특이적 세포 침윤층
- 단백구 침윤을 보이는 육아조직층
- 섬유성 반흔 조직층

염증으로 인하여 조직이 탈락됨(조직표면)

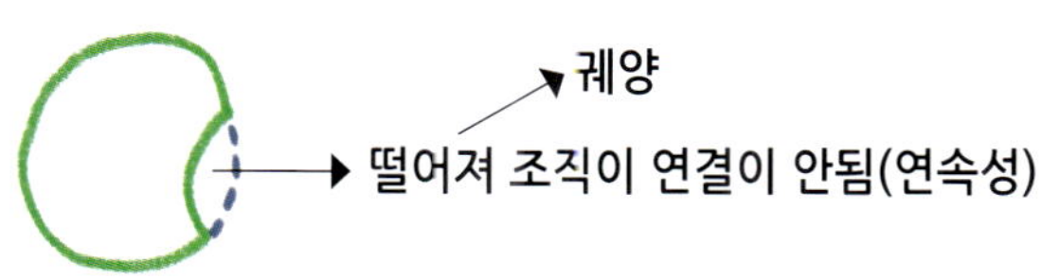

약 or 항생제로 치료한다.

★ 위궤양(stomach ulcear), 십이지장궤양, 소화성 궤양인 경우

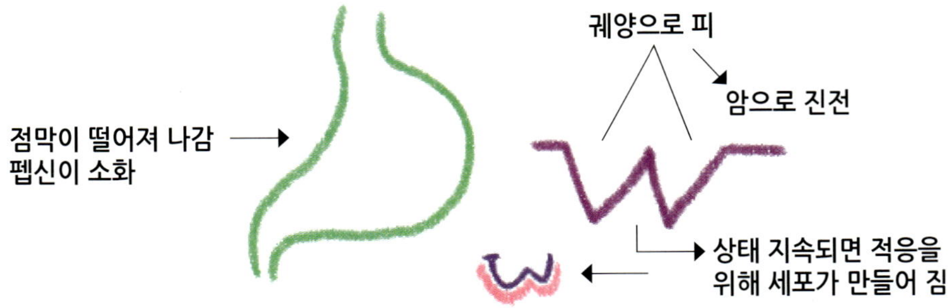

피부궤양(노인) → 피부가 거칠어지고 가렵다.

② 고름집(abscess) : 염증에서 생긴 pus이며 화농성 삼출액의 예가 될 수 있다. 고름이 국소적으로 모여 있으며 모두 수술이 필요하다.

고름(pus) → 조직에서 밖으로 나옴
유형 고름이 조직으로 들어가 나오지 못함

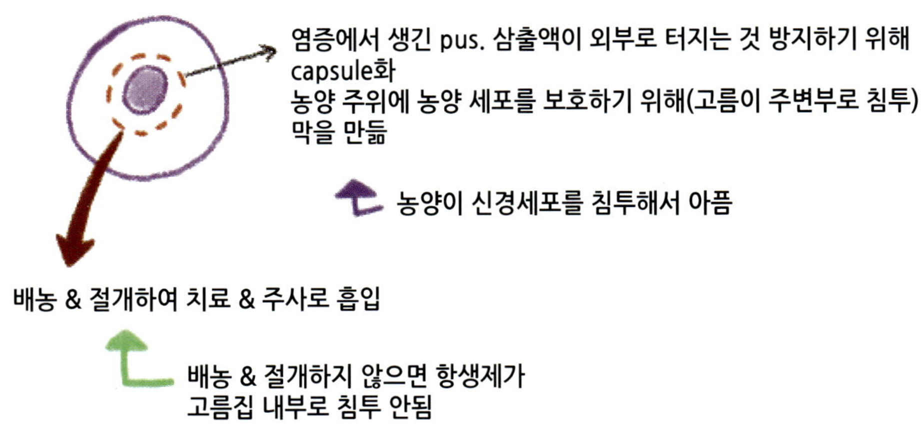

Ⓔ 염증의 임상증상

1. **국소 5대증상(급성)** ← 염증부위

① redness(발적) ← 혈관확장으로 생긴다.

② heat(열) ← 혈액이 많이 모여서

③ swelling 종창 ← 혈액이 많이 모여서 압력이 높아진다.

④ pain 고통, 동통이 생긴다.

⑤ 기능상실(loss of function)

환자가 염증이 나면 진통제와 해열제를 준 후 원인 규명을 한다. '아프다'라는 것은 → 치료가 필요하다는 신호이다.

2. 전신증상

① fever(온몸에 열), 체온이 높아지고 → 백혈구 증가하게 된다.

② 경직되고

③ 식욕 없어지며

④ 쇠약(weekness)해 진다.

★ Fever : 염증이 시작된다는 의미이며 가장 문제가 많다.

염증의 전신증상, 감염에 의한 염증 시 서파수면(느린 운동 수면), 식욕 부진, 단백분해의 증가, 저혈압을 동반하게 된다.

⇑ 때문

단핵구, 대식세포, 내피세포, 섬유모세포

↑ ↑

호중성 : 식균작용, 균을 백혈구 내부로 가져와서 죽임

무과립으로 만성질환 시 증가하며 림프절, 간, 폐포, 비장에 집합한다.

★ 백혈구 종류

과립 백혈구 → 호산성 3% 독성(항독소 작용)
호염기성 1% 혈액응고 방지
호중성 65%

무과립 → 단핵구 5% 식균(만성)
림프구 25% 면역체 작용

혈액을 채취

⇓

정상인의 WBC(6,000 ~ 10,000개)가 염증이 시작되면 백혈구 중 호중성이 3,000 ~ 5,000으로 **증가**되어 있다.

급성염증인 경우에는 → WBC의 호중구가 많이 증가된다. 주로 급성염증에는 Allergy, 기생충, 독성물질로 인한 염증이 많다.
만성염증인 경우에는 → WBC의 단핵구가 많이 증가(결핵, 암)된다.
Ricketchia, virus, Typhoid fever인 경우에는 → 열은 있지만 WBC가 떨어진다.

열이 발생하면 체온↑, 혈압 올라가는 상태로 되면 인체에 물이 부족하게 된다.
열이 빳기는 양에 따라 춥거나 더운 것으로 느낀다.

여자	남자
estrogen 때문 열을 많이 뺏김 Fat이 적다. 열발산 속도 fast (춥다고 느낌)	열을 적게 뺏김 Fat이 많다. (덥다고 느낌, 추위를 안 탄다)

BMR(Basal Metabolic Rate) 기초대사량은

⇑

기본적으로 유지하는 최소의 열량이다.

⇑ 조건으로는

① 호흡을 해야 하고 ② 순환이 되어야 하며 ③ 신경기관 ④ 내분비 작용을 한다.

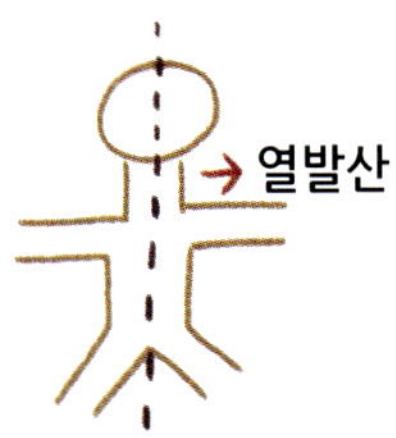

36.5도는 코의 중심온도 의미하며 몸의 중심에서 떨어질수록 온도가 낮다.

BMR이 증가되면 : 기본적으로 호흡, 순환, 신경 **내분비**에 소모되는 열량이 많아진다.

⇑

열발산이 많아지면
36.5도를
유지하려 한다.

⇑

갑상선 : 티록신 → APT를
만드는데 기여하는 호르몬

⇓

갑상선 비대는 ← BMR이 ↑ 의미

⇓

땀이 많이 분비되고 뇌하수체
호르몬이 많이 분비된다.

⇓

(스트레스 많은 경우)
└→ 자극에 견디지 못함

열은 All body에서 만들어진다.

*** metalbolism**

CHo + O_2 ⇒ CO_2 + H_2O + APT로 됨

(호흡기) (물) (에너지)

⇓ 찌꺼기

비뇨기계

O_2 + O ——→ 열 발생
산화되어

Ⓕ 치유와 수복

★ 세포손상(injury)이 되면

↓

변성(Degeneration)

세포의 형태학적 변화(가역적 손상)

↓

병의 진행이 → 치유(Regeneration) 재생

없는 것 → 치유는 되지만 흔적, 궤양, 농양 등이 치유가 안된 것으로 간주한다.

↓ 치유에서 수복으로

수복(Repaire)은 원래 상태로 돌아온 것이다.

치유는 → 염증이 끝나고 손상조직이 동일한 세포로 대치된(정상회복) 것이다.

⇓

불완전세포와 안정세포만 치유된다.

7. 치유되는 재생능력(세포종류)에 따른 분류

① 불완전세포

세포주기가 끝나면 다음 세포주기로 이어져 일생동안 증식한다.

지속적으로 탈락되거나 또는 파멸되는 세포가 있는 경우 바꾸어 준다.

상피세포같은 경우에는 탈락되거나 파멸된 세포 자리를 채운 이후에는 더 이상 채우지 않는다.

상피세포는 불완전 세포로 구성되어 있다.

↑ 상피세포는 흡수 & 분비하는 세포이다.

skin, 구강, 소화기관, 호흡기관, 비뇨기관, 질, 자궁, 비장, 림프계, 침샘, 췌장, 담관 조혈조직의 구성세포가 속한다.

중층편평 상피는 피부, 구강, 질, 자궁목에 일방 상피는 침샘, 췌장, 담관에 원주 상피는 위장관, 자궁관에 이행 상피는 요도계로 구성되어 있다.

② 안정세포

정상적인 상태에서는 분열하지 않으며 세포가 없어지거나 손상되면 신속하게 분열한다. 즉 자극을 받으면 신속하게 세포분열을 하여 빠른 시간 내에 원래 조직으로 복구하여 준다.

간, 신장, 췌장, 샘 장기. 섬유모세포, 평활근육세포, 골모세포, 연골모세포 및 혈관내피세포를 포함한다.

세포 성장억제 신호는 조직의 통합성을 유지시키며 세포를 배양 시 세포가 증식 → 군집 → 세포간 접촉에 의해 성장 억제

ex) 간이 정상상태로 재생된 이후 → 세포증식을 stop시킨다.

③ 영구세포

출생을 하면서 세포가 한번 만들어지면 더 이상 만들지 않아 손상되면 치유 및 복구가 안 된다. 즉 세포가 손상받으면 영원히 재생이 안 되고 수복(Repaire) 안 되는 것이다.

신경세포, 골격근세포(골격, 근육), 심근세포 등이 있으며 중추신경계의 신경세포가 파괴되면 영구적으로 세포가 소실된다. 심장이 손상된 경우에는 결합조직에 의하여 반흔(scar)으로 대치된다.

Ⅱ. 체액

★ 구성도

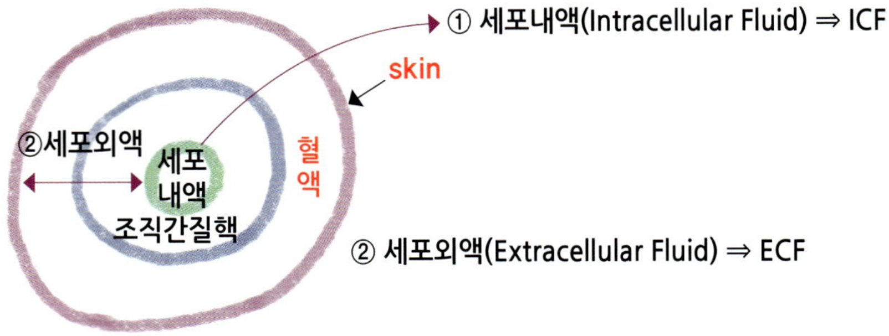

인체 = 세포 40% + 체액 60%(체중의 60%가 체액) 차지

└→ 세포내액 40%, 세포외액 20%

- 체액 60%
  - ICF(세포내액) 40%
  - ECF(조직간질핵, 혈액) 세포외액 20%
    - 조직간질핵 ISF 15%
    - 혈액 5%
      - Plasma
        - RBC
        - WBC
        - 혈소판
- cell 40%

1. ICF

세포내액으로 세포를 먹여 살리기 위하여 구강 ~ 항문까지 구멍이 있다.

세포가 생명을 유지하기 위하여 필요한 생화학 반응이 일어나며 수분평형조절, 능동적 운반, 삼투작용, 산, 염기 평형 조절에 기여한다.

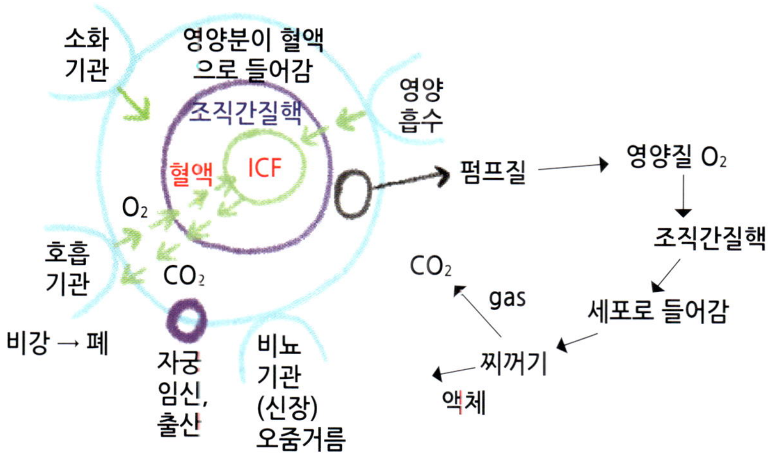

세포와 조직 사이에 있는 체액 → 조직간질핵(ISF)

구멍 : 입, 귀, 코, 항문, 자궁, 남자생식기, 촉감, 소화기관, 호흡기관

↓

체액으로 둘러싸임

2. ECF

세포외액으로 조직간질핵 15%, 혈장(적혈구, 백혈구) 5%로 구성되어 있다.

혈액 − 혈구 = 체액, 혈액 = 혈구세포 + 체액으로 구성된다.

세포가 많으면 → 말랑말랑 하고 세포가 적을수록 딱딱하다. 뼈는 조직간질핵이 많다.

혈장(plasma)은 체중의 5%이며 혈장성분은 혈장단백, 알부민(교질삼투압 유지), 글로블린, 체액유지, 호르몬 운반, 물질운반을 한다.

3. 체액이동

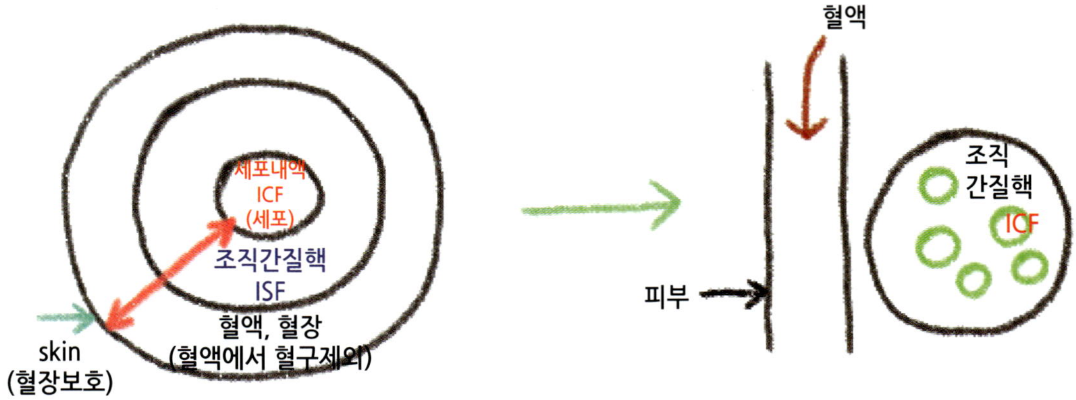

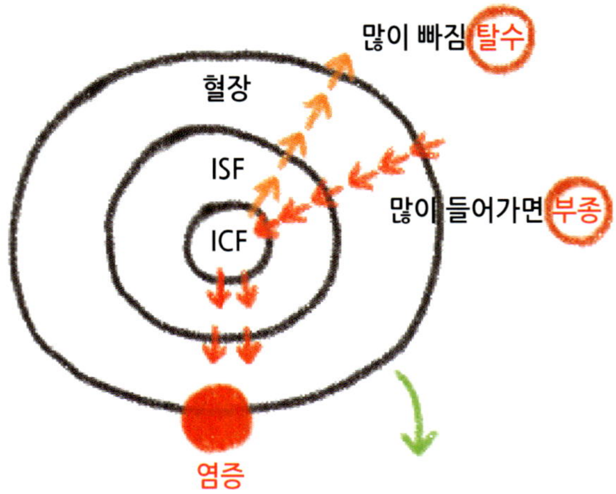

ex) Burn(화상) → 혈장이 多 밖으로 나옴

소장벽에서 흡수 no
신장에서 많이 분비
외상출혈
→ 밖으로 나옴 → 탈수

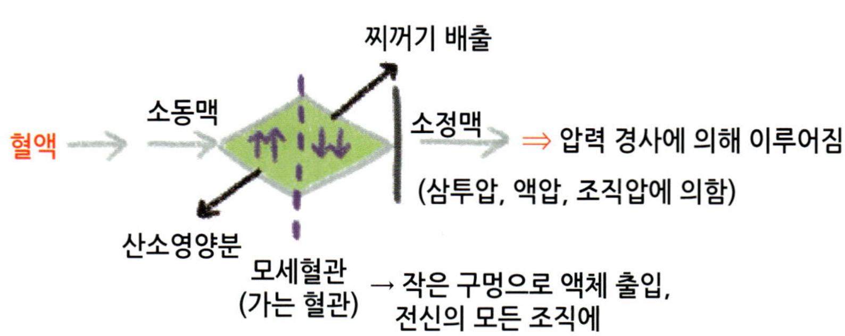

① **액압** : 모세혈관 내 혈액의 압력

② **혈장교질삼투압** : 모세혈관막이 혈장 내의 단백질 분자를 통과하지 못하여 모세혈관 안에 밀어 넣는 힘

③ **조직압** : 세포 사이에 있는 조직액이 갖는 압력조직액을 모세혈관 앞으로 밀어 넣는 힘

④ **조직교질삼투압** : 조직 내의 단백질 삼투압

★ 세포 내 membrane transfer

들어갈 때 → 물질 → 혈액 → 조직간질핵 → 세포내액으로 들어가고

배출할 때 → 세포내액 → 조직간질핵 → 혈액으로 배출된다.

모든 물질은 혈액을 통해서 나가고 들어간다.

혈장은 산소, 영양물질을 간질액에 공급한다.

★ Water Balance

물 균형 : 흡수된 물의 전체량과 소실된 전체량이 동일할 때 이루어진다.

체액의 수분과 전해질을 적당량의 섭취와 배설에 의하여 일정하게 평형을 유지하고 있다. (체내향상성)

체액은 물질의 용매 및 용해 작용을 비롯 체내의 화학 반응을 일으키고, 체내 삼투압을 유지시키며 영양분의 흡수와 체액의 순환, 체온조절, 체내 불필요한 물질 배설의 운반 작용도 맡고 있다.

들어가는 양=나가는 양 ⇒ 정상

들어가는 양>나가는 양 ⇒ 부종

들어가는 양<나가는 양 ⇒ 탈수

체액 —안으로→ 혈액 → 혈장 → ISF → ICF

↑↑

항상 일정하게 유지된다

↓↓ not

60%보다 줄어들면 탈수(소화기관에서 구토 또는 설사가 발생한 경우)
ICF → ISF → 혈장 → 혈액 체액 → cell이 죽음

60%보다 많아지면 부종(심장이 이상이 발생한 경우 심장에서 혈압이 낮아지면
오줌을 많이 여과하지 못한다)

탈수(dehydratior)	부종(edema)
체액이 60% ↓ 체액량 다량 손실 시 실혈, 요봉증, 구토, 설사 땀은 배설(다한증) 20%↑ 손실 시 세포 내 삼투압 증가로 세포에 손상된다. 혈액이 물로 나감 (조직간질핵) → ICF가 쪼글	체액이 60% ↑ 신장 이상 시 물압력↑ → 조직간질핵↑ → ICF로 들어감 → 세포 팽팽해짐 **이유** • 조직압 상승 • 혈장 단백질 감소 • 모세혈관 투과성 증가 • 림프관 폐쇄

↓

Balance를 맞추어 주는 것이 혈액
혈액 = 혈구세포(RBC, WBC, 혈소판) + 체액

input, output의 balance가 맞아야 한다.

4. 탈수증(Dehydration)

① 일차탈수증(흡수가 안 되어 탈수가 일어난다)

흡수장애(absorptim disorder)

↓

소화장기 이상으로 물을 못 먹음

↑

Diarrher 설사 ⎤
vomitting 구토 ⎦ 가 원인

cholera, typhoid는 흡수장애로 오는 탈수의 예가 될 수 있다.

② 이차성 탈수증

배설의 증가(설사가 원인) 또는 소변량이 과량(오줌이 多)이 원인으로 발생한다.

신사구체에서 → 여과 多 ⇒ 오줌량 多
여과 小 ⇒ 오줌량 小
신세뇨관에서 → 재흡수 多 ⇒ 오줌 小
재흡수 小 ⇒ 오줌량 大
분비 多 ⇒ 오줌량 大
분비 小 ⇒ 오줌량 小

물의 재흡수는 뇌하수체 후엽의 ADH(항이뇨 호르몬)에 의한다.

↓

수분 결핍되면 → 혈장 삼투압↑ 심방압↑ 혈장량↓ 뇨량 감소한다.

└→ ADH **분비** → 수분 재흡수

↓

ADH 분비 **저하** → 수분과잉 → 심방압↓ 혈장삼투압↓ 혈장량↑
뇨량증가 ↑ 수분흡수 ↓

ADH가 많이 분비되면 수분을 재흡수하므로 오줌이 안 나오게 된다.

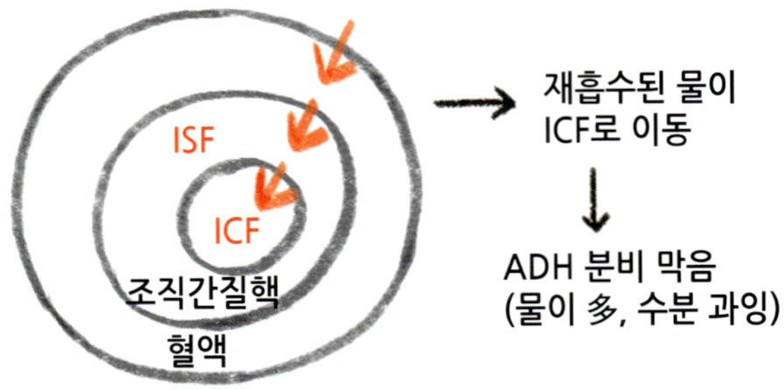

5. 부종(edema)

① 국소적 부종(local edema)

국한된 염증 or 림프관 폐쇄 or 정맥의 막힘으로 국소 부종이 온다.

input된 동맥의 혈액량

↓

정맥으로 input의 양만큼 가지 않고(심장으로 못감) 조직 간질핵으로 가서 부종이 된다.

② 전신부종(systemic edema)

심장 or 신장의 문제인 경우에 전신부종이 온다.

Heart circulation → 온몸으로 체액공급이 없는 경우

↑ 조건

적당량의 BP(혈압)

적당량의 HR(1분에 뛰는 횟수 70회)가 필요하다.

kideny에서 여과와 재흡수가 안 되는 경우 전신부종이 온다.

↑

저혈압 시 여과가 안 되고 → 오줌 적어짐(여과↓ 오줌↓ 되므로)

↓

edema ← 체액이 多아짐 ← 재흡수 多하고

↓

조직간질핵에서 ICF로 많이 들어가면 세포가 붓는다.

분비가 안 되거나 순환이 안 되는 경우 → 전신부종이 발생한다.

A. 전신부종의 종류(부종 위치에 따라)

㉠ **복수**(ascites) 찬다. → 물이 복강 내에 고이는 경우, 혈장이 새는 경우가 있다.
복수증 ← 대체적으로 간암, 간경화인 경우이다.

㉡ **흉수증**(hydrothorax) → 흉강 내에 물이고이는 것이다.(늑막)
심장 or 폐질환인 경우에 발생한다.

㉢ **수심낭**(hydropericardium) → 심장을 싸고 있는 심낭에 물이 차서 심장이 움직이지 못하는 것으로 심장이 부으면 수축을 못한다.

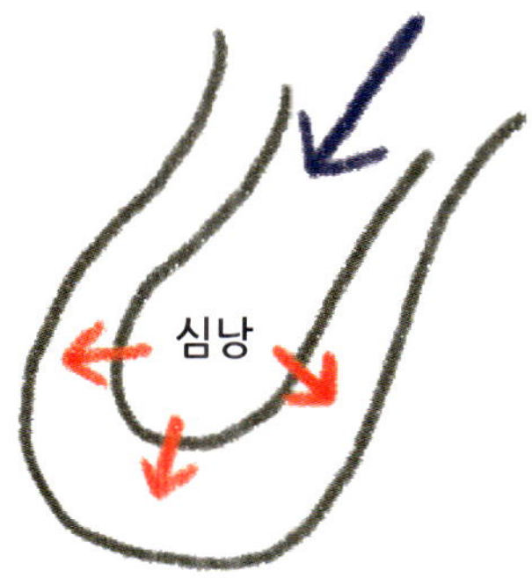

B. 부종액에 따른 분류

누출액 or 여출액 transdate은 ← 비염증성이다.

㉠ 삼출액(exndate) : 단백질 성분이 많이 존재하고 pus가 있다.

㉡ 여출액(transdate) : 단백질 성분 없으며 단백질이 걸러서 나오고 물이 많다.

C. 부종의 원인

㉠ 정맥압 증가(정수압)
수분이 정맥으로 돌아가지 못한다.
심장에 병이 있어 심장으로 들어가지 못하여 정맥에 혈액이 많아져서
→ 정맥압이 증가한다.

ex) 울혈 심장기능 상실, 심장 부전증

ⓛ 혈장 삼투압의 감소 ← 흡수 장애가 일어난다.

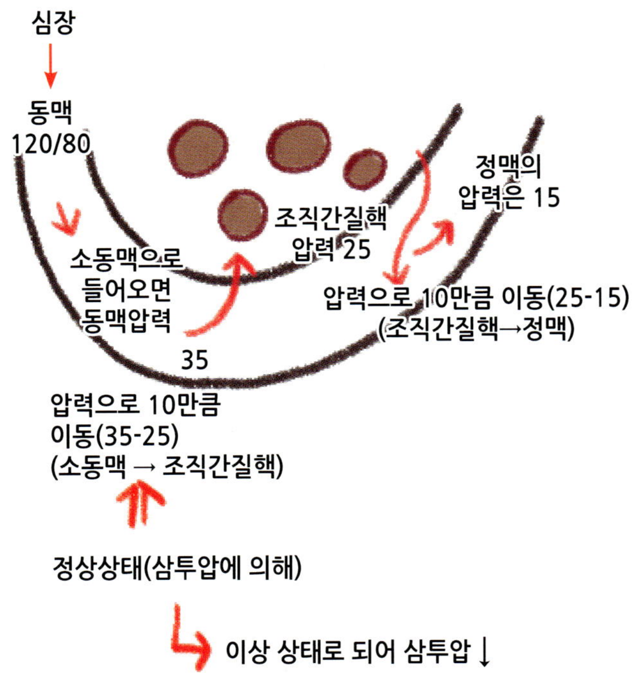

소장 → 혈관으로의 흡수는 albumin 때문(알부민의 교질 삼투압에 의해)이다.

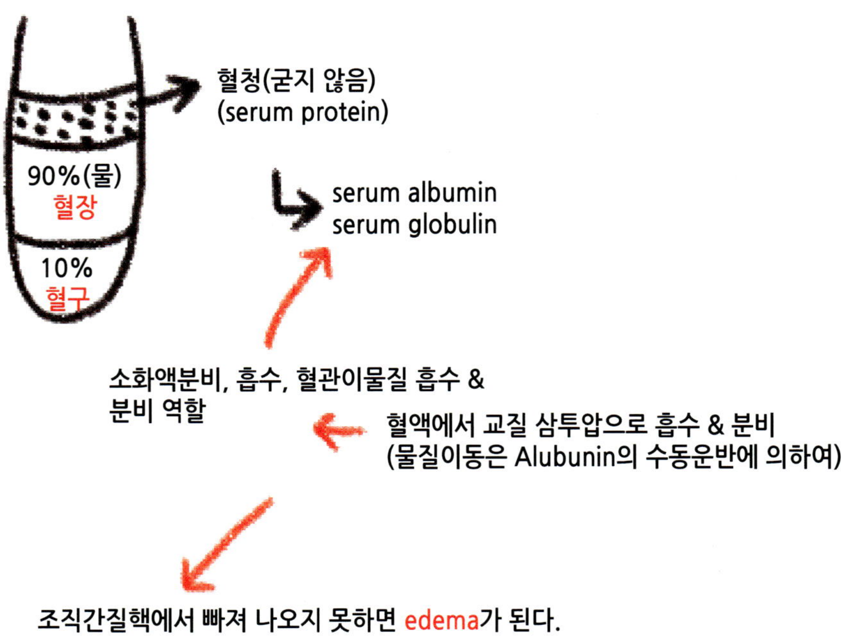

㉢ 신장에서 여과가 안 되는 경우

㉣ 간경변증일 때(liver cirrhosis)

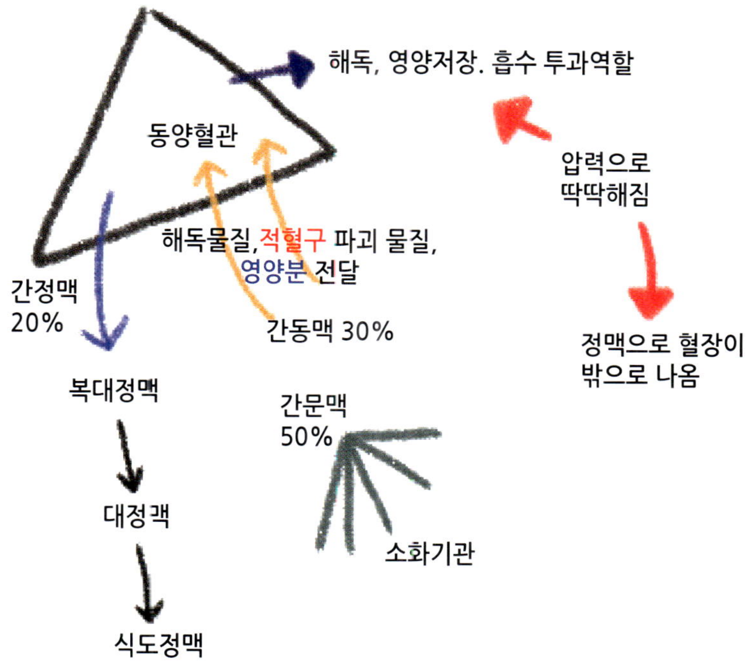

㉤ 소금(sofium)의 정체

Aldosteron 분비저하 되면 → 소변량 배설증가

→ 신장에서 Na^+여과 안하면 Na^+ 농도 높아지고 여과율이 낮아지면 소변량이 감소된다.

↓

ADH 분비가 많아지면

↓ 수분과잉 상태로 됨

신장으로 물이 많이 들어가서 부종

ⓑ 림프노드의 폐쇄

림프절이 모이는 림프노드가 막히는 것이다.

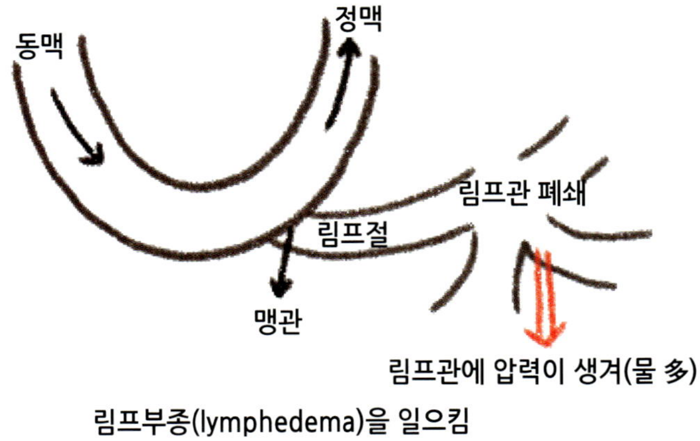

피하조직의 부종은 → 심장 or 신장에 원인이다.

폐부종 → 폐간질 또는 폐포에 체액이 과도하게 축척되어 호흡곤란이 되며 폐포 환기(가스 교환)를 저하시키고 세균감염 ↑ 된다.

뇌부종 → 뇌실질 내 수분함량이 비정상적으로 증가하여 뇌조직의 용적이 증가한 상태이다. 뇌좌상, 두개 내 혈종, 뇌종양, 뇌출혈, 산소결핍 등 두개 내에 발생하는 대부분의 질병이 뇌부종의 원인이 된다.

Chapter 02

혈액

Ⅰ. 적혈구(Red Blood Corpusde=erythocyte)
1. 모양 2. 수명 3. 적혈구 생성과 조혈

Ⅱ. 백혈구
1. 백혈구의 크기 2. 백혈구 종류

Ⅲ. 혈소판
1. 응고작용

Ⅳ. 혈장(plasma)
1. serum protein 2. 혈액형

Ⅴ. 출혈과 응고(Bleeding & Loagulatin)
1. 출혈 2. 응고(혈전증)

Ⅵ. 색전증

Ⅶ. 허혈과 경색증
1. 허혈 2. 경색증(Infaction)

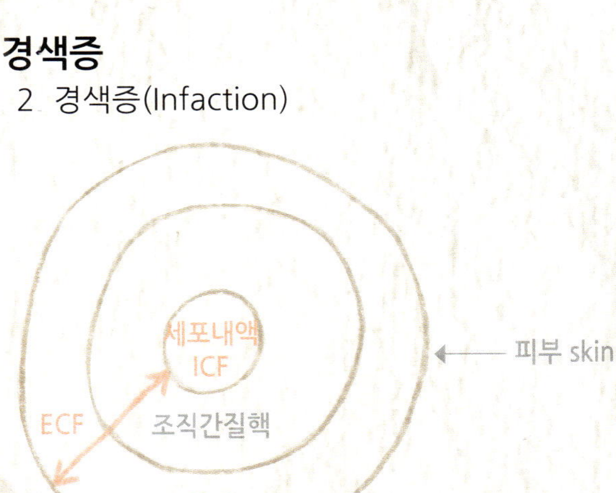

Chapter

02 혈액

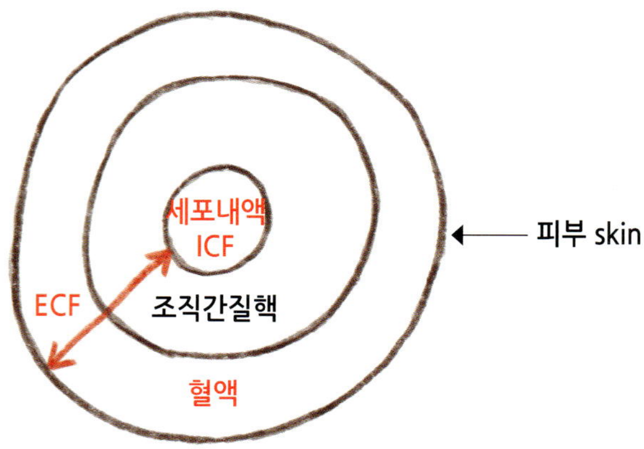

혈액은 세포외액(ECF)에 속한다.

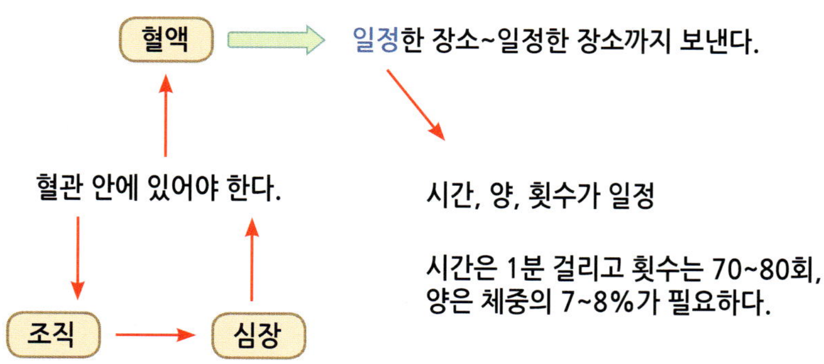

★ 혈액의 기능

① 운반작용(영양소, 가스, 노폐물, 호르몬, O_2와 CO_2 교환)

② 조절작용(수분, 체온, 체액의 pH 조절)

③ 방어 및 식초 작용(WBC)

④ 지혈작용(혈소판)

⑤ 생명유지

피가 red인 이유 → Fe(철분) + O_2 → 산화되어 빨갛게 보인다.
(헤모글로빈) HbO_2

★ 혈액의 화학성분

선홍색 – O_2의 농도 ↑ 때 → 동맥혈(환원 헤모글로빈을 만듦)

암적색 – O_2의 농도 ↓ 때 → 정맥혈(CO_2와 결합)

혈액의 비중은 1.0, pH 7.4, 점성도는 물의 4배이다.

혈액은 우리 몸 체중의 7 ~ 8%를 차지한다. 예를 들어 체중이 50kg이면 3 ~ 5ℓ가 정상이다.

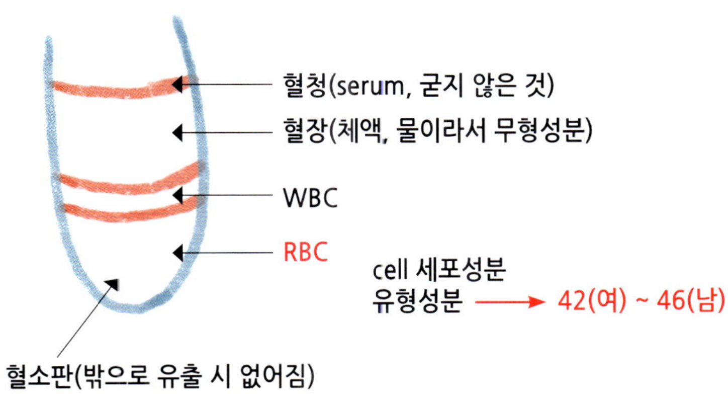

적혈구의 유형성분이 42 ~ 46 이상이면 적혈구 과다증(Polycythema)이라고 하고 유형성분이 42 ~ 46 이하이면 빈혈이 된다.

무형성분 : 전체 혈구가 전체 성분에서 묽은 것을 의미

유형성분 : 전체 혈구가 전체 성분에서 진한 것을 의미

└→ HCT → 적혈구가 차지하는 용적을 hematocrit라고 한다.

Ⅰ. 적혈구(Red Blood Corpusde=erythocyte)

1. 모양

옆에서 바라본 모양 ***앞에서 바라본 모양**

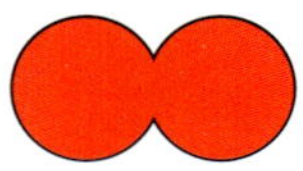

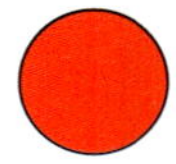

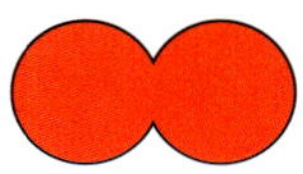

→ 혈장과의 접촉면이 넓어야 하며 모세혈관을 통과해야 하기 때문에 원반형으로 유연성이 있다.

수효는 450만 ~ 550만개/mm^3 된다.

↓ 여(생리 때문) ↓ 남

빈혈 ← 小 | 多 → 과다증

적혈구는 여자보다 남자가 더 많으며 정상성숙 혈구는 → 핵이 없다.

적혈구 기능 : Hb+산소결합 → 조직에 운반

↓

혈색소는 3분자 hemo + globin 결합

$4Fe^{++}$ +Hb ↓

Fe분자 1개씩

4개의 산소와 결합 → 산화 혈색소(oxyhemoglobin)가 된다.

hemo는 산소를 운반하고 globin은 CO_2를 운반한다.

저산소증(hypoxia)은 CO+혈색소 결합으로 생기며 빈혈(anemia)은 혈색소 양 10g↓일 때 발생한다.

태아같은 경우 gas 교환할 때 태반을 통하므로 저산소증으로 혈구와 혈색소 증가(산소부족상태)하게 된다. → 출생 후 허파로 산소공급 충분해지며 → 잉여혈구(RBC)가 다량(120일 전) 파괴된다.

→ 혈중에 bilirulin↑ 지면 → 생리적 황달(빌리루빈은 혈액으로 유출)이 생기게 된다.

적혈구는 Hb으로 되어있다.(Hb + O_2 $\xrightarrow{\text{산화}}$ 빨감)

2. 수명

적혈구의 수명은 120일(만들어진 곳에서 죽는다)이다.

RBC 노쇄(적혈구 파괴 ← 호흡곤란)

↓ 간에서 파괴

Fragment로 파열

↓

간 정맥, 비장, 골수의 망상세포의 식균작용으로 파괴된다.(80~90%)
10~20% 용혈(Hemolysis)

↓

수분, 혈색소로 분리

↓ Fe는 다시 적혈구 재 생성에 관여(철분유리)

Hemoglobin = Hemo와 globin으로 분해
Hemo(산소운반), globin(CO_2운반)

↓

빌리루빈 색소형성
(소화기관에서 흡수 간 → 쓸개즙 → 소장 → 액체는 신장으로
나머지는 대장으로 대변(황금색)으로 됨)

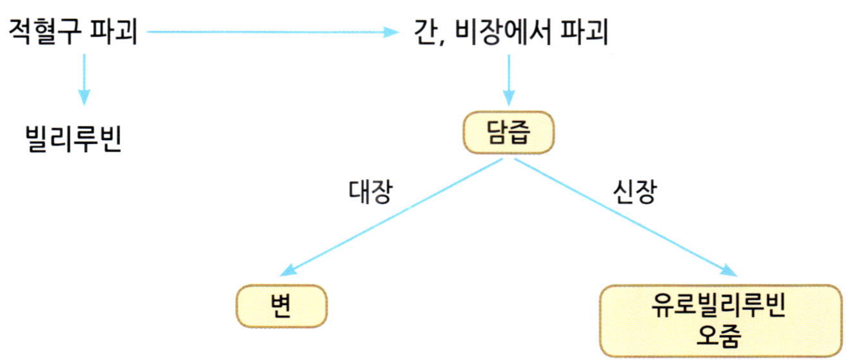

3. 적혈구 생성과 조혈

3-1 적혈구 생성에 미치는 인자

내인성 인자 : 인체에서 RBC가 모자라는 경우 적혈구의 생성을 자극하는 촉진인자이다.

신경세포의 HbO_2 농도가 ↓ 경우

↓ 만들라는 명령

erythropoietin 호르몬 분비

↓ 적혈구 자극인자는 90%가 신장에서 형성

골수에 연결(생성기관에 전달)

당단백질 Vitamin B_{12} 흡수가 필수요소가 되며

저산소증에 의해서도 적혈구생성자극인자가 형성된다.

외인성 인자 : 혈액을 만드는 영양분을 의미한다.

5대영양소(탄수화물, 지방, 단백질, 비타민, 무기질)

엽산 follic ocid, 비타민 B_{12}, B_6, 망간, 철분 등이 필요하다.

(내인성 인자 ↔ 외인성 인자 → 작용되어야 RBC가 만들어짐)

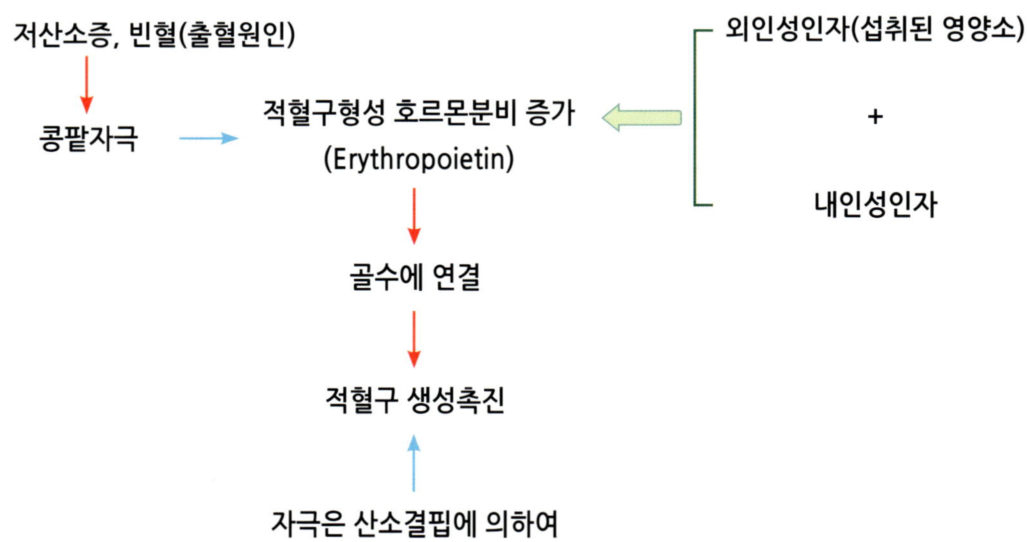

3-2 적혈구 생성(조혈)

태아
- → 엄마가 에너지를 주어서 혈액을 간,비장, 골수에 태아 스스로 생성한다.
  Red Bone Marrow(적골수) : 적혈구를 생성하며 장골에서 만든다.
  - 적골수를 생성하는 장골 - 대퇴골, 추골, 늑골, 흉골, 골반
- → Yellow Bone Marrow(황골수) : 적혈구 생성기능이 소실된 골수·적골수에서 황골수로 대치된다.

↓ 출생

성장할 때까지 → 20(여)~30세(남) 성장기까지 Red Bone 장골 골수에서 생성된다.
두개골, 갈비뼈, 흉골(복창뼈), 어깨뼈, 골반, 척추뼈

↓

성장 후 → Flat Bone에서 생성이 된다. Red Bone에서 나이가 들어감에 따라 Yellow Bone으로 대치된다.

II. 백혈구

1. 백혈구의 크기

백혈구는 핵이 있으며 수명 2주, 적혈구의 1.5배가 혈액 안에 존재한다.

← - - - - - - 6,000 ~ 10,000개 이하 - - - - - - →

적으면	많으면
적으면 leucopenia 백혈구 과소증 코피 다량 쏟으면 → RBC가 줄어듦, 골수 이상, 수명은 2주	많으면 Leucocytosis 백혈구 증가증 염증있는 경우와 이유없이 증가하는 경우 → leukemia (백혈병, 백혈구 증가증)

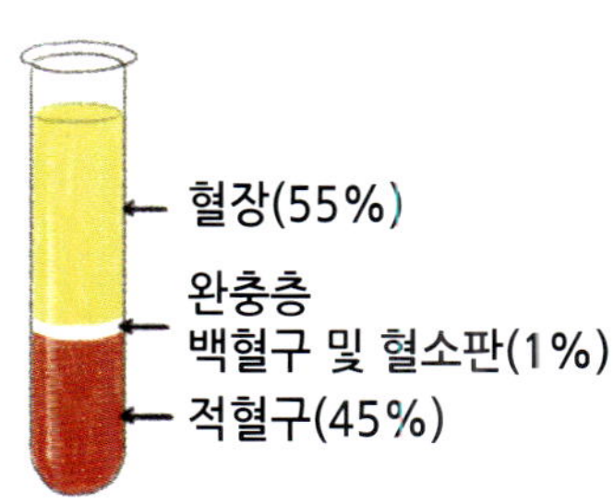

백혈구의 수는 질병의 유무를 판단하는 지표가 된다.

2. 백혈구 종류

백혈구의 주요 기능은 인체 방어기구의 주역을 담당하며 감염이 된 경우 감염예방의 메카니즘에 의하여 세균을 공격한다.

백혈구는 기능이 서로 다른 호중구, 호산구, 호염기구의 과립구 이외에 림프구, 마크로파지, 자연살생세포로 구성된다.

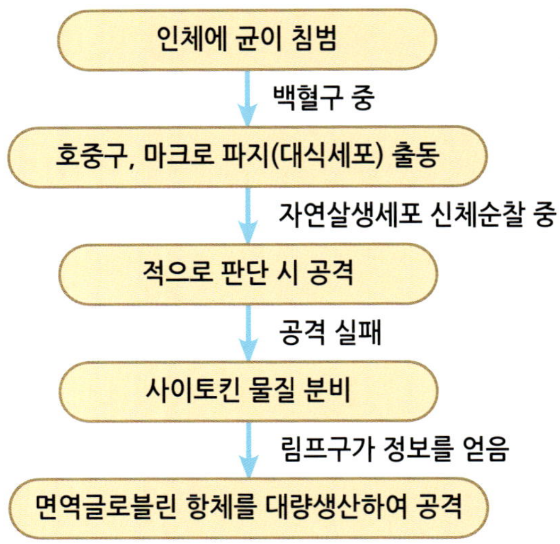

구분	종류	특징
과립 백혈구	호중구 50 ~ 70% (neutrophil leucocyte)	← 독소 침입 시 항독소 작용(기도, 자궁) 해독작용 핵의 중간이 잘록하며 세포질 내에 여러 과립이 나타나므로 중성구라고 불린다. 핵의 형태가 다양하고 혈관을 통하여 조직 속으로 이동하여 체내로 들어온 세균을 잡아먹는 식작용을 갖는다.
	호염기성 (염기성호성) 1% 유동성	← 염기성 색소에 친화성을 가지고 있어 호염기구라고 부른다. 혈액을 굳지 않게(← 항응고, 혈액응고방지), 혈액유동성 유지하며 알레르기 반응에 관여하는 히스타민이나 헤파린을 가지고 있다.
	호산성(산성호성) 3 ~ 4% 식균 (eosinophil leukocyte)	← 백혈구 중 산성에 반응하는 특정 백혈구로 기생충이나 특정 항원이 침입을 한 경우에 반응한다. 항원에게 맞서기 위해서 독성물질을 분비하여 지나친 독성물질이 분비된 경우에는 체내조직에 손상을 일으킨다. 음세포작용, 균을 백혈구 내부로 가져와 죽인다.
무과립	단핵구 3 ~ 8% 식균	← 핵이 하나이며 만성질환 시 증가하며 대식작용을 할 수 있다. 단핵세포가 조직으로 이동해가서 대식세포가 된다. 림프절, 간, 폐포, 비장에 집합
	림프구 25 ~ 45% 면역	← 면역체 작용, T-cell을 잡아먹는 AIDS와 관련 림프구는 흉선에서 성장하는 T림프구와 골수에서 성장하는 B림프구로 나뉜다. β 세포가 면역글로빈을 생성한다.

림프구 골수에서 생성 → (림프기관) → 가슴샘과 림프조직에서 증식

↓ 출생 후

항원자극에 의해 촉진
림프구는 림프기관에서 생성

★ 면역

T림프구 → 이종세포, 바이러스 → (구멍) → 세포막 파괴 or 항원에 대하여 T, β 세포자극인자 분비

↓

외부항원 or 자가항원에 대한 반응을 억제한다.
T림프구의 수명은 수년간 지속된다.

β림프구 (20%) → 항원에 의한 활성화 → (분열) → 세포가 증가됨

↓ 분화

형질세포

↓

항체형성 → (분비) → 혈액

↑

순환항체라고 한다.
혈액 속 자신을 만든 항원과 결합하여 파괴 or 독성을 중화시키는 현상을 의미한다.

Ⅲ. 혈소판

혈소판은 20만 ~ 40만 개 함유하며 핵이 없다. 뼈 속질에서(골수) 분화되는 거대 핵세포 일부가 떨어져 나온 것으로 응고와 지혈작용을 하며 핵을 가지지 않고 수명은 10일 정도이고 비장에서 파괴된다.

혈소판은 과립의 형태를 하고 있으며 적혈구의 5분의 1 정도로 작다. 혈관 내 말초혈액에 주로 분포하지만 비장과 골수에서도 존재한다.

혈소판의 외피는 당단백질로 이루어져 혈소판의 부착과 응집을 주도하는 역화를 하며 내피에는 혈소판 기능을 담당하는 각종 응고인자들의 과립이 들어있다.

1. 응고작용

혈액응고 인자는 12개로 상처가 나서 출혈이 생긴 경우 지혈이 되도록 하는 역할을 한다.

혈액응고는 생명을 유지하는데 필수적인 요소로 혈액응고인자가 없으면 작은 출혈에도 응고가 되지 못하여 과다출혈에 의하여 죽게 된다.

Fibrinogen : 새로운 물질, 섬유조직이 만들어짐, 그래서 응고가 된다.

Bleeding time : 출혈이 멈추는 시간(2 ~ 3분)을 의미한다.

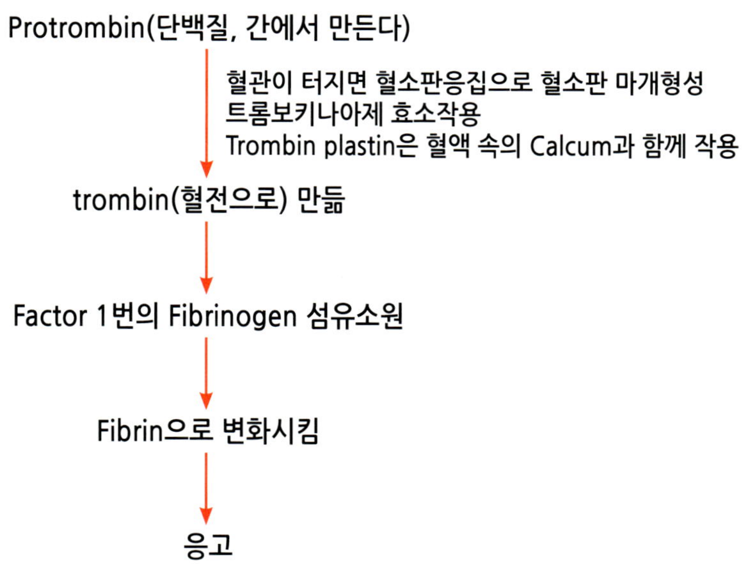

되면
출혈 → 수분부족, 빈혈, 산소공급이 안 된다.
Factor 8번 없는 경우 → 혈우병(반성열성유전)이 생긴다.

간세포에서 프로트롬빈을 만들며 프로트롬빈을 만들기 위해, 섬유소원을 합성시키기 위해 혈액에 비타민 K가 필요하게 된다.

↓

음식섭취 or 장내박테리아에서 자체합성을 한다.

↓

장에서 K 흡수 위하여(지용성 비타민) 담즙의 유화작용이 필요하게 된다.

담즙 배출 안 되면 → K 흡수 안되고 → 프로트롬빈 ↓ → 혈액응고 안되고 ← 그래서 수술 전 K 많이 흡수하게 된다.

Ⅳ. 혈장(plasma)

혈액 속의 적혈구, 백혈구, 혈소판을 제외한 투명한 액체성분이다.
혈장이 차지하는 비율은 남녀에 따라 차이가 있지만 약 55%이다. 90%가 물로 구성되어 있고 혈장단백질이 7 ~ 8%, 그밖에 지질, 당류, 무기염류와 아미노산, 요산 등이 함유되어 있다.
혈장단백질은(알부민, 글로불린, 피브리노겐) 주로 간에서 만들어진다.
무기 염류(나트륨, 염소, 칼륨, 칼슘, 마그네슘)는 체내의 삼투압을 유지하는 역할을 한다.

● 혈액을 원심분리 한 경우

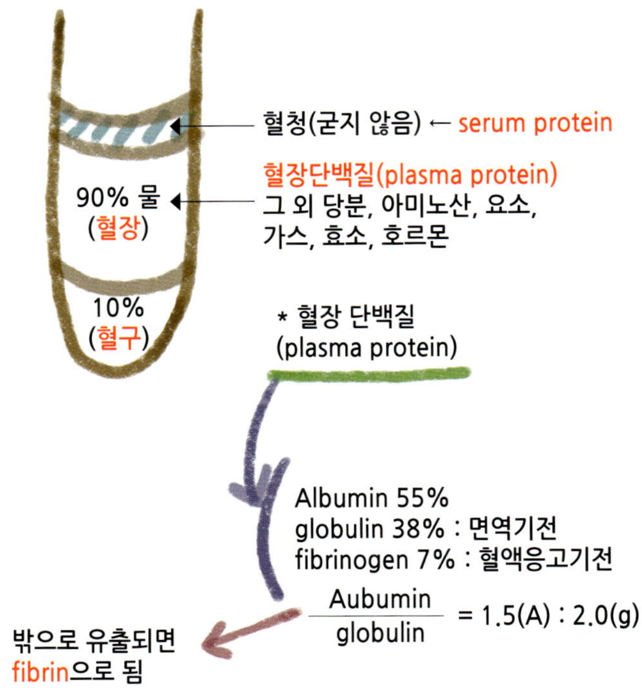

혈장의 기능은 물질운반(혈구와 5대 영양소), 혈액 삼투압 유지, 산-염기 평형, 체액유지, 노폐물 운반(CO_2, 요산, 요소 등), 항체, 응고단백(응고인자), 호르몬 운반, 신체의 수분균형을 유지하는 단백질 등을 운반한다.

혈장의 응고인자에 장애가 생기는 경우 혈우병이 발생한다.

혈장성분 → 혈장단백 → serum ─ 알부민(교질 삼투압 유지),
＼ 글로블린

fibrinogen 섬유소원

→ 밖으로 나가면 fibrin으로 된다.

1. serum protein

① serum Albumin 1.5

② serum globulin 2.0 비율

globulin

↓ (주사)

예방주사 ┌ Antigen(능동면역, 항원)
└ Antibody(수동면역, 항체)

항원(Antigen) : 외부에서 원인을 제공하는 것이다.

개체에 침입하는 all 이종 단백질을 말하며 개체를 만들고 있는 세포막은 단백질 외 다른 개체(다른 人)의 것과는 전부 다르다.

개체가 외부에서 침입하면 거부반응을 일으키는 것을 말하며 개체에 침입하는 단백질(Foreign protein)이(항원) 개체에 영향을 준다.

ex) 균, 박테리아, 리케치아

항체(Antibody) : 항원에 의해 그때그때 만들어 지며 Antigen에서 들어온 물질을 무력화 하는 저항물질을 만든다.

면역체(Immune body) : 항체가 많아져 항원을 죽인 상태에서 면역이 만들어 진다.

면역(Immunity) : 영원한 항체가 만들어진 것이다. ex) 영구 면역체

능동면역 : 항원을 인체에 넣어서 자신의 몸에서 항체를 만들도록 한다.

ex) 소아마비, 콜레라, BCG

수동면역 : 항체 주사를 맞거나 자연적으로 태반을 통하여 전달된 항체로 인하여 면역이 생기는 것을 말한다.

Antigen 100을 간에 투여하면 → 간이 injury되어 간에 염증이 발생한다.

Antigen 50을 간에 투여한 경우 → 쇠약하면 간에 염증이 발생하며 간이 건강할 때는 염증이 발생하지 않는다.

인체의 상태와 자극을 주는 상태에 따라 질병이 걸리거나 안 걸리게 된다.

콜레라균 맞음 → 아프게 된다.(Antigen 항원이 들어옴)

콜레라에 ↓ 걸리면 ↓ 항체가 만들어짐

Antibiotic(항생제)로 치료한다. 항체가 만들어지는 것을 맞는 것이며 항생제는 내것 + 다른 것 모두를 죽인다.

★ 면역계의 세포

Red Bone Marrow

↓

조혈모 세포를 만듦

↓

RBC, WBC(5가지) Lympocyte 만듦

↓

흉선(thymus)에서 T-cell 만듦

↓

T-cell : 말초혈액의 60~70% 차지한다.
림프절과 비장의 세동맥주위,
helper cell(보조 cell), 세포살해세포 kiler cell로 나뉜다.

Bone에서 β세포 만듦

↓

림프구의 10~20%, 골수, 림프절, 비장, 편도,
비림프 조직에 존재하며 항원인지능력이 있다.

★ serum albumin(protein 기능)

소화액 분비, 음식물 흡수, 혈관 이물질 흡수 & 분비를 하면

↓

혈액에서 교질 삼투압(0.3mol) 현상이 발생하여 흡수와 분비를 한다.
간이 나빠지면 → plasma가 빠져서 알부민 주사를 맞게 된다.

★ 교질삼투압

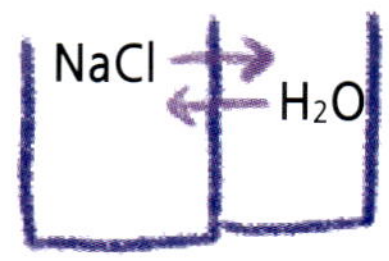

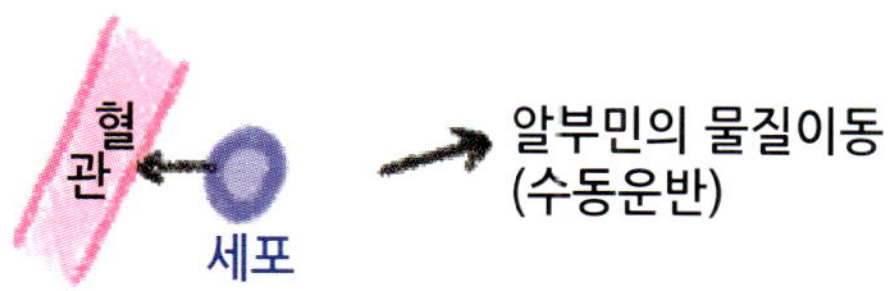

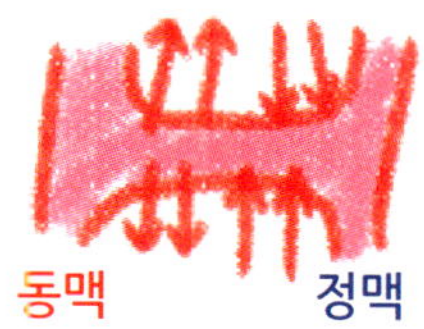

O_2 주고 CO_2 나감

세포에 주는 양=세포로 나가는 양이 양적으로 같지만 질은 다르다.

O_2 주고 CO_2 나가는 것이다.

물질이동 : 물에 녹아서 나가도록 한다. ← serum albumin 역할

2. 혈액형

적혈구 표면막 단백질 중 A단백질(A형), B단백질(B형), 둘 다 갖는 경우(AB형), 둘 다 없는 경우(O형) 등 단백질 종류에 따른다.

혈액형은 항원 항체의 반응으로 이루어진다.

항원(Antigen)
항체(Antibody) 〉 생성결과

Antigen ——→ 多으면
↑
Antibody를 형성한다.

★ Antibody의 종류

- 용해소 : 세포를 녹이는 능력이 있는 물질로 잘 녹는 것을 말한다.
- 응집소 : 응집반응에 관여하는 항체를 의미한다.
  자신과 다른 단백질이 들어오면 항체를 형성하는데 이 항체를 응집소라고 말하며 항체는 항원을 만났을 때 형성된다.

• 침강소 : 침강반응에 관여하는 항체로 활동이 없고 무거우면 잠수한다.
• 해독소 : 독소 침입 시 해독하여 보호, 화학물질을 분해한다.

혈액형은 응집원(항원), 응집소(항체)로 구분한다.
응집원은 항원을 가지고 있는 성질에 따라 분류한 것이다.

응집원(항원)	A Type A형	B Type B형	응집원 NO O형	AB Type AB형
응집도(항체)	β (B Type에 대항)	α (A Type에 대항)	αβ	응집소 NO

O형은 만능 공혈자이다. 즉 A, B, AB, O의 수혈자에게 혈액을 줄 수 있다. O형은 자가 수혈만 가능하다.
AB형은 만능득혈자이다. 즉 누구에게나 수혈을 할 수 없으며 AB형에게만 수혈이 가능하다.
A형은 A형과 AB형에게 혈액을 줄 수 있고 O형과 A형에게 혈액을 받을 수 있다.
B형은 B형과 AB형에게 혈액을 줄 수 있고 O형과 B형에게 혈액을 받을 수 있다.
AB형은 AB형에게만 혈액을 줄 수 있고 A, B, AB, O형에게 혈액을 받을 수 있다.
O형은 A, B, AB, O형에게 혈액을 줄 수 있고 O형에게만 혈액을 받을 수 있다. 혈액형의 유전자는 A형-AA, AO, B형-BB, BO, O형-O형, AB-AB을 가진다.
모든 혈액은 RH+-를 가진다. RH는 적혈구 안에 특별한 단백질의 성질을 의미한다. RH인자를 가지고 있으면 RH+이고 RH 인자가 없으면 RH-라고 표현한다.

RH^-인 사람 ← RH^+인 적혈구 수혈

⇓

RH^+에 대한 항체가 생김
그 후 RH^+인 적혈구 수혈하면

⇓

혈청에 존재하는 RH항체(응집소)와 RH^+ 적혈구의 항원이 응집반응이 발생

⇓

그러므로 RH-인 사람은 RH-형의 혈액을 가진 사람에게만 수혈을 받을 수 있다.

수혈 : 교차시험(cross matching) 검사. 수혈 부적합여부 판단 후 수혈한다.

수혈효과를 얻기 위한 조건

① 수혈시기, ② 수혈 속도, ③ 수혈량, ④ 수혈의 종류

교환수혈방식 : RH$^-$(女), RH$^+$(男)

→ RH 부적합 반응 —임신→ 태아죽음, 태아적아구증

↓ RH- 혈액을 바꾸어 줌

Ⅴ. 출혈과 응고(Bleeding & Loagulatin)

1. 출혈

출혈은 ① 수분부족, ② 빈혈, ③ 산소공급 안 된다.

응고는 출혈이 멈추는 것이며 출혈은 혈액이 밖으로 흘러 나가는 것이다.

출혈크기에 따라 다음과 같이 나눌 수 있다.

- 점상출혈(0.3cm↓ petechia)
- 자반(0.3 ~ 1cm↓ purpura)
- 반상출혈(1cm↑ ecchymosis)

출혈은 출혈량, 출혈위치, 출혈속도에 따라 다르다.

인체의 10 ~ 15% 출혈량은 문제되지 않는다.

혈액은 혈관 안에 있으며 혈액이 조직 사이로 빠져나가면 출혈(내외출혈)이라고 한다.

출혈은 혈관이 터지는 것이며 주로 외상 때문어 발생하고 외출혈과 내출혈로 나눌 수 있다.

외출혈은 혈관이 터져서 밖으로 나오는 것이고 내출혈은 혈관이 터져서 안으로 나오는 것이다.

출혈위치 →
- → 전신에 혈액공급이 안된다.
- 폐 → 폐에 출혈이 된 혈액이 들어가서 죽는다.
  폐에서 혈액을 토해내는 것을 객혈이라고 한다.
- 뇌 → 출혈이 되면 Coma가 온다.
  호흡과 심장을 다스리는데 문제가 생기면 생명에 문제가 생긴다

출혈속도 →
- 급성출혈 → 단기간에 다량 출혈이 되면 Shock 상태가 되며 지속된 경우 사망에 이른다.
- 만성 출혈 → 서서히 출혈이 되는 것은 문제되지 않는다.

출혈위치
- 위장관 내로 출혈 → 철이 소실됨
- 체강 내로(흉강, 복강) 출혈 → 철이 재흡수

★ 울혈(congestion)

내출혈에 속하며 혈관의 일부에 정맥성 혈액이 증량되어 있는 상태이다.

- 정맥혈관이 협착이나 폐쇄가 원인으로 발생 ⇒ 정맥혈이 고여 청색증(cyanosis), 부종이 생긴다.
- 정맥주위 종양에 눌리거나 정맥염 또는 혈전증으로 혈관 내경이 좁아지거나 폐색된 경우, 임파선이 막힌 경우 ⇒ 실질세포 위축 or 소실되며 장기 굳거나 위축된다.

★ 충혈(hyperemia)

내출혈로 몸의 일정한 부분에 동맥의 피가 비정상적으로 많이 모이는 것이다.

동맥 and 세동맥 확장(혈관운동 신경의 작용)

⇓

모세혈관으로 유입되는 혈량 증가

⇑

충혈부위가 빨갛게 된다.(동맥혈이기 때문에)

생리적 기능항진 or 염증성 충혈인 경우가 있다.

정맥혈액이 장기 or 조직에 쌓임
동맥의 혈액이 조직 or 장기에 쌓임 ⇒ 혈액이 조직으로 나가는 것이다.

⇓

혈액이 모이는 장소에 따라 다음과 같이 나눌 수 있다.

- 혈흉(혈액이 흉강에 쌓임 hemothorax)
- 혈복강(혈액이 복강에 쌓임 hemoperitonium)
- 혈심낭(혈액이 심낭에 쌓임 hemopericardium)
- 혈종(혈액이 조직에 쌓임 hematoma) ← 혈액이 응고된 덩어리

2. 응고(혈전증)

생체 내부를 순환하고 있는 혈액의 일부가 혈관 속에서 굳어져서 생긴 혈액응괴를 혈전(Thrombosis)이라고 한다.

혈관에 생긴 혈액 안에서 혈액의 덩어리가 상처 입은 것처럼 응고가 생기게 된다.

혈관벽이 상해를 입으면 이곳에 혈액응고 메카니즘이 시작되고 혈구가 응집하여 혈관 내강을 막는다. 즉 혈관 안의 피의 덩어리가 일어나는 현상을 말한다.

혈액을 응고 인자에는 12가지 있다.

(Fibrinogen, prothrombin, Tromboplastin, Ca^{++}, proaccelerin, 활성화된 factor V, Proconvertin, Antihemophic, Plasma, start-prower factor, Plasma Thromboplastin, Hageman factor, fibin)

coagulation 인자(factor)	
1	Fibrinogen
2	Prothrombin
3	Thromboplastin
4	Calcium
5	Proacceleain
7	Proconvertin
8	Antihemopolic
9	Plasma
10	Stuart factor
11	Plasma thromboplastim
12	Hageman factor
13	Fibrin

6번이 없어서 12가지이다.

12가지의 factor가 정상적 작용으로 **지혈 or 혈액응고가** 가능하다.

A. 혈액응고 메카니즘

출혈되면 → **bleeding time이라고 함**

2 ~ 3분 안에
Stop하는 것은

→ **혈액 내 응고 인자 때문**

혈액응고는 혈액이 혈관 밖으로 나왔을 때 젤리상으로 굳어지는 현상으로 혈액 속의 피브린이라는 실모양의 물질이 나와 그물모양으로 얽히고 그 속에 혈구를 가두며 혈구 덩어리는 시간이 지남에 따라 수축하며 담황색 액체가 나온다. 혈구덩어리를 혈전이라고 하고 스며나온 액체를 혈청이라 하며 혈액응고 작용이 없으면 출혈에 의해 죽게 되는 것이다.

★ 혈액응고과정

경색은(inparct) 허혈성 괴사 부위를 말하는 것으로 혈관 내의 혈전색전증 때문에 생긴다.

정맥성 혈전은 정맥이 있는 조직에서 부종성 염증성 반응을 일으키고 심부정맥혈전증과(다리의 정맥염) 폐색전증을 일으킬 수 있다.

혈액의 반 이상의 물성분(plasma)으로 생명유지에 필요한 전해질, 영양분, 비타민, 호르몬, 효소 항체 및 혈액응고 인자가 있다.

혈전증은 혈관에 떠다니는 이물질이 떠다니다가 좁은 혈관을 이물질이 막아서 좁은 혈관이 막힌 곳에 necrosis가 오는 것이다.

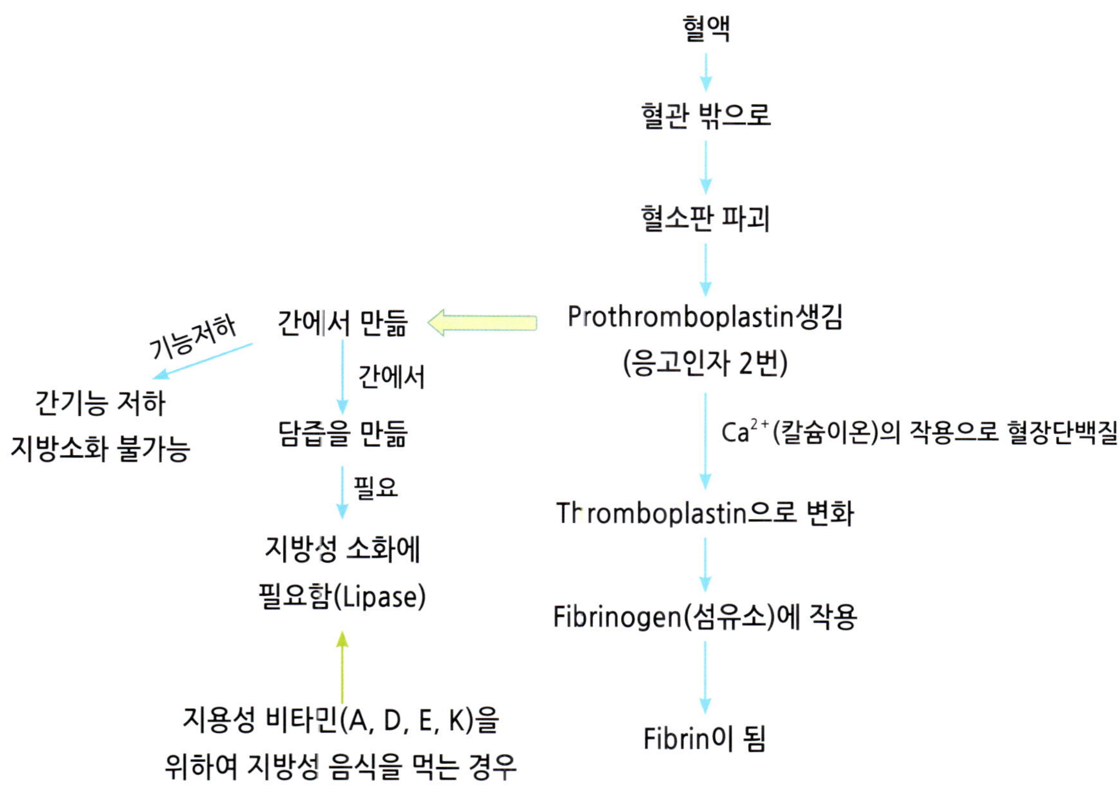

B. 혈전형성원인

혈액은 혈관 안에 Fluid(액체) 상태로 있어야 하고

혈관의 상처부위에는 빨리 응고되어(지혈 Hemostasis) 손상된 혈관에서
혈액손실 중단시켜서 항상성을 유지해야 한다.

정상상태

혈관 내에 혈전이 생기면 혈전용해 작용이 활성화되어 회복하게 되고 혈전이 생기는 것을 막는다.

균형파괴

혈전증

혈류를 감소 or 혈류를 막는다.

조직 or 장기를 막는다.

혈전이 부착된 혈관에서 나와 색전증(embolus)

혈관폐색덩어리

혈류를 타고 운반한다.

혈전 — 형성 → 혈관 내면

내피(endotherium)로 싸여있음

밑에

내피와 결합조직, 혈소판, 혈장에 용해성 응고 단백질이 있다.

① 내피손상 → 혈전증 촉진

↑ 평형

– 내피하 결합조직과 혈액 격리 역할

– 혈전 촉진인자 분비

⇓ 내피손상

– 혈전 형성하는 내피하층이 노출(지혈 or 혈전증이 일어남)된다.

– 심장과 동맥에서 혈전이 일어난다.

– 관상동맥에서 죽상경화증이 있을 때 혈전이 잘 생긴다.

– 심내막 손상 시 심장수술, 심근 감염 시 생긴다.

– 염증성 판막 질환 or 인공판막을 혈전생성의 호발 부위이다.

내피세포의 손상은 외상, 외인성 인자에 의해 일어나며 내피세포가 손상된 곳에 혈전이 생성된다.

② 혈류의 역동장애

난류 or 와류(turbulence)

↑

동맥과 심장의 혈전 생성에 관여하게 된다.

정체(stasis 느린 혈류)

↑

정맥의 혈전에 필요

③ 혈액의 과응고성

Antithrombin(thrombin을 못하게 함)은 가장 중요한 인자이며 혈액 중 헤파린과 결합해서 헤파린이 트롬빈을 중화시키는 작용을 증강시켜 응고를 저지하는 작용을 한다.

혈액의 과응고성은 단백질 C의 결핍, 신증후군, 골절같은 심한 외상 or 화상, 전이된 암, 임신 말기, 출산과 관계가 깊다.

과응고성으로 혈전이 일어나는데 위험인자로는 인종, 연령, 흡연, 피임 등이 있다.

혈액의 응고가 많이 발생하면 → Antithrombin이 작용한다.

정맥성 혈전증 → 하지와 골반에서 혈전이 발생한다.

심부정맥성 혈전 → 폐색전증으로 → 치료하지 않는 경우 → 급성순환부전으로 사망하게 된다.

혈전이 커지면 → 괴저(gangrene)가 된다.

동맥성혈전증 → 일시적 허혈성 발작, 뇌경색, 뇌졸중이 발생할 수 있다.

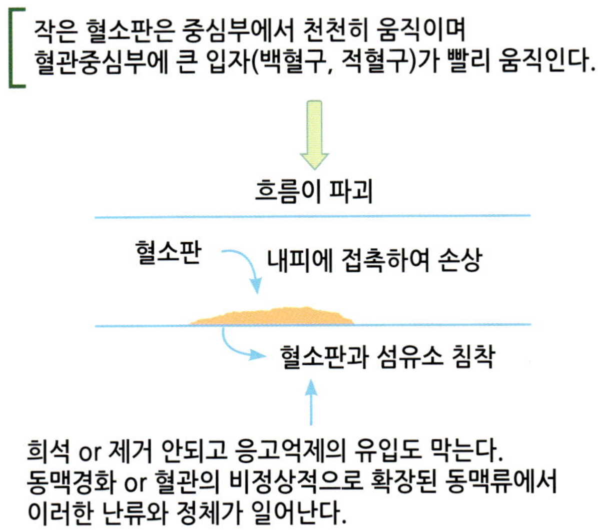

C. 파종 혈관 내 응고(소모성 응고장애)

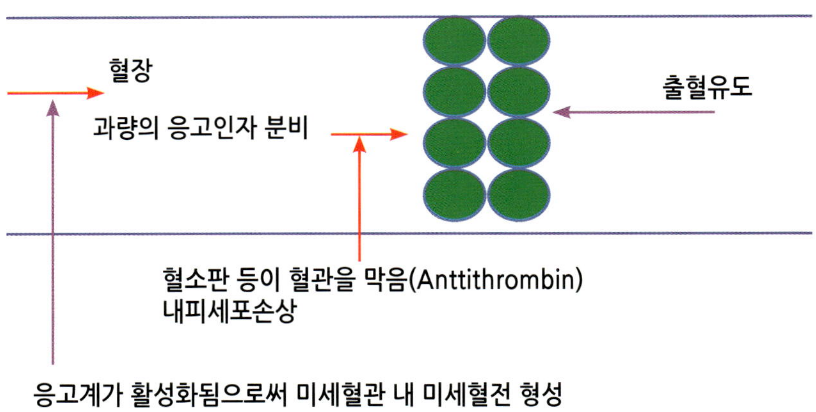

출혈과 응고가 연속적으로 일어나서 모세혈관 출혈이 심하게 된다.

뇌, 폐, 심장 장기에 침범한다.

미만성 출혈은 여러군데 많이 출혈하는 것이다.

VI. 색전증

혈전이 떨어져 나와 혈액으로 흐르는 것이다.

혈전이 부착된 혈관에서 나와서 혈류를 흐르다가 좁은 곳에서 내강을 막아 혈류를 차단하는 현상이다.

↑

혈류차단 물질(액체, 기체상태의 혈액에 용해되지 않는 물질)을 색전(emboli)이라고 한다. 색전의 99%는 혈전에 의한 것이므로 색전증이라 한다.

① 정맥성 색전증

정맥계에 생긴 색전이 우측 심장으로 폐 순환계에 들어가 색전증을 일으킨다. 폐동맥 혈류의 60% 이상이 폐쇄되면 급성 우심장 기능 상실 or 급사할 수 있다.

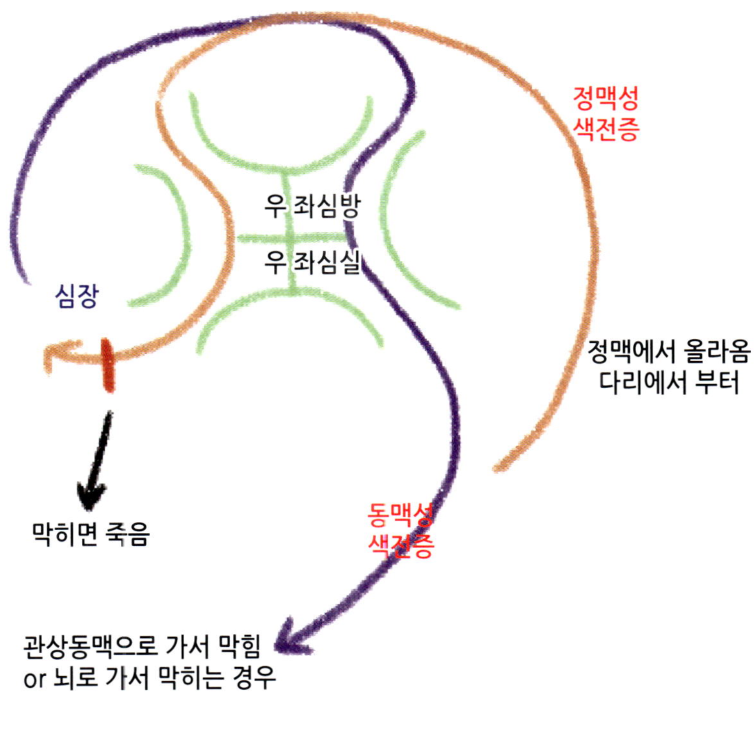

② 동맥성 색전증

색전이 동맥 순환을 따라 운반되는 경우를 말하며 전신성 색전증이라고도 말한다. 좌심방, 좌심실 or 대동맥에 생긴 혈전이 떨어져 나와 여러 장기의 말초동맥을 폐쇄한다.

동맥성 색전은 심장의 내강에 생긴 혈전으로부터 유래된다.

⇓

$\frac{2}{3}$는 심근경색증 때문에 생기며 좌심실 내강에 혈전이 생긴다.

$\frac{1}{3}$은 류마티스 심질환 때문에 생기며 좌심실 내강에 혈전이 생긴다.

or 대동맥의 죽상 경화증, 궤양성판, 대동맥류, 감염성 심장내막염, 인공보조판막에서 생긴 혈전에서 색전이 생긴다.

동맥성 색전증은 항상경색증을 유발시키며 하지, 뇌, 창자 사이막, 신장, 비장, 상지 순으로 발생한다.

③ 지방 색전증

- 지방성분이 혈류로 들어가 혈관을 폐쇄하여 혈관에 색전증을 일으킨다.
- 뼈에 외상을 받은 후에 발생된다.
- 골절이나 수술 시 유리된 지방으로 인하여 혈관이 폐색되어 막힌다.

④ 공기 색전증

공기가 혈관 안으로 기포를 형성하여 색전이 되는 것이다.

잠수, 정맥주사, 흉벽 외상, 인공기흉술, 유산한 경우 발생할 수 있다.

색전된 공기는 혈관을 폐쇄

↓

응고기전 활성화

↓

관절 or 근육에 통증과 허혈을 유발한다.

↓

뇌혈관, 뼈, 심장 등을 침범할 수 있다.

⑤ 양수 색전증

양수가 산모의 정맥으로 유입하는 경우이다.

태아 피부로부터 떨어진 편평 상피세포, 태지, 솜털, 점액, 태변 등이 산모의 폐 순환계의 미세혈관을 폐쇄하여 분만하는 동안 or 분만 직후 발생하는 산과적 합병증으로 사망할 수도 있다.

Ⅶ. 허혈과 경색증

1. 허혈

국소적으로 조직 or 장기에 혈액공급이 감소 or 단절된 경우를 말한다.

동맥 혈류의 장애 or 정맥혈류 차단에 의해 발생하며 조직이나 장기의 산소가 필요한 만큼 혈류가 절대적 또는 상대적으로 부족한 상태를 말한다.

원인 : 혈전증, 색전증, 동맥경화증, 폐쇄성 혈전 혈관염, 결절성 다발성 동맥염(동맥염증으로 동맥이 좁아져 혈류가 조금만), 혈관경련, 혈관압박

허혈의 정도

↓ → 강하면 조직이 괴사가 일어난다.

약하면

변성, 위축, 섬유화 및 지방변성이 일어난다.

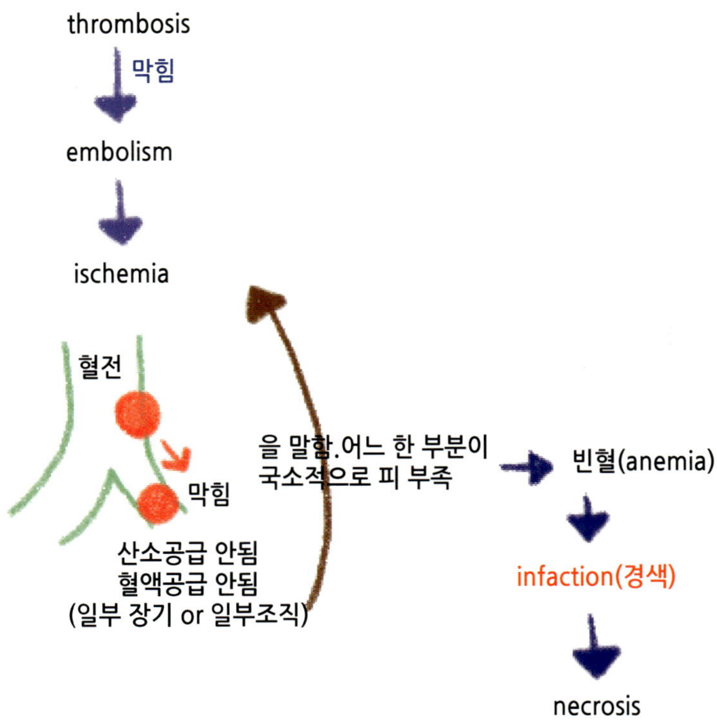
thrombosis
막힘
embolism
ischemia
혈전
막힘
산소공급 안됨
혈액공급 안됨
(일부 장기 or 일부조직)
을 말함.어느 한 부분이
국소적으로 피 부족
빈혈(anemia)
infaction(경색)
necrosis

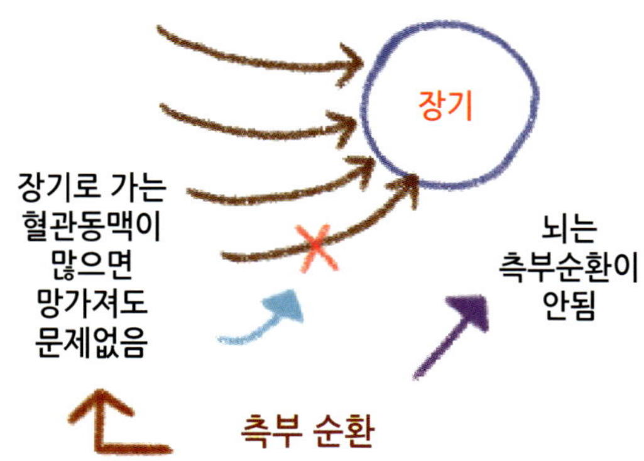
장기
장기로 가는
혈관동맥이
많으면
망가져도
문제없음
뇌는
측부순환이
안됨
측부 순환

2. 경색증(Infaction)

허혈에 의해 조직이 necrosis된 것이다.

장기 or 조직에 동맥혈의 공급 차단, 또는 정맥혈의 유출이 막혀 허혈성 괴사가 일어나는 것이다.

경색증 원인 : 혈전증 or 색전증

폐는 경색증이 많이 발생하지 않지만 정맥성 혈전으로 인한 폐동맥 색전증이 있을 때 경색증이 발생한다.

심장근육 경색증, 뇌경색 ⇒ 동맥경화증의 주 원인이 된다.

경색이 잘 일어나는 장기 : 비장, 신장, 위장관, 심장, 뇌가 있다.

- 백색경색 : 심장, 비장, 신장과 같은 고형장기에서 동맥이 폐쇄되어 회백색으로 나타나는 경색을 의미한다.
- 출혈경색 : 울혈이 있던 장기에서 경색이 생기면 출혈이 동반되는 경색으로 정맥이 폐쇄될 때 잘 발생된다.
  혈액공급조직(폐 or 작은창자)에서 관찰된다.

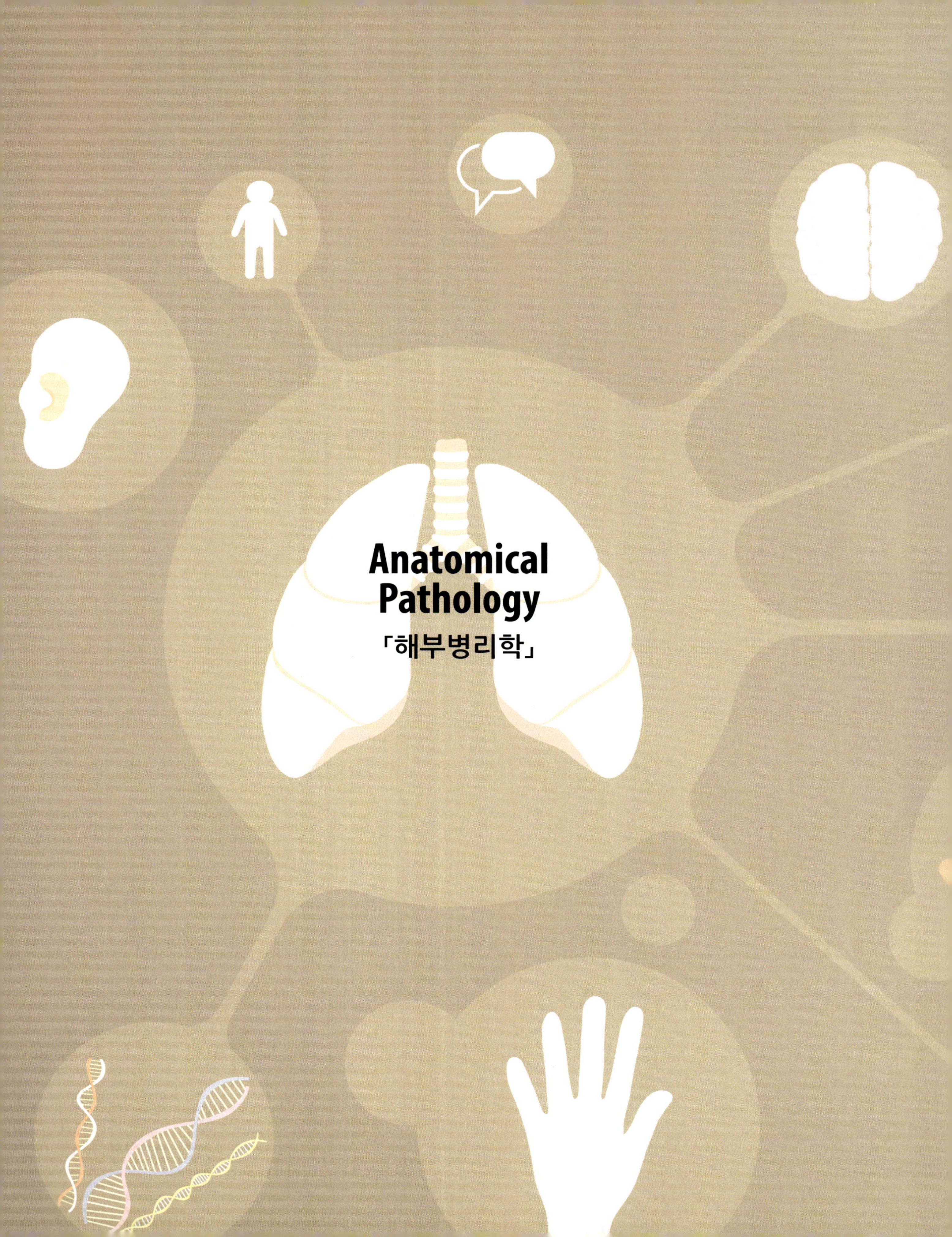

Anatomical Pathology

「해부병리학」

Chapter 03

소화기계

(Digestive system)

Ⅰ. 구강

Ⅱ. 식도(esohagus)

Ⅲ. 위(Stomsch)

Ⅳ. 십이지장(소장 small intestine)

Ⅴ. 대장(Large intestin)

Ⅵ. 부속기관

1. 간(Liver)
2. 담낭(Gall bladder)
3. 췌장(Pancreas)

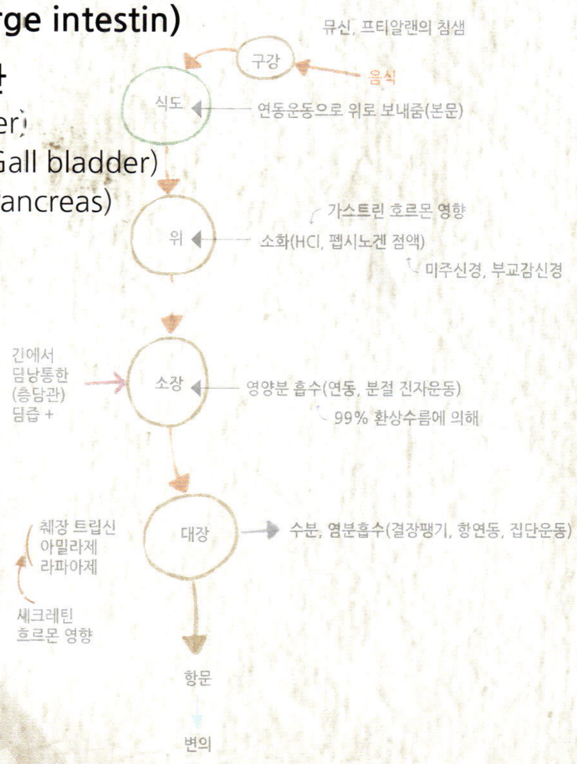

Chapter

03 소화기계 (Digestive system)

소화란?

음식물의 영양소를 혈액 내로 흡수하기 좋도록 잘게 부수거나 화학적 응용을 하는 것을 말한다.

소화기관을 통하여 물과 에너지를 공급받는다.

즉 소화란 탄수화물을 → 글루코즈, 포도당으로 지방을 → 지방산, 글리세롤 및 단백질 → 아미노산으로 하는 과정이며 물과 비타민은 그대로 흡수한다. 소화는 섭취한 음식물 속에 함유되어 있는 각종 영양소를 세포막을 통해 우리 몸에서 흡수할 수 있도록 작은 단위로 분해하는 과정이다.

소화관은 구강 → 인두 → 식도 → 위 → 유문 → 십이지장(소장) → 공장 → 회장 → 맹장 → 결장 → 직장 → 항문까지를 말한다.

소화기관은 9m의 관이며 부속기관(간, 이자, 담낭, 췌장)으로 구성되어 있다.

구강 ——— 9m ———→ 항문

운동(movement) + 소화액 → 잘게 부수어 영양소
(아미노산, 펩타이드, 글리세롤)를
세포에 공급하도록 만든다.
↓ 장막을 통하여
혈관으로 input

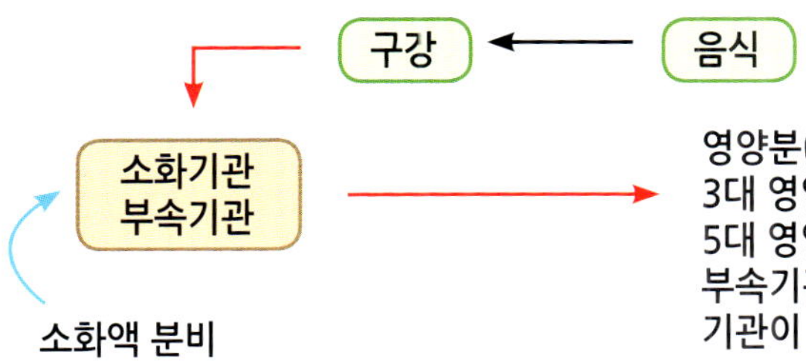

영양분(nutrition)
3대 영양소(단, 지, 탄)
5대 영양소(단, 지, 탄, 비, 미네랄)를 세포대사에 공급
부속기관에는 간, 담낭, 췌장이 있으며 음식물이 통과하는 기관이 아니다.

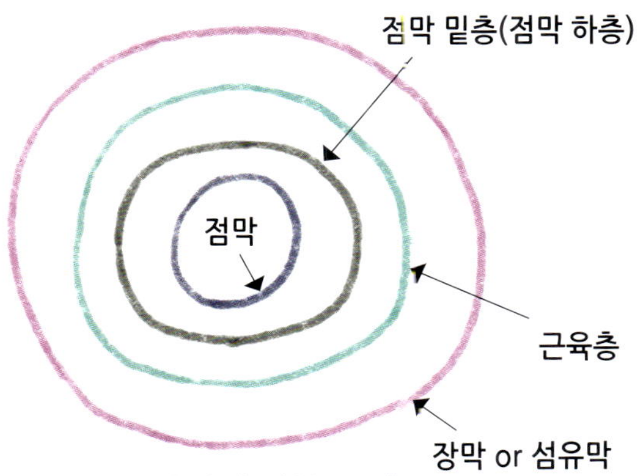

[소화관의 기본구조]

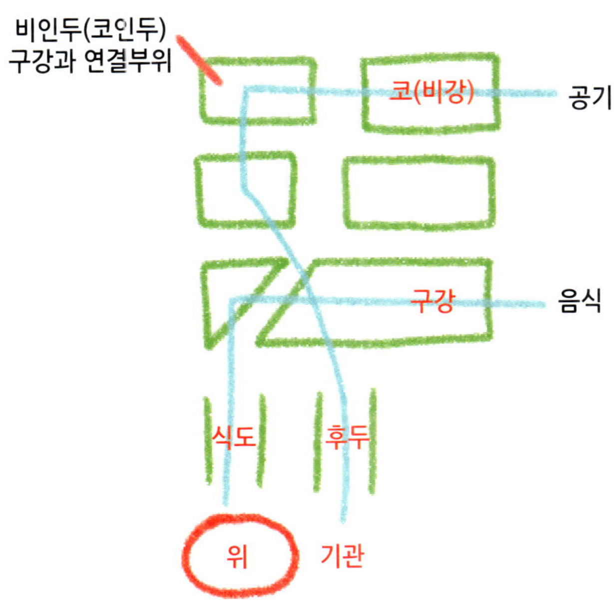

Ⅰ. 구강

① 저작운동(Mastication) : 반사적인 운동(reflex 운동)
수의적인 운동, 입안에서 식도로 이동하기 쉬운 상태로 잘게 부수고(치아와 혀) 타액과 혼합하는 과정이다. (소화의 첫 단계)

→ 저작운동 조절중추 : 연수

→ 저작운동 조절 고위중추 : 대뇌 피질

관련근육 : 교근(Masseter), 측두근(temporalls), 내익돌근(medal pterygold), 외익돌근(lateral pterygoid)과 혀와 붙어있는 근육

관련신경 : 3차 신경(trigeminal nerve)에 의하여 자극이 된다.

저작운동으로 음식물이 식도로 넘어갈 수 있도록 도와준다.

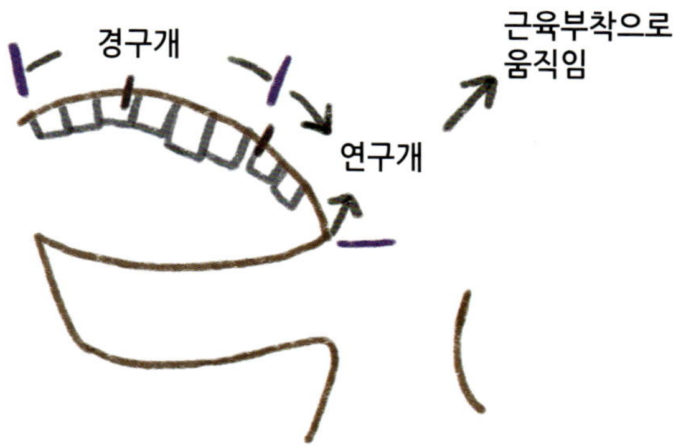

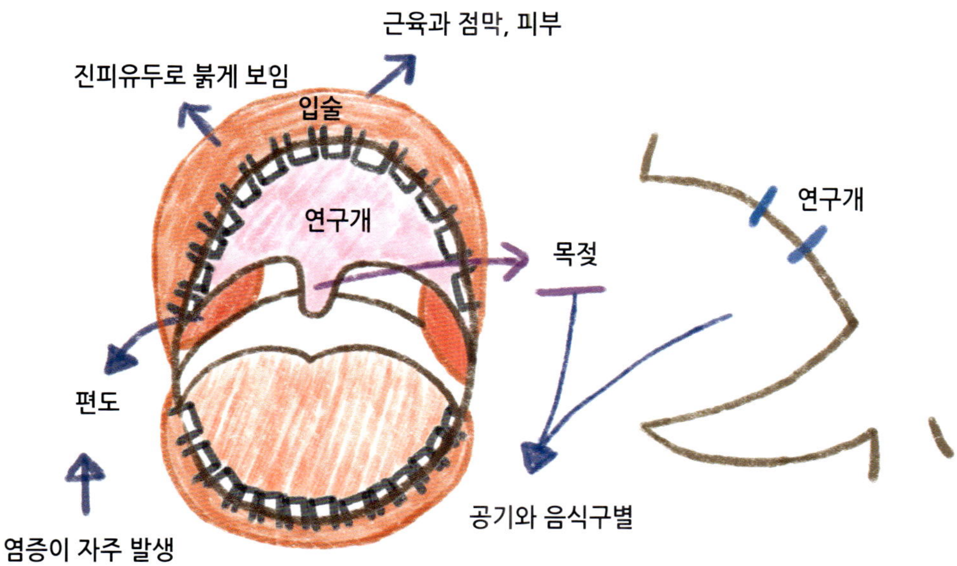

음식을 삼킬 때(연하), 입인두 · 코인두를 닫는다. → 음식물이 코인두로 가지 못하도록

↑

연구개가 앞에 있는 것이다.

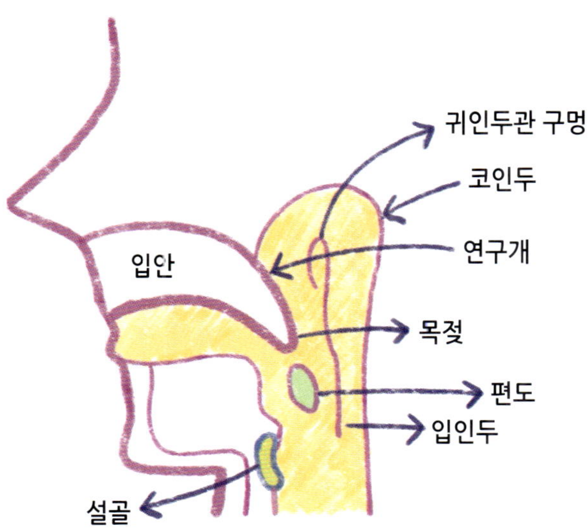

- 혀의 기능 : 소리를 말로 전환하고 맛을 감지(감각기관), 씹거나 삼키는 것을 도와준다.
  점막과 근육으로 구성되어 있으며 발음에 중요하다.
  혀뿌리, 혀몸통, 혀끝으로 나눈다.

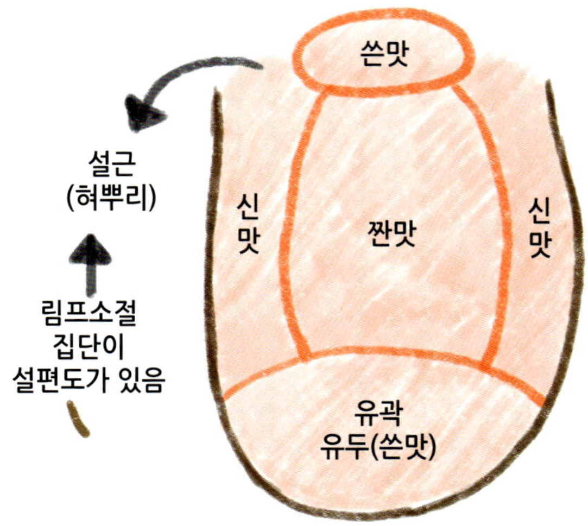

- 매운맛 : 눈, 코, 입 모두에서 느낌
- 고소한 맛 : 코에서 느낌
- 혀 몸통 : 삼차신경의 설신경, 안면신경이 있다.

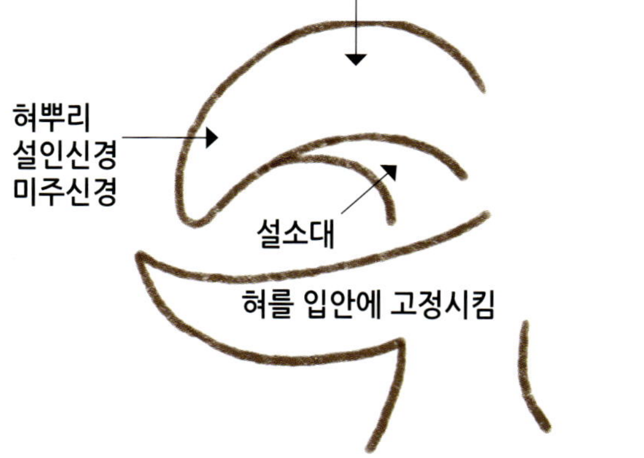

- 치아의 기능 : 좌우 상하 대칭으로 음식물을 잘게 씹어서 소화하기 쉽게 해주고 정확한 발음과 말을 하도록 한다.

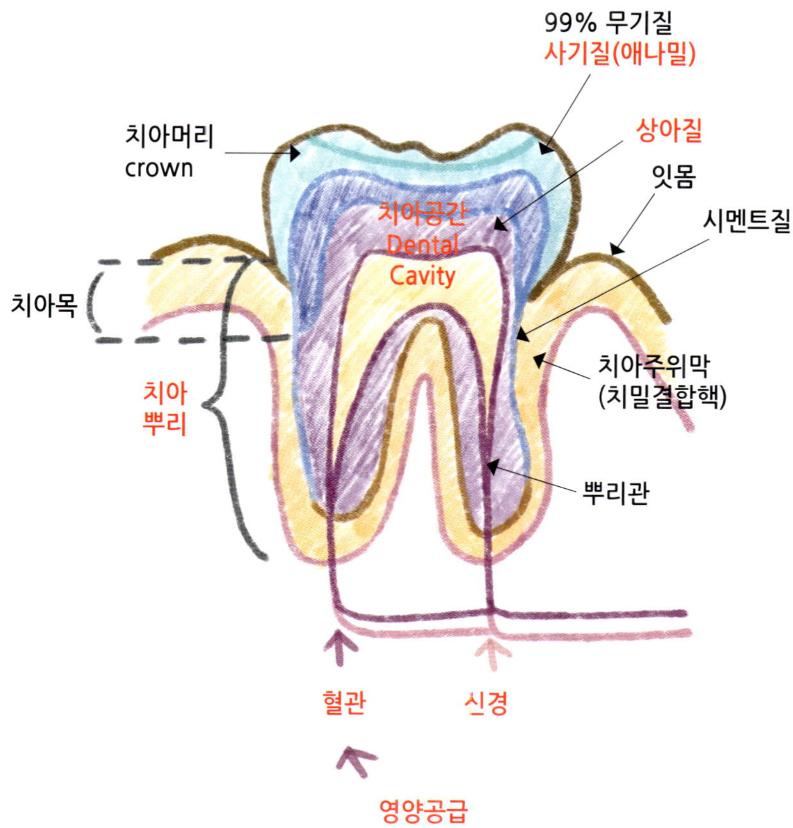
99% 무기질
사기질(애나밀)
치아머리
crown
상아질
잇몸
치아공간
Dental
Cavity
시멘트질
치아목
치아주위막
(치밀결합핵)
치아
뿌리
뿌리관
혈관
신경
영양공급

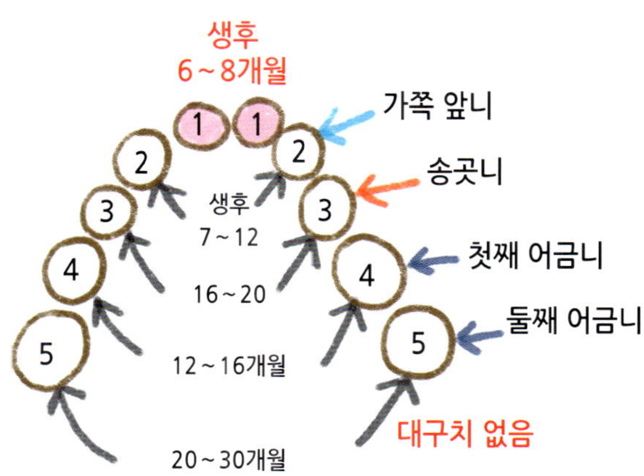
생후
6~8개월
가쪽 앞니
송곳니
생후
7~12
첫째 어금니
16~20
둘째 어금니
12~16개월
대구치 없음
20~30개월

[유치(젖니)의 치아]

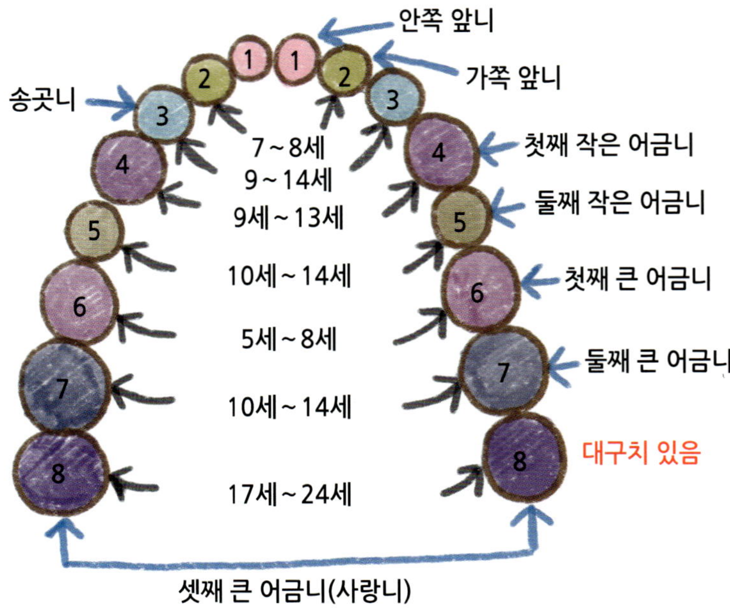

[영구치(성인)]

인체에서 가장 단단한 것은 → 사기질이다.
시멘트질은 사기질보다 약하여 쉽게 상한다.
치아속질 : 혈관, 림프관, 신경을 가지고 있는 결합조직으로 구성되어 있다.

	유치(젖니)	영구치(간니)
갯수	20개	32(28개)
나오는 시기	신생 6 ~ 12月	6 ~ 12세

	유치	영구치
문치	8	8
견치	4	4
소구치	8	8
대구치	0	12

- 잇몸 : 치아의 목부분에서 치아의 뿌리가 박혀있는 곳을 덮고 있는 분홍색 점막조직으로 치아를 지지해 주는 주변조직까지를 의미한다.
  음식물을 씹을 때 치아를 보호하는 역할을 한다.

건강상태 or 나이에 따라 높낮이가 다르다.
옅은 분홍색이 건강한 잇몸색이며 염증이 발생한 경우 붓거나 출혈이 일어난다.
나이가 들수록 잇몸이 치근 쪽으로 내려간다.

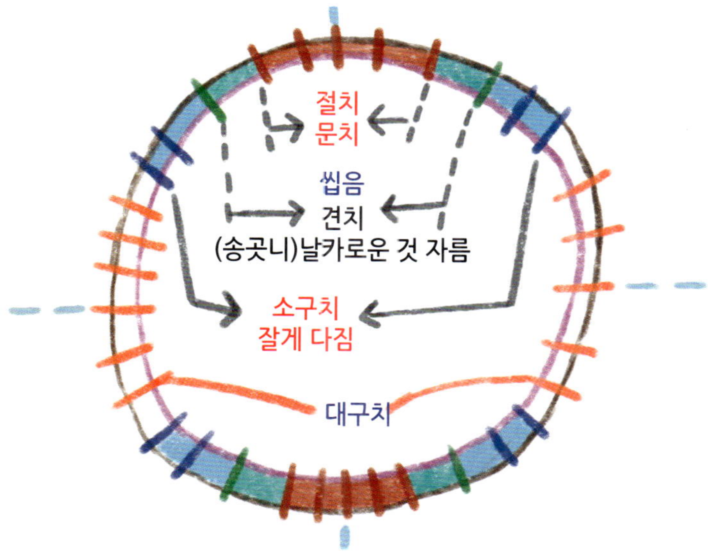

[입을 아! 벌린 경우]

② 연하운동(deglutition, swallowing) : 삼키는 운동을 말한다.
구강에서 인두, 식도를 거쳐 위로 보내지기까지의 과정을 말한다.
음식물이 구강의 뒷부분이나 인두 후반부에 접촉되어 자극이 되면 연하반사(멈추어지지 않음)에 의하여 식도를 따라 위(stomach)까지 이동되는 과정이다.

음식물
↓
구강에서 소화액 분비
↓
침, 타액선
- 점액 : Musin 분비(점액세포에서)
  음식물을 부드럽게, 자극음식을 희석시킨다.
- 장액 : 프티알렌분비(장액세포에서)
  전분을 분해 → 맥아당으로

소화효소

↓ 위장으로 가면 Hcl에 의하여 구강의 소화액 분비정지

분비하는 곳
- 이하선(대타액선) : 장액을 분비. 귀 옆에 위치, 이하선 막히면 볼거리에 걸린다.
- 악하선(턱밑) : 장액 + 점액 분비
- 설하선(혀밑) : 점액분비

구강의 혀 밑에 타액선이 있으며 시간당 15㎖, 평균 10시간 정도 우리는 입을 벌리고 있다. 침이나 소화효소는 조건반사에 의하여 나온다.

1차 연하 운동 : 구강 → 인두로 이동, 수의적이면서 반사운동

2차 연하 운동 : 인두 → 식도로 이동, 후두개가 닫혀서 기관의 통로가 차단
인두근 수축, 식도 상단은 이완

불수위적이면서 호흡이 1 ~ 2초간 정지
↖연하성 보호 ↖연하성 무호흡

타액 → 점액(점액소) : musin이란 점액소 분비 → 음식물 부드럽게 윤활유 역할,
자극성 음식 희석

→ 소화효소 ptyalin이 나옴
starch(전분) → 맥아당으로 만듦

타액이 위 내로 들어가면 위 내 염산 HCl에 의해 활동억제 or 정지된다.

II. 식도(esohagus)

식도의 목부분(갑상연골 부분) ← 첫 번째

식도의 두 번째 부분(기관분기부), 항문은 섬유막, 그 외는 모두 장막으로 구성되어 있다.

식도는 25cm의 근육성관으로 종격동(폐와 폐 사이)을 지나게 된다.

★ 3군데 협착부위(생리적 협착 부위)

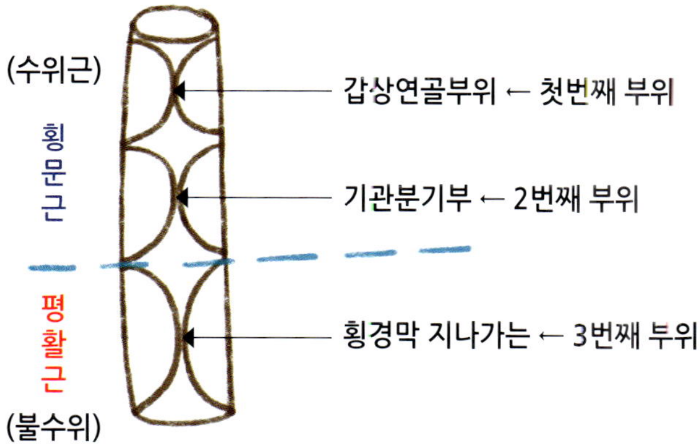

점막은 편평상피로 구성되어 있다.

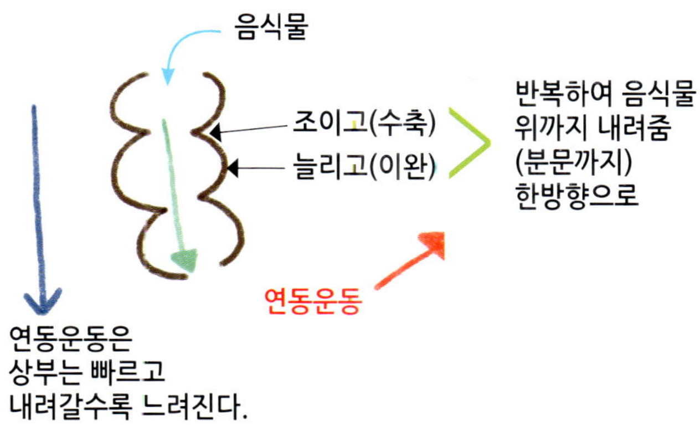

연동운동은 한 부위에 수축파가 한정된 곳까지 파급되며 소실된다.

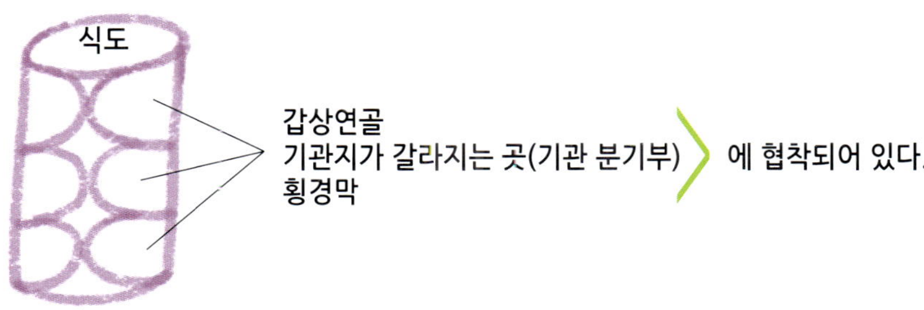

연동운동은 상부가 빠르고 하부가 느리다.

└→ 식도 위쪽 $\frac{2}{3}$는 횡문근, 아래쪽 $\frac{1}{3}$은 평활근으로 되어 있다.

연하시간 → 구강 ~ 식도 0.5초, 식도 ~ 위 5초 소요가 되며 우리가 물을 마신 경우 1초 정도 걸린다.

Ⅲ. 위(Stomsch)

위에서 소화된 음식물을 이동하기 전에 소화음식물을 저장하는 저장고 역할을 하며 위액을 분비한다. 음식물을 십이지장으로 옮기기 위하여 위액에 의해 음식물을 잘게 부수며 물과 알콜을 흡수한다.

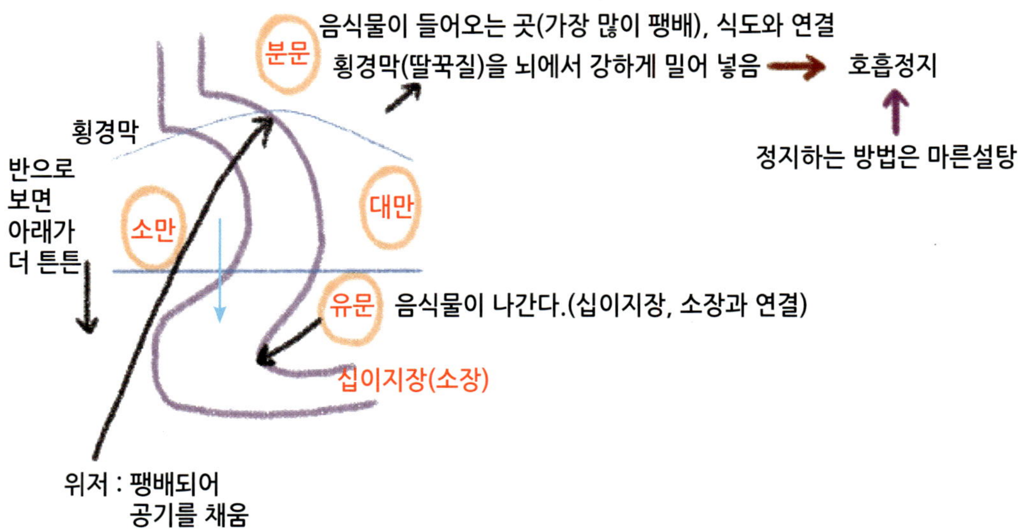

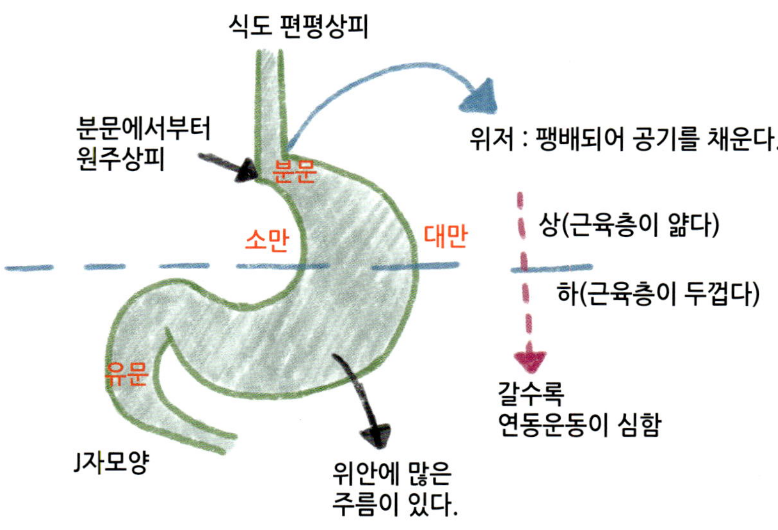

유문부를 제외한 위는 ⇒ 위몸통(위체)이다.

└→ 위궤양, 위암 많이 발생(소화액 균형이 깨질 때)하는 부위이다.

위는 지속적으로 1분에 2 ~ 3회 연동운동(수축, 이완)을 하며

위가 비워지는 데 4 ~ 5시간 걸린다.

↑ ↓

위공복 공복시간(위를 비우게 하는 시간)

음식물이 없어도 연동운동을 하는 것을 → 공복수축이라고 한다.

위는 음식물을 죽 상태로 만들어준다.

(유문부의 조임근이 수축 → 십이지장으로 못가고 역류 → 음식물 + 위액 혼합

→ 내용물이 액상의 미즙)

음식물이 없어도 위는 연동운동을 한다.

계속 수축운동 → 공복수축(hunger contraction)

연동을 빠르고 깊게 한다. 음식물이 들어오지 않으면 연동을 짧게 하고 쉰다.

위에 음식물이 계속 투입이 안되면 연동운동을 포기하고 → 4 ~ 5시간 후 다시 연동운동을 한다.

배고픔이 심하면 고통을 느낀다. → 공복고통(hunger pang)

- **공복고통 :** 음식물이 없어도 연동운동을 짧게 하고 쉬다가 4 ~ 5시간 후 다시 연동운동을 하는데 배고픔이 심하여 느끼는 고통을 의미한다.
  위 공복 시간은 음식물에 따라 다르다.
- **위장벽 순서 :** 점막층 → 점막하층 → 근층 → 장막층

★ 위선의 부위별 구분

분문선 : 소수의 벽세포와 점액세포가 많다.

위저선 : 주세포 chief cell, 벽세포 parietal cell, 점액성세포 mucoid cell 구성

유문선 : 점액세포가 많으며 gastrin 분비하는 G-cell이 있다.

점액세포에서 점액을 분비, 위점막을 보호하그 주세포에서는 pepsinogen, remin, lipase 분비, 벽세포에서는 HCl을 분비한다.

위액은 HCl, Pepsinogen, 점액이 있다.

위의 소화액 분비 → 1日 1,500 ~ 2,100㎖, 1회 500 ~ 700㎖ 분비하며 위액은 정제되지 않은 혼합된 액체로 1회 500 ~ 700㎖ 나온다.

★ 위액의 성분

① HCl은 강한 산성이며 gasrtin 호르몬 자극에 의하여 위저선에서 분비되며 강산이다.

주세포에서 펩시노겐(Pepsinogen)이 활성화되어 단백질을 소화하고 pepsin의 활성화를 위한 위 안의 산성 환경을 유지한다.

염산(HCl, 위산)은 음식물에 포함된 세균 & 이물질을 죽이는 작용과 세균번식 방지 및 살균 작용을 하여 십이지장으로 세균이 이동되는 것을 막는다. 펩시노겐은 HCl에 의하여 펩신으로 된다. 부세포에서 분비되는 점액은 HCl로부터 위의 내면을 싸서 펩신이 위의 상피조직을 보호하여 궤양이 되지 않도록 하는 역할을 한다.

단백질 분해효소인 rennin이 활성화가 되는 것은 염산에 의하여 prorennin을 rennin으로 전환하여 수용성 단백질을 응결시켜 펩신의 소화작용을 도와준다.

② 점액

유문선(pyloric gland)에서 분비되는 점액소 musin을 점액의 한 성분으로 점액의 점성을 주는 물질이다.

뮤신은 단백질의 흡수를 촉진하고 위 점막면의 표면을 덮어 단백질로 된 위벽이 분해되는 것을 방지하고 미주신경 흥분되면

→ 위액 중 pepsin이 대량 분비된다.

즉, 위에서 ① 점액 ② HCl ③ ptyalin이 나오고, ④ pepsinogen에서 분비된다.

소화기관의 **상피세포(상피조직)**를 보호하기 위해 점액이 나오는 것이다.

└→ 음식물이 닿는 곳

점액 → 위벽보호 역할

↖ HCl로부터 보호

pepsinogen은 HCl에 의해 pepsin으로

pH 2.0강산 proten(단백질) —소화→ pepton으로 만듦

고기를 소화할 수 있는 능력

pepsin에 의해 → 위액이 깎아지면 위궤양
점액이 보호

★ 위액분비 촉진

위의 조건반사
- 뇌상 : 음식물을 보거나, 생각하면 → 위액이 분비(미주신경 흥분) 되는 것으로 조건반사에 의한다.
  pepsin과 점액소가 많이 분비된다.
- 위상 : 위에 음식물이 도착 시 가스트린 호르몬에 의해 지속적으로 분비되는 것을 의미한다.
  뇌상에 의해 분비된 작용으로 음식물 일부 분해된 성분 pepton, dextin 등이 위 점막에 접촉 시 gastrin 호르몬에 의해 위액분비가 촉진된다.
- 장상 : 십이지장(소장)에 음식물이 도착하면 → 장벽의 장세포를 자극 → 장액세포에 의해 위액, 췌액조절을 하는 것이다.

★ 위의 기능 → ① 음식소화 ~ 소장으로 가기 전까지의 저장소이다.
② 소화액 분비로 소화를 한다.
③ 연동운동 ← 음식물 잘게 부순다.
④ B_{12} 흡수에 필요한 물질 분비한다.
⑤ 수분, 알콜, 약품 흡수한다.

- 탄수화물 분해효소 : 아밀라아제(타액)
- 단백질 분해효소 : 트립신(췌장), 펩신
- 카제인 응고효소 : 레닌(위에서 분비)
- 지방 분해효소 : 리파아제

★ 위에서

- 위선주세포 : 펩신, 레닌, 리파아제 분비
- 위벽세포 : HCl, 비타민 B_{12}, 흡수내인자

- 점액경세포 : 뮤코우스(점액) 분비
- 온친화세포 : 세로토닌 분비
- G세포 : 가스트린 분비
- D세포 : 소마토스테틴 분비
- 위액의 산도유지 : 벽세포(염산)
- 위액의 점액 : 펩신과 산으로부터 위벽 보호
- 총담관과 췌관이 열리는 곳 : 십이지장

Ⅳ. 십이지장(소장 small intestine)

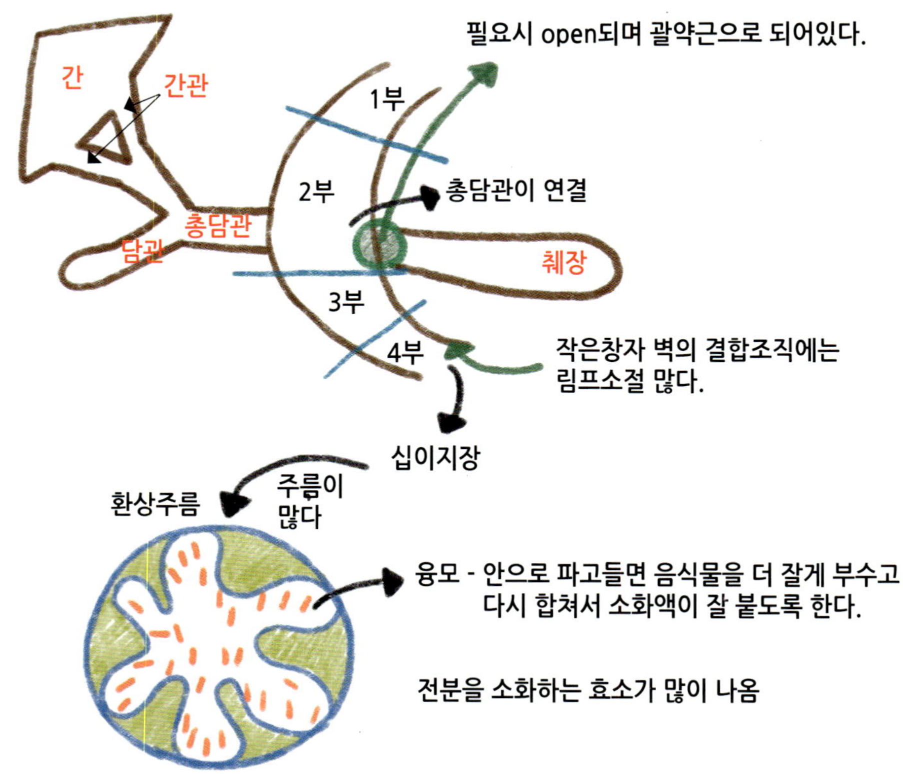

위에서 도착한 산성미즙(위 내용물) + 췌장(트립신, 아밀라아제, 리파아제)
간 → 담즙 → 담낭 → 총 담관 → 소장으로 담즙을 보내고 혼합하여 대장으로 보낸다.

십이지장 → 공장 → 회장 세부분을 작은창자라고 하며 길이는 7m이고 직경은 2.5cm로 작다.(근육층 얇음)

소장은 십이지장, 공장, 회장으로 분류한다.

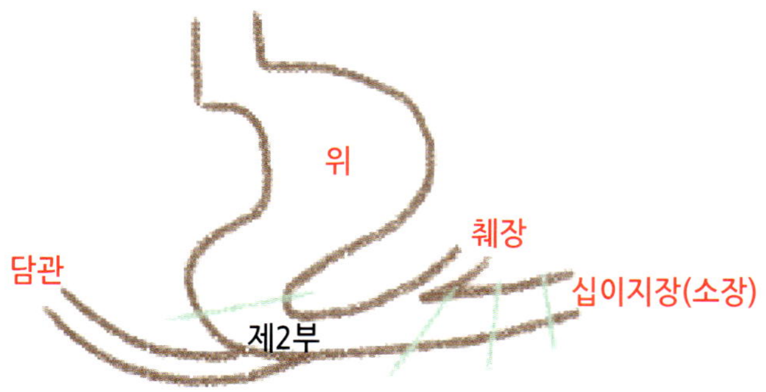

소장에서 가장 운동이 활발하고 벽이 두텁다. 소장의 운동은 위장 → 배출된 산성미즙(위 내용물)이 췌장, 간장, 장선에서 나온 알칼리성 용액과 혼합 → 대장으로 내보내는 운동이다.

담즙 + 췌액 + 음식물 섞이는 곳 : 십이지장

★ 소장(십이지장 → 공장 → 회장) 운동

① 연동운동(peristalsis)

연동(수축, 이완 반복)은 반드시 구강 ~ 항문까지 1초에 1 ~ 2cm 내려 보낸다.

연동운동이 fast(항진) → 설사(항진)

연동운동 slow → 대장 → 변비가 된다.

연동운동은 십이지장과 공장 상부에서 일어난다.

연동운동은 속도가 빨라지면 멀리 나아간다.

연동운동에 의해 음식물은 짧게, 길게 대장 쪽으로 간다.

② 회장과 맹장 사이 회장의 끝부분에서 역연동이 운동이 일어난다.

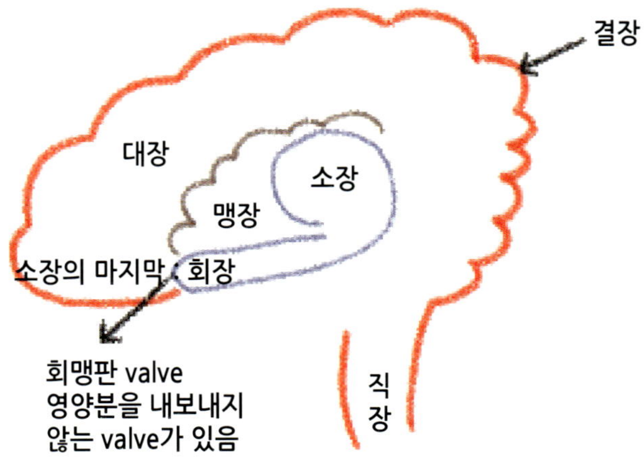

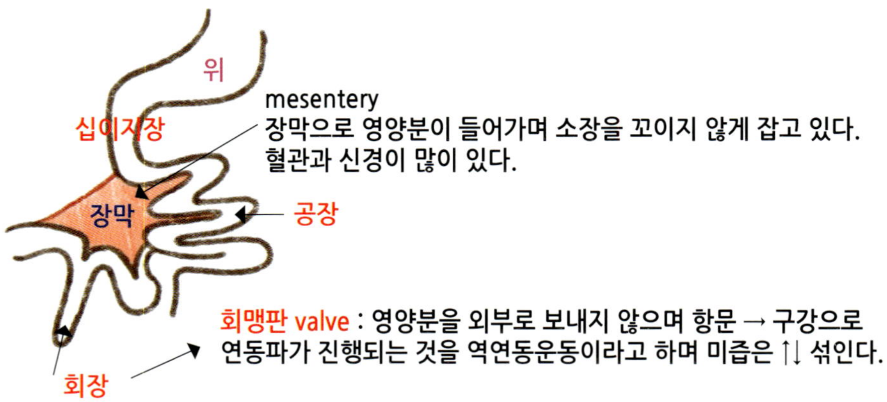

회맹판에 괄약근이 있어서 조금씩 열어준다.

회맹판에서 역으로 항문 ⟶ 구강쪽으로 연동파가 진행이 되는데 역연동(antiperistalsis)이라고 하며 미즙을 위아래로 섞어준다.

③ 분절운동(segmenting Movement) : 수축환이 생기면서 합쳐지고 나뉘어 지는 운동으로 환상주름에 의하여 제자리에서 음식을 조각조각 나누고 → 합치고 → 조각조각 나눈다.

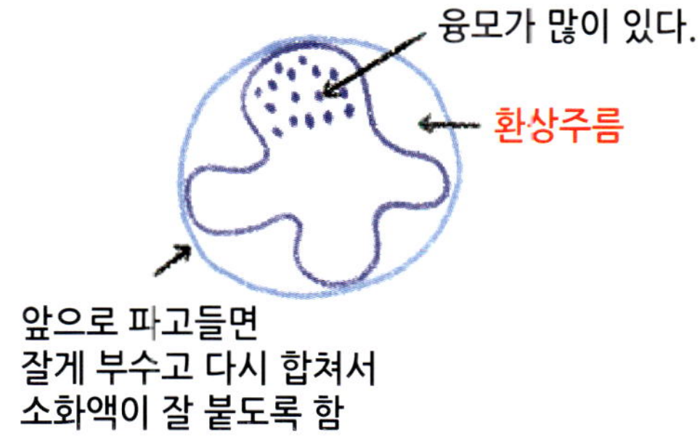

연동운동, 분절운동 → 활발 → 소화 잘됨

→ 변비있는 사람의 장을 자극하여 준다.
채소를 많이 섭취한 경우(상추, 깻잎)

④ 진자운동(융모운동, pendular movement)

융모가 음식을 흔들어 음식물+소화액으로 고루 혼합하여 소장의 작용을 돕고 → 소화된 영양물질이 소장 점막의 융모와 접촉을 촉진하여 영양물질 흡수를 도와준다.

부교감신경 자극 → 융모수축 강화 → 운동↑ 소화 good 하도록 한다.

교감 신경 자극 → 융모수축 중지 → 운동↓ 소화 bed

국소반사가 일어나며 소장융모를 자극하여 수축시키는 villikinin의(빌리키닌) 호르몬 분비 → 융모운동↑, 융모수축, 장액의 분비를 조절한다.

★ 소장의 기능

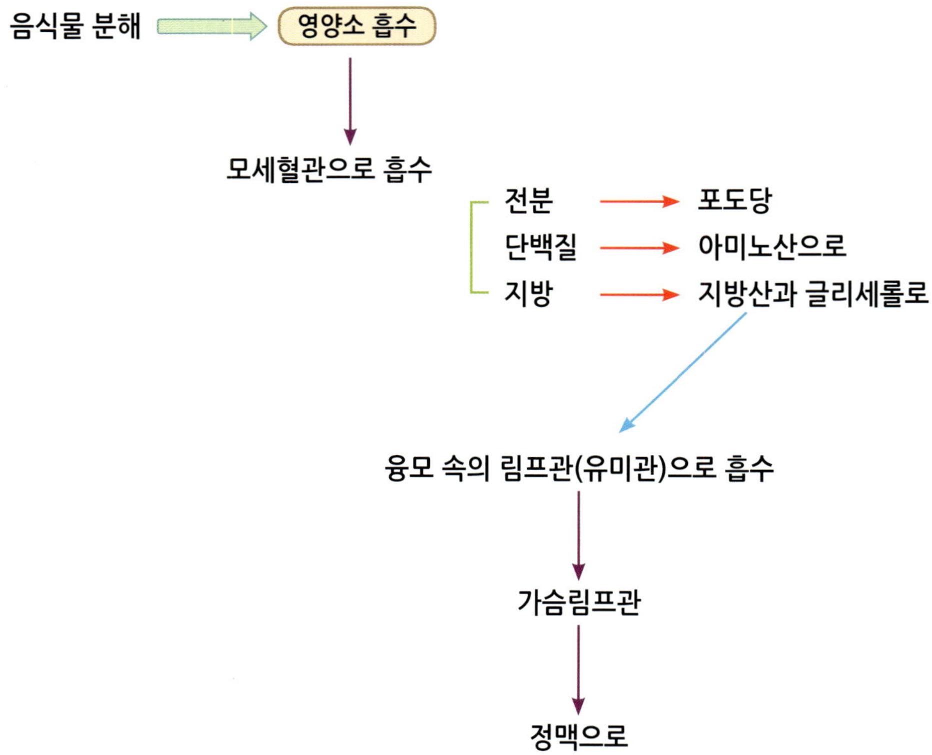

음식물 분해
영양소 흡수
모세혈관으로 흡수
전분
포도당
단백질
아미노산으로
지방
지방산과 글리세롤로
융모 속의 림프관(유미관)으로 흡수
가슴림프관
정맥으로

Ⅴ. 대장(Large intestin)

길이는 1.5m이며 소화해서 양을 줄이는 역할(분변역할)을 하며 점액이 많이 나오게 하여 → 작게 부순 것을 뭉쳐준다.

- 맹장(cecum)
- 결장(colon)
  - 상행결장
  - 횡행결장
  - 하행결장
  - S상결장
- 직장(rectum)

← 으로 대장을 나눈다.

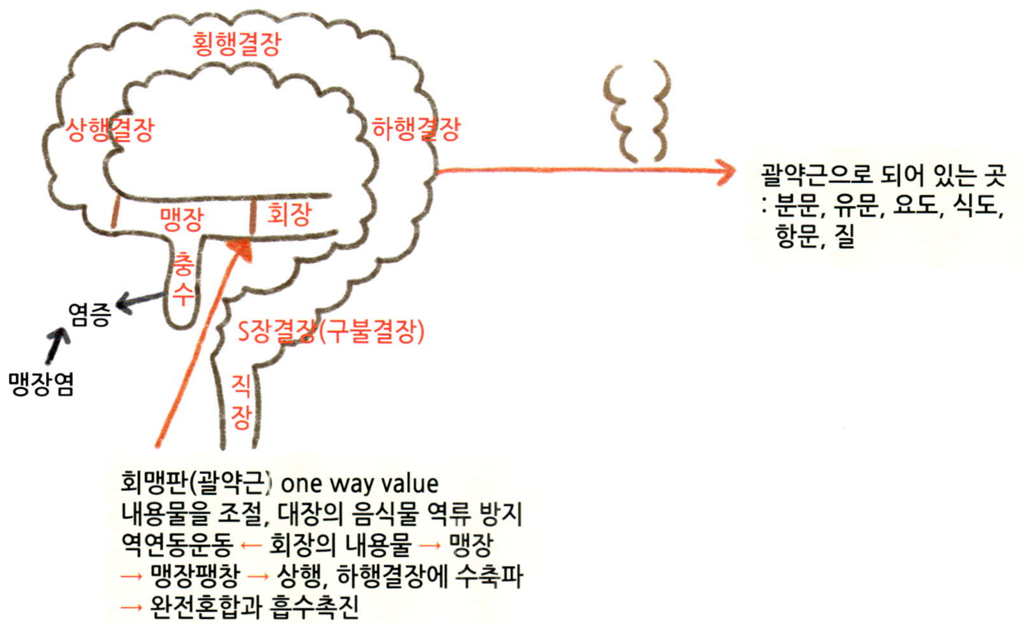

- 맹장 : 대장의 첫부분
  맹장이 붙어있는 곳 : 충수 ← 염증, 맹장염
- 결장 : 항문 쪽으로 감

대장에는 맹장, 결장(상행, 횡행, 하행, S장), 직장, 항문을 포함한다.

수분과 염분을 흡수 후 나머지를 몸 밖으로 내보낸다. 즉, 소화한 것의 양을 줄인다.(분변역할)

점액이 많이 나옴 → 작게 부순 것을 다시 뭉쳐준다.

★ 대장의 운동

① 결장 팽기 수축(연동)

↑

미약한 연동운동을 의미한다.

맹장과 상행결장에서 일어나며 수축 시 장이 한쪽으로 구부러져 대장의 길이가 짧아져 윤상근이 분절운동처럼 수축하게 되면 수축 안 된 부분은 볼록하게 팽기되어 염주알 모양으로 되는 것을 대장의 팽기수축(haustral contraction)이라고 한다.

이러한 운동으로 내용물을 잘 혼합해서 흡수가 잘 일어나도록 한다.

회장(소장 끝부분)의 대장반사에 의하여 내용물이 대장으로 → 상행과 하행결장에서 미약한 연동, 분절, 융모, 역운동, 팽기수축으로 내용물이 혼합 → 하행결장과 S상결장에서 물을 흡수한다. 내용물 혼합이 고형화 → 직장으로 대변 → 항문

② 항 연동운동(역 연동운동)

소장에서 영양분 99% 흡수

↓

회맹판 open → 음식물 나감

↓

대장에서 역류물질

↓

회맹판 close

(회맹판에서 음식물 흡수하기 위함)

역연동은 회장의 내용물 → 맹장 → 맹장팽창 → 상행, 하행, 결장에 수축파 발생하는 것을 역운동이라고 한다.

회맹판 sphencter muscle(괄약근)으로 되어있으며 평소엔 오므리고 필요에 의해 열린다.

③ 집단운동

1일 2 ~ 3회 발생한다.

식도 → 위 → 소장 → 상행 → 하행 → S장 → 위와 대장의 반사운동 reflex에 의해 대장 내용물이 직장으로 → 변의를 느끼게 된다.

대장의 반사운동 reflex : 하행결장에서 S상결장에 걸쳐 일어나는 급격하고 강한 수축운동을 의미하며 이 수축운동에 의하여 결장에 쌓여있던 변이 직장으로 이동한다. 반사운동은 음식이나 수분을 섭취하면 일어난다.

음식물을 많이 섭취 → 위 충만상태 → 연동운동 없어지고 회맹판을 많이 open → 순식간에 결장이 짧아짐 → 음식물이 직장으로 내려감 → 항문(변의를 느낌)

★ 집단운동이란?

위에 내용물이 풍만할 때 연동운동이 없어지고 결장의 길이가 짧아져 직장으로 내려가도록 하는 운동을 말한다.

└→ 직장에서 압력을 느끼는 것을 "변의"라고 한다.

항문의 내괄약근은 불수위근이고 외괄약근은 수의근으로 이루어져 있다.

직장 끝 – 내(안)괄약근 불수위근

외(밖)괄약근 수위근(변 참을 때)

↓

내괄약근 open

→ 힘을 주어 변을 볼 때 → 외괄약근 open, 혈압 ↑

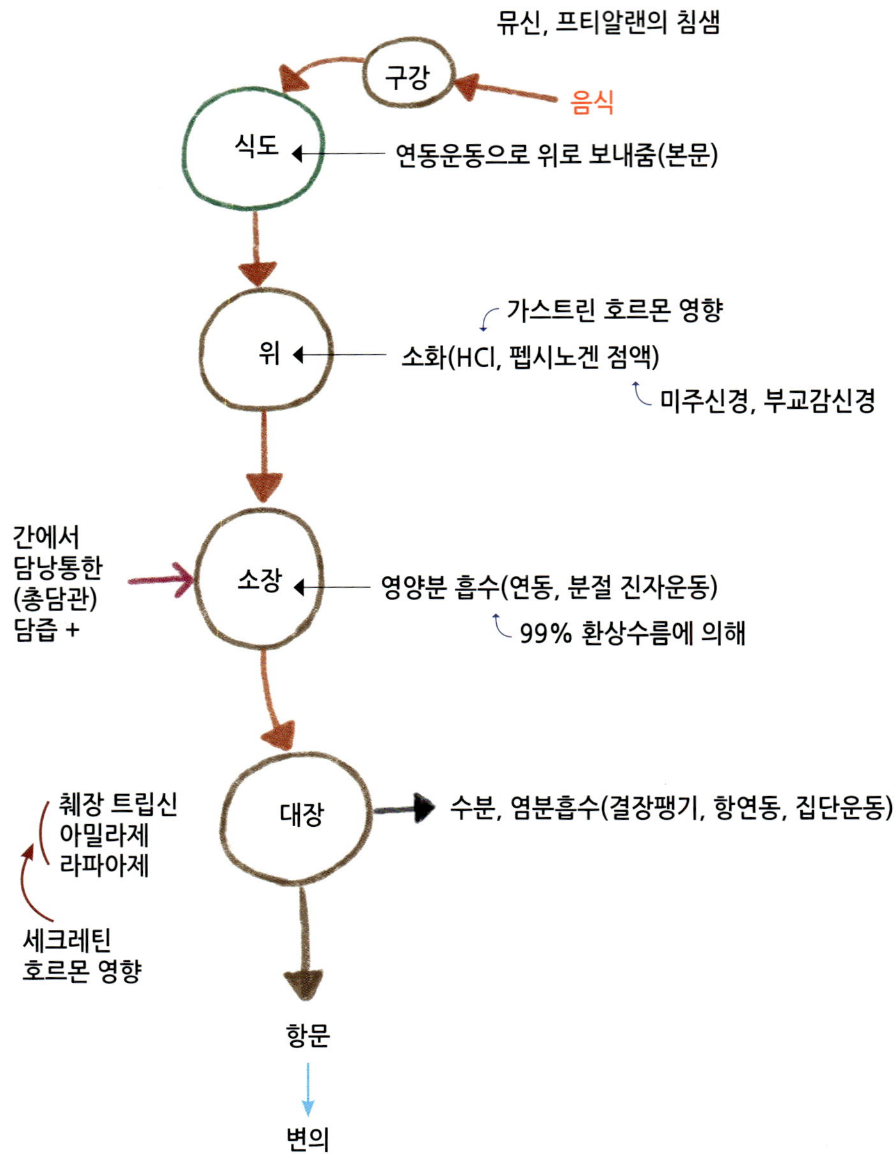

뮤신, 프티알랜의 침샘
구강
음식
식도
연동운동으로 위로 보내줌(본문)
가스트린 호르몬 영향
위
소화(HCl, 펩시노겐 점액)
미주신경, 부교감신경
간에서
담낭통한
(총담관)
담즙 +
소장
영양분 흡수(연동, 분절 진자운동)
99% 환상수름에 의해
췌장 트립신
아밀라제
라파아제
세크레틴
호르몬 영향
대장
수분, 염분흡수(결장팽기, 항연동, 집단운동)
항문
변의

VI. 부속기관

1. 간(Liver)

간은 인체에서 가장 큰 장기이며 무게 1.5kg 정도로 우상복부 횡경맥아래 우측에 위치한다.

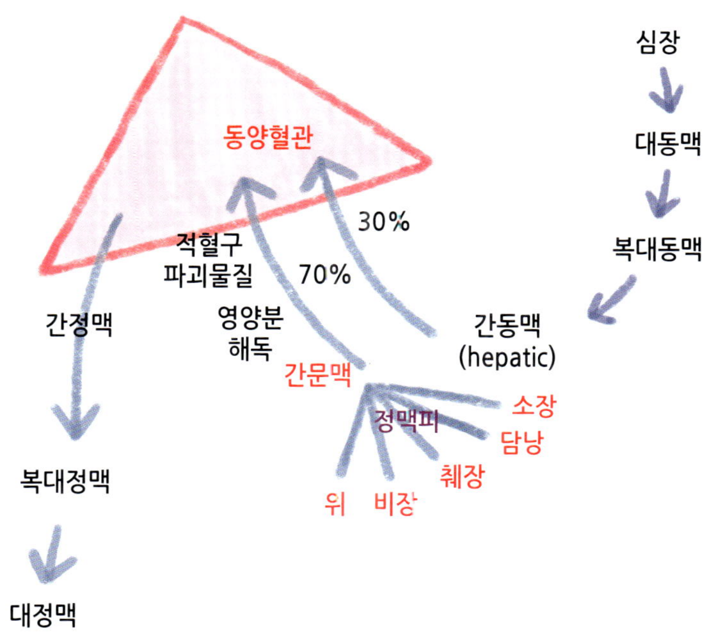

- 간문맥 : 우리가 흡수한 음식물이 소화기관의 흡수작용에 의하여 소장의 융털돌기에서 흡수된 이후 장과 간 사이의 혈관으로 간에 영양을 공급한다.
- 정맥혈 : 혈액 내의 산소나 영양을 공급한다.
- 간정맥 : 간과 대정맥 사이의 혈관
- 간동맥 : 심장으로부터 산소공급을 받는다.
- 동양혈관(sinusoid) : 납작하고 불규칙한 모양의 모세혈관으로 인접 내피세포들 사이에 틈을 이용하여 동양혈관에서 등맥정맥(문맥)이 섞인다.

  동양혈관을 통하여 산소와 영양분이 간세포에 공급된다.

  소화기관으로부터 나온 정맥혈들이 간을 거치게 되어 음식물 섭취로 인한 세균이나 약물이 해독도 되고 영양물질을 간세포에 흡수되어 흡수된 영양분은 가공, 저장된다.

또한 동양혈관을 통하여 이산화탄소와 각종 대사산물, 노폐물이 혈류로 나오는 물질교환이 일어난다.

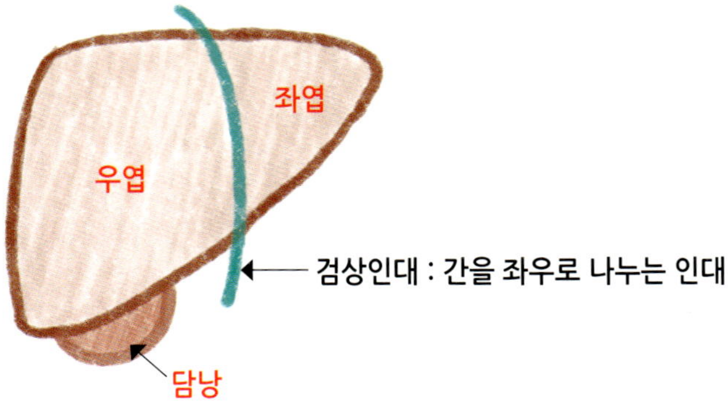

우엽의 크기가 가장 크며 대략 2,500억 개의 간세포를 가지고 있다.
간은 전체혈액의 약 13%를 가지고 있다.

★ 간의 기능

① 당대사 : 포도당 → 글리코겐으로 간세포에 저장
필요시 글리코겐 → 포도당으로 영양분 공급(수축)
아미노산, 지방 → 당질로 전환
혈액의 혈당수치를 조절하고 당질의 산화에 의한 에너지를 생산한다.

② 단백질 대사 : 아미노산 → 단백질로 합성, 저장, 방출, 알부민, 글로불린, 피브로노겐 같은 혈장단백질 생산하고 간기능 저하되면 혈장교질삼투압이 내려가서 부종이 된다.
문맥압이 높아지면 복수 많아지고, 간이 딱딱(간암, 간염)해 진다.
단백질을 당 or 지방으로 전환한다. 단백질을 섭취하고 이를 분해하여 에너지를 얻은 이후의 노폐물로 암모니아가 만들어진다. 암모니아는 독성물질이기 때문에 오르틴 회로에 의하여 암모니아를 독성이 없는 물질로 바꾸어서 신장에 저장한다.
암모니아는 소변이나 땀으로 배출된다.

③ 지질대사
지방, 인자질, 콜레스테롤 합성 or 지방 연소하여 → 에너지를 생산한다.

④ 담즙생산 ← 지방분해 or 흡수에 기여하게 된다.

간 세포로부터 생산 → 좌우간관 → 담낭에 농축 저장한다.

※ 담즙성분 – 담즙산(소화), 담즙색소, 콜레스테롤

⑤ 혈액응고인자(혈액응그기전에 관여)

피브노겐, 프로트롬빈, 헤파린, fector Ⅴ, Ⅶ, Ⅸ, Ⅹ 생산 → 혈액응고

기전 관여 → Vit K가 혈액응고에 필수 → 부족하면 출혈 → 응고가 안된다.

⑥ 방어 및 해독작용

음식물 통한 세균과 약물을 해독한다.

빌리루빈과 암모니아 배출을 한다.

빌리루빈이 혈액으로부터 배출되지 돗하면

피부가 노랗게 보이는 황달이 생긴다.

성상세포(식작용) → 노후세포, 파괴적혈구 식작용 및 무독화시킨다.

⑦ 혈액량 조절 : 임신 시 조혈(적혈구 생산) 기능, 철분 Fe 저장한다.

⑧ 재생기능

제한적 재생 ← 세포분열을 억제하는 chalon(칼론) 물질에 의해 간 조직 손상되면 간 조직의 세포분열을 촉진시켜 → 재생촉진 → chalon 증가 → 세포분열 stop

⑨ 저장기능 : 지용성 비타민, 글루코겐 저장

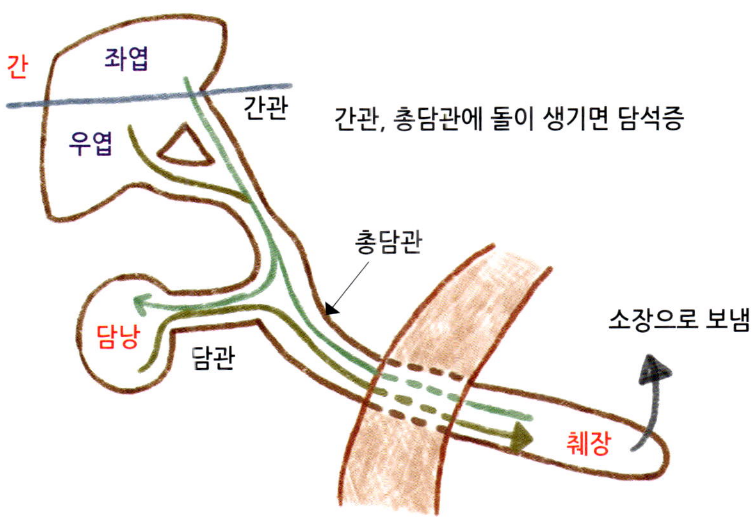

2. 담낭(Gall bladder)

담낭은 1일 200 ~ 800㎖ 담즙을 만들며 쓸개라고도 불리는 기관이다.

간에서 만든 담즙 → 담즙모세관 → 좌 · 우 간관 → 담낭저장 → 농축 → 담낭관, 총담관 → 십이지장(소장) 유두로 내보낸다.

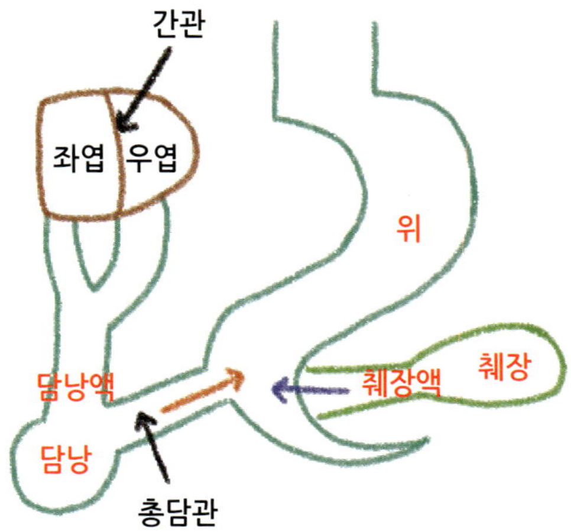

담낭은 담낭관에 이어져 있고 간에서 만들어진 담즙을 농축, 저장, 배출한다. 담낭이 가볍게 수축하여 담즙을 십이지장으로 보내고 음식이 십이지장에 도달하면 콜레시스토키닌이 분비되어 담낭에서 강한 수축이 일어나며 총담관 출구에 있는 십이지장유두부의 괄약근이 이완되어 십이지장으로 담즙을 대량으로 방출한다.

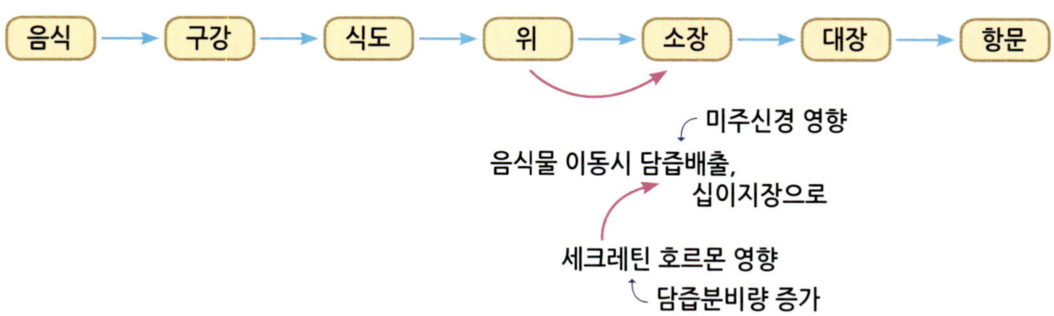

세크레틴 호르몬은 위에서 음식물이 십이지장으로 넘어갈 때 십이지장 점막에서 분비되는 호르몬이다. 세크레틴은 췌장에서 중탄산나트륨을 분비하게 하여 간에서 담낭으로 담즙을 합성하여 분비되게 하며 담즙 분비량을 증가시킨다.

미주신경이 흥분하면 → 담즙이 2 ~ 4배 증가하며, 교감신경이 내장신경을 자극하면 → 혈관을 수축하여 담즙분비를 감소시킨다.

- 간담즙 : 간에서 분비된 직후의 담즙
- 담낭담즙 : 담낭에 저장되어 있는 담즙
  ↳ 이동 후 수분 흡수로 농축, 약알칼리성으로 변화된다.

★ 십이지장 및 공장의 점막에서 분비되는 콜레시스토키닌

십이지장에 지방이 도달한 경우(cholecysto knin) 호르몬 분비 → 담낭에 들어옴 → 담낭근 수축하여 → 담즙을 십이지장으로 배출하도록 한다. → oddis 괄약근 이완 → 대십이지장 유두로 배출한다.

oddi's 괄약근은 간과 췌장에서 분비된 담즙과 췌액을 전달하는 관의 개구부를 조여주는 근육이다. 음식물이 위장 또는 소장에 없을 때 총담관의 oddi's 괄약근은 간과 췌장에서 분비된 담즙과 췌액을 전달하는 관의 개구부를 조여 주는 근육이다. 괄약근은 긴장성 수축을 하여 십이지장으로 담즙이 유입되는 것을 억제하고 담낭에 저장한다.

담즙색소인 빌리루빈(bilirnɔin)은 hemoglobin이 분해되어 만들어진다.
혈색소 파괴 → 빌리루빈 혈액 통해 간 → 간세포작용 → 담즙 → 담관 → 십이지장으로 배출된 → 빌리루빈의 화학변화 → 무색의 stercobilin(스테르코빌린)로 됨 → 대변으로 → urobilinogen 물질은 신장을 통하여 소변으로 배출된다. 소변으로는 노란색, 대변으로는 황금색으로 보이게 된다.

★ 담즙의 경로

간 → 간관 → 담관 → 담낭(농축저장) → 담관을 거쳐 → 총담관 → oddis → 괄약근 → 십이지장

★ 담즙의 기능

① 유화작용(유화체)
췌액, 장액 속의 지방을 미세하게 쪼개어 분해한다.
담즙산으로 지방을 유화시켜 지방의 소화 및 흡수가 되도록 한다.

담즙산염 bile salts ⟶ 지방의 표면장력을 낮추어 유화(emulsiticaion) 상태로 만듦 ⟶
지방표면에 췌액이나 장액 속에 있는 지방 분해 효소인 lipase 작용 ⟶
지방산(fatty acid), 글리세롤(glycerol)으로 전환 ⟶ 물에 녹임 ⟶ 소장에서 흡수 되도록 한다.
즉 지방을 lipase로 하여금 소화하면 ⟶ 지방산과 글리세롤로 만든다.
⟶ 지용성 비타민을 흡수하기 위함

지용성 비타민을 흡수하려면 지방이 있어야 함
↳ 비타민 A – 눈이 나빠짐
D – 구루병
E – 토코페롤
K – 출혈이 안 멈춤(간이상), (protrombin) 지혈이 안됨

※ 참고 : 표면장력(단위 면적이 작음)이 크면 → 물에 뜸

② 지용성비타민, Fe, Ca 흡수를 촉진한다.
③ 소장에서의 세균 발육 증식을 억제한다.
④ 십이지장에서 소화 효소가 작용할 수 있도록 약알칼리성으로 만든다.
⑤ 담즙색소, 호르몬, 약물의 배설작용을 한다.
⑥ 장운동 항진(소장)하여 배변촉진에 관여한다.

- 담즙의 분비 경로 : 좌우간관 ⟶ 총간관 ⟶ 담낭관 ⟶ 담낭 ⟶ 총담관 ⟶ 십이지장 유두

3. 췌장(Pancreas)

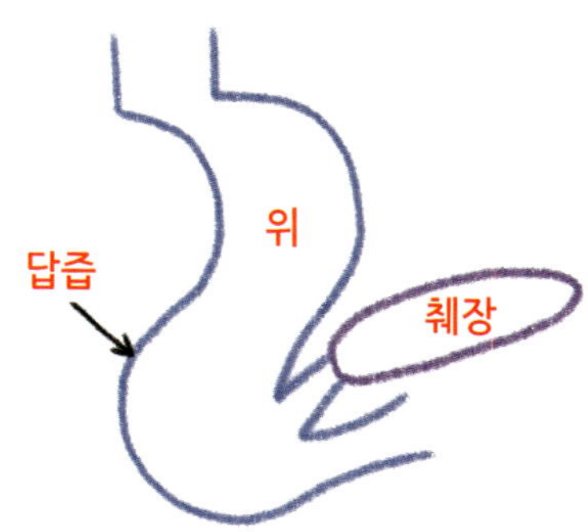

위의 뒤쪽에 위치하고 소화효소와 호르몬을 분비한다.
췌장의 외분비선에서는 소화액 분비(소화효소)를 하고 내분비선에서는 호르몬을 분비(글루코

겐, 인슐린)하는 췌액은 가장 강력한 소화효소이다.

염산 섞인 내용물 → 십이지장 → 십이지장 벽의 점막 자극 → secretin 호르몬 분비 → 세크레틴 호르몬이 췌장 → 췌액을 분비하며 1일 500 ~ 700mℓ 나온다.

췌액분비에 영향을 주는 호르몬 → 세크레틴 CCK(Chole–Cysto–Kinin)이다.

췌장의 두부(머리부위)는 십이지장과 총담관에 연결되어 있고 몸통은 위의 뒤쪽, 미부(꼬리)는 비장의 근처에 있다.

췌장은 70 ~ 120g의 무게와 2 ~ 20cm 길이의 납작한 모양을 가지고 있다.

췌장은 두부, 경부(췌장의 목부위), 체부(몸통), 미부(꼬리)로 나뉘며 췌장의 내부에 섬 모양으로 분포된 내분비샘인 langerhans라는 특수조직을 가지고 있다. langerhans에서는 호르몬을 분비하며 ∝와 β 세포가 있다.

∝세포는 글루카곤을 β 세포는 인슐린을 분비한다. 글루카곤과 인슐린이 당대사를 조절하는 역할을 한다. β 세포는 고혈당일 때 ∝세포는 저혈당일 때 분비된다.

★ 췌장에서 분비되는 생리작용(소화효소)

① 단백질 분해효소(트립신)

췌장에서 트립시노겐이 만들어져 소장에 운반이 되면 엔트로 키나아제에 의해 트립신으로 된다. 펩신과 함께 단백질을 소화한다.

trypsinogen

⇓ enterokinase(주효소)에 의한 활성화

trypsin이 됨

트립신이 키모트립시노겐을 두 부분으로 분해하고 트립신에 의해 분해된 산물은 서로 작은 펩티드로 분해하여 키모트립신이 생성되어 단백질을 분해하는 효소로 작용한다.

chymotrypsinogen(키모트립시노겐)

⇓ trypsin 활성화

chymotryosin이 됨

trypsin - - - pepsin에 의해 - - → pepton으로 분해

(펩톤은 위액에 의해 소화된 단백질)

pepton — chymotrypsin 작용 → dipeptide 단계
(두개의 아미노산이 생기는 핍타드)

② 탄수화물 분해효소(아밀라아제)

아밀라아제는 타액선과 췌장에서 분비되며 탄수화물을 가수분해한다.

anylase는 녹말을 → dextrin과 maltose 분해 효소 ← 침속의 ptyalin보다 강력하다. dextrin은 녹말을 가수분해시킬 때 maltose 전 단계에 생기는 가수분해 산물이다.

탄수화물 분해효소는 이당류 → 단당류, maltase(맥아당) → 포도당, Invertase(설탕) → 포도당, lactase(유당, 젖당) → 포도당으로 galactose으로 만드는 가수분해효소이다.

③ 지방 분해효소(리파아제)

위, 췌장 등에서 분비되며 지방을 지방산과 글리세롤로 분해한다.

lipase → 지방을 지방산과 글리세롤로 분해

↓

단독으로 지방분해 약함 → 담즙의 유화 작용에 의해 지방소화 촉진하여 → 소장에서 흡수되도록 한다.

즉, 음식물 소화에는 트립신과 아밀라아제, 리파아제 소화효소가 작용하게 된다.

★ 소화호르몬

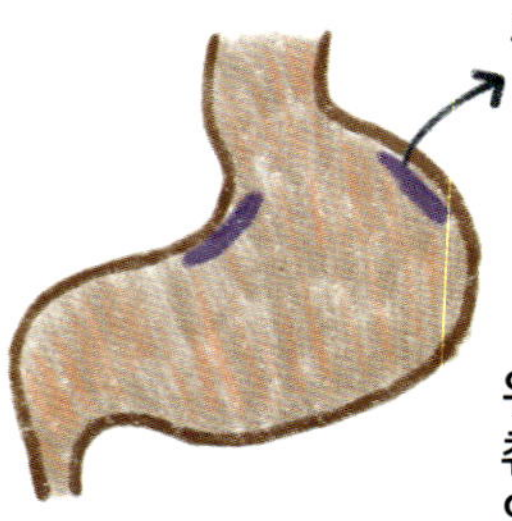

위벽에서 호르몬 분비(혈관으로)

↓

한바퀴 돌음

↓

위장 장기로 와서 or 장기로 가서 췌장, 간 소장에 소화액을 분비 or 억제 시킴 ← 소화호르몬이라 한다.

내용물 분석(지방 or 단백질이 많이 있음)

└→ 소장에서 분석 → 뇌에 보고 → 담즙 or 췌장에게 명령 → 소화호르몬이 나오게 된다.

Secretion은 분비되는 것을 의미하며 세포에서 물질을 바깥으로 내보내는 것을 의미한다.

Secretion의 종류에는

- 외분비 : 세포, 조직 밖으로 내보내어 체외로 배출되는 것을 의미한다.
  ex) 소화액, 타액, 콧물, 눈물, 땀, 오줌
- 내분비 : 분비를 하지만 바깥으로 내보내지 않고 혈관으로 분비되어 혈액을 돌아다니며 작용을 한다. 내분비에서 나오는 것을 hormone이라고 한다.

일반 내분비기관에서는 아드레날린, 노아드레날린, 여성호르몬, 남성호르몬 등이 있다.

★ 소화호르몬 종류

소화액은 뇌신경(10번 미주신경)과 자율신경지배(부교감 → 소화 ↑)를 받는다.

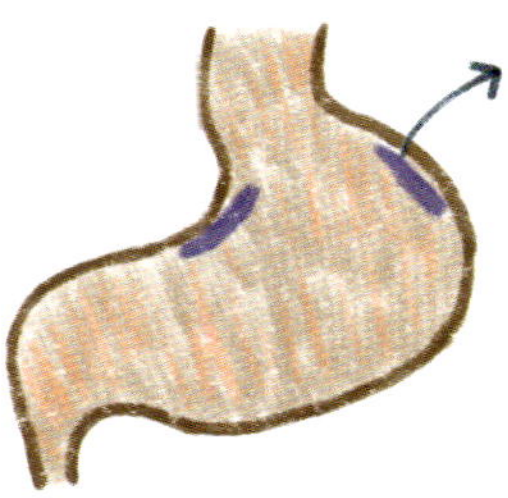

① 위벽 → enterogastrone(엔테로가스트론) → 위 → 소장
→ 위액 분비를 억제 → 배고프지 않게 됨(위의 수축과 분비활동을 억제한다)

② Gastrin (가스트린) : 위의 유문부 점막에 있는 세포에서 분비되어 위액의 분비를 촉진하는 호르몬이다. 위산을 븐비하게 하고 소화기관이 움직이도록 촉진한다. 위에 단백질이 들어온 경우 단백질이 위의 유문부를 자극하여 가스트린 분비가 되며 가스트린은 염산과 펩시노겐의 분비를 촉진하기도 한다. 위산이 분비되면 가스트린의 분비가 억제된다. 소화기관의 운동을 촉진하여 빨리 소화되게 하고 빨리 배고프게 된다.

③ Secretin(세크레틴) : 소장에서(십이지장 점막) 분비되며 췌장액 분비를 촉진하는 역할을 한다. 위의 음식물이 십이지장으로 들어가면 위액으로 인하여 산성으로 만들어진다. 산성으로 만들어지면 십이지장 점막에서 세크레틴이 분비된다.

④ cholecystokin(콜레시스토킨) : 담낭이 수축하여 담즙이 분비되도록 하고 췌장에서 소화액이 분비되도록 한다.

⑤ pancreozymin(판크레오지민) : 십이지장에서 분비되며 췌장에서 소화액이 분비되도록 자극 및 담낭을 수축하고 담즙을 분비하도록 촉진 한다.

↓

Traget organization : 담낭과 췌장이며 표적이 되는 기관에 가서만 작용한다.

★ 소화흡수

① 입에서 흡수 : (세포막에서) 물과 알콜 흡수, 치아의 저작운동으로 음식물이 부서지면서 타액이 혼합되어 음식물이 부드러운 상태로 만들어지면 식도의 연동운동에 의하여 위로 넘어간다.

② 위에서 흡수 : 물, 알콜, 당분

위에 음식물이 넘어오면서 분문부의 괄약근이 수축 이완되며, 가스트린 호르몬이 분비되면서 위액분비를 촉진시킨다. 위산은 펩신으로 전환되어 단백질을 소화한다.

위의 유문부 괄약근을 통하여 기계적 소화(유미즙)가 된 음식물을 십이지장으로 소량씩 보낸다.

③ 소장벽 흡수 : 99%(영양분) 확산, 여과에 의해 수동운반하며 융모에 의해 능동운반한다.

십이지장과 소장에서 거의 대부분의 소화와 흡수가 이루어지고 회장에서는 소화가 안되며 영양소 흡수가 된다.

소장벽의 환상주름에서는 영양소가 순환계로 흡수될 수 있도록 도와준다.

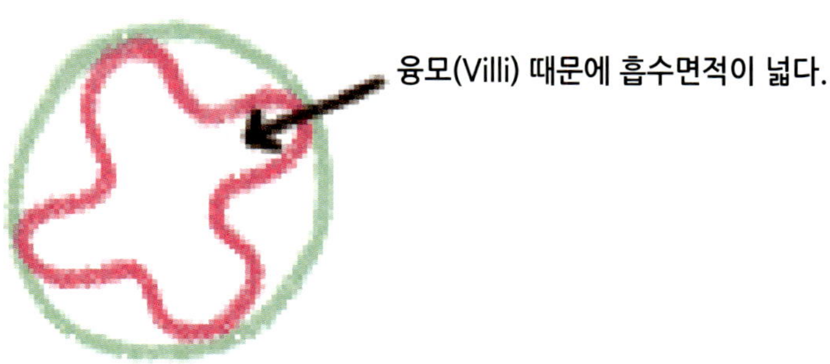

㉠ 물흡수 : 소장에서 1일 8ℓ 흡수하며 식사에서 물 3ℓ + 5ℓ(위액, 타액, 췌장액) 한다.

소장운동 빨라지면 설사를 하게 된다.

㉡ 포도당 100% 흡수(포도당은 모든 에너지원)

단백질 → 90% 흡수 10% 분비

지방 → 10% 흡수

탄수화물 → 100% 흡수

Fe^{++}(음식물에서 섭취한 철분) → 위에서 Fe^{++}로 만들어 줘야 흡수된다.

1일 1mg 필요, 나머지는 저장한다.

철분 흡수율은 소장에서 낮다.

④ 대장에서의 흡수

소장에서 흡수되지 않은 성분들이 대장의 연동운동과 분절운동을 통하여 섞이게 된다.

수분과 전해질, 일부 비타민, 지방산이 흡수된다.

소장, 즉 소화기관의 모든 조절은 대뇌에서 check → 혈액의 영양분

↓

섭식중추 | 포만중추에 의함

↓ 혈액의 영양분에 의하여 알게 됨 | ↓

흥분 → 먹음 | 흥분 → 안먹음

소화액은 뇌신경(10번 신경, 미주신경)과 자율신경의 지배를 받는다.

↳ 혈압을 낮추거나 억제

교감신경 작용하면 → 소화액 분비 안되고 소화운동을 안하며 소화를 안한다.

★ 음식물 통과과정

구강 → 식도 → 위의 분문 → 위의 유문 → 소장(십이지장) → 공장(소장) → 회장(소장) → 맹장(대장) → 상행결장(대장) → 횡행 → 하행 → 구불결장(S장) → 직장 → 항문

★ 가수분해 산물

- 단백질 → 아미노산
- 탄수화물 → 포도당
- 지방 → 지방산과 글리세롤
- 핵산 → 5탄당과 염기
- 클리코겐 분해 : 간에서
- 아미노산 분해 : 요소
- 프티알린 : 전분

★ 흡수

- 알콜흡수 : 위
- 영양흡수 : 소장
- 지방흡수 : 십이지장(소장)
- 갈락토오스 : 소장
- 아미노산 : 소장
- 소화×흡수 : 수분, 포도당, 글리세롤, 아미노산
- 철분흡수 : 십이지장과 공장
- 수분흡수 : 대장(염류, 아미노산, 비타민도 흡수)
- 단백질 소화 : 위, 소장
- 소화과정이 필요한 물질 : 단백질
- 단당류 중 흡수속도가 빠른 것 : 갈락토오스
- 대장에서 흡수안되는 것 : 지질

- 간문맥 통과 안되는 영양물질 : 지방산과 글리세롤
- 림프관 통과 : 지방산과 글리세롤, 지방성 Vit A, D, E, K
- 간문맥 통과 영양분(소장에서 흡수 후) : 탄수화물, 단백질, 무기염류, 저분자의 지방산

- 지용성 물질 흡수 경로 : 소장림프관 → 유미즙 → 흉관 → 좌쇄골하동맥 → 상대정맥
- 단백질 소화과정 : 트립시노겐 → 엔트로키나아제에 의해 트립신 → 단백질이 폴리펩티드
- 소장의 림프관에서 흡수 → 흉관 → 정맥으로 유입되는 영양소 : 지방

Chapter 04

호흡 (Respiratory system)

Ⅰ. 인두

Ⅱ. 후두

Ⅲ. 기관과 기관지

Ⅳ. 폐

Ⅴ. 심장과 혈관계 조절

1. 신경성 조절(Nervous control)
2. 화학적 조절(Chemical control)
3. 반사의 조절(Reflex control)

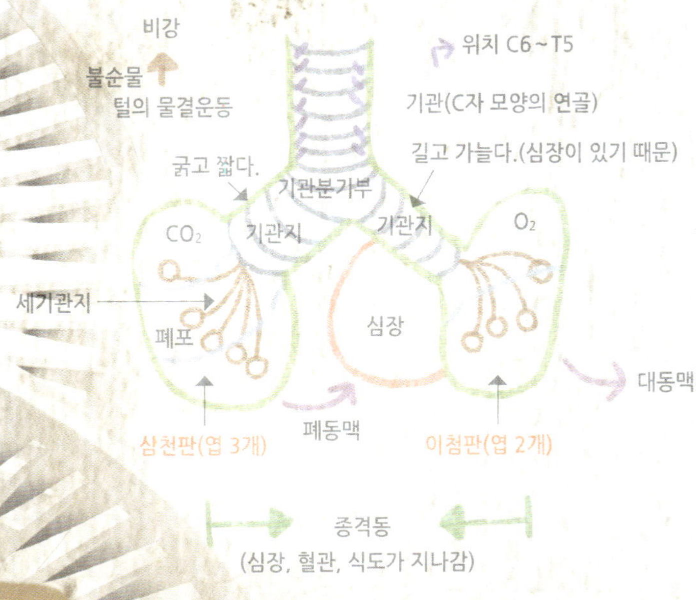

Chapter

04 호흡 (Respiratory system)

호흡기 계통은 코 안, 인두, 후두, 기관, 기관지, 폐를 의미한다.

호흡이란 O_2를 흡입하고 CO_2를 배출하는 것이다. 즉 Gas 교환이다.

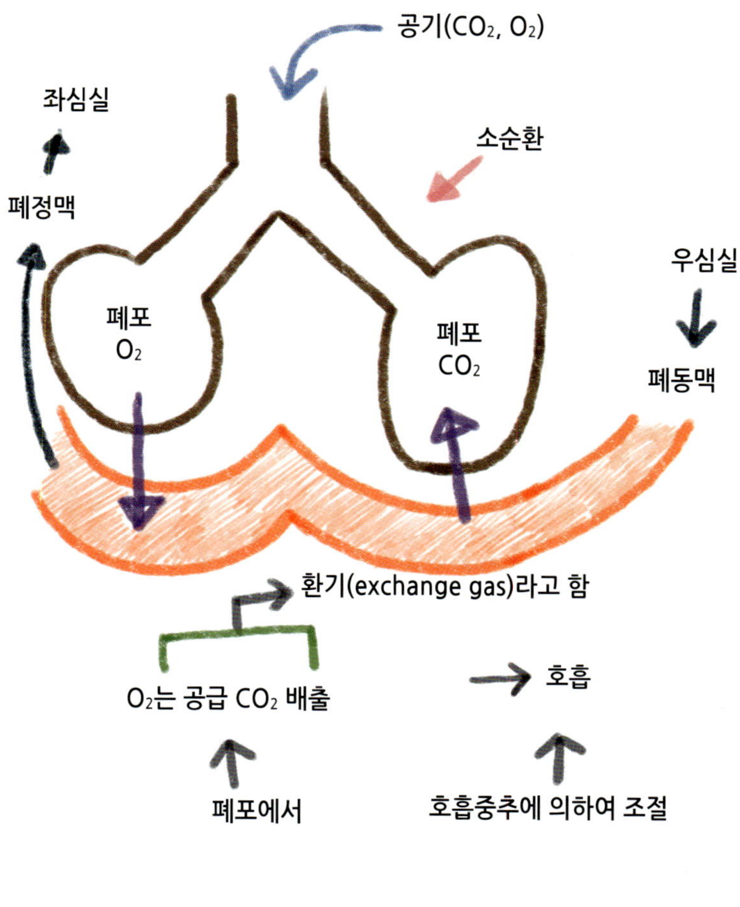

인체세포에서 필요한 산소를 조직세포에 갖다 준다.

↓

사용 후 CO_2가 만들어지는 것을 배출하는 과정을 호흡이라고 한다.

이상호흡(Abnormal breathing)은 불완전한 호흡을 말한다.

CO_2의 농도가 높아지면 호흡 중추가 지나치게 자극된다.

ex) 질식, 무호흡, cheyne-stokes(체인-스토크스) 호흡

★ vessel(혈관), 혈액

	신장위주	장기위주
동맥	나가는 혈액	들어오는 혈액
정맥	들어오는 혈액	나가는 혈액

gas 교환 → 좌우 폐와 호흡기도에서 한다.

(상부호흡기관 - 비강, 인두, 후두)

(하부호흡기관 - 기관, 기관지)

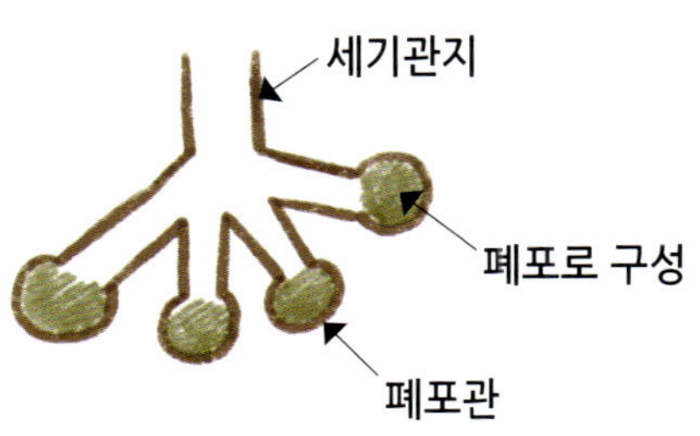

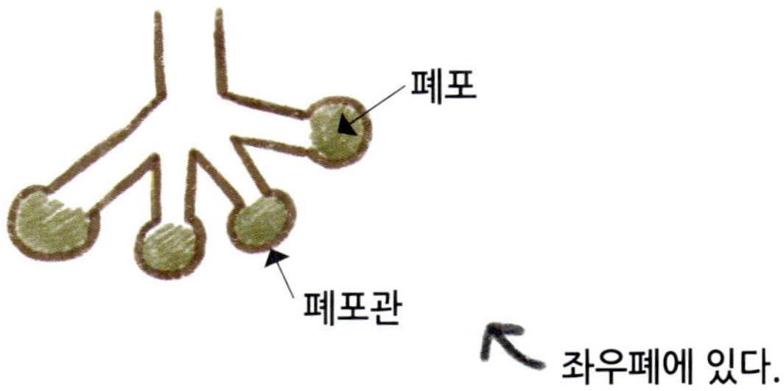

★ 호흡기도의 Gas 교환

내쉼 (호식) ↑

비강(nasal cavity)
인두(pharynx)
후두(Larynx)
기관(Thrachea)
기관지(Bronchus)
세기관지(bron)

↓ 숨을 마실 때 (흡식)

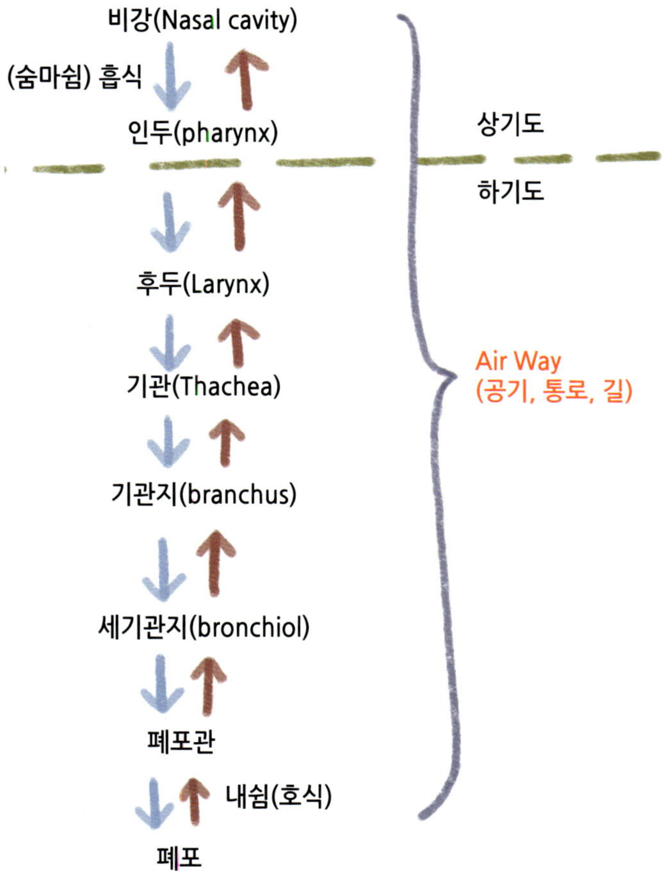

비강 → 인두 → 후두 → 기관 → 기관지 → 세기관지 → 폐포관 → 폐포로 호흡한다.

섬모조직, 점막이 있는 곳 → 비강, 기관, 기관지

↑

점액분비 → 불순물여과

일차호흡=외호흡=폐호흡이라고 한다.

⇓

폐포와 모세혈관 사이에서 gas 교환한다.

이차호흡=내호흡=조직호흡이라고 한다.

⇓

심장에서 온몸 혈관으로 → 조직세포로 → 정맥 → 폐로 돌아오는 것을 의미한다.

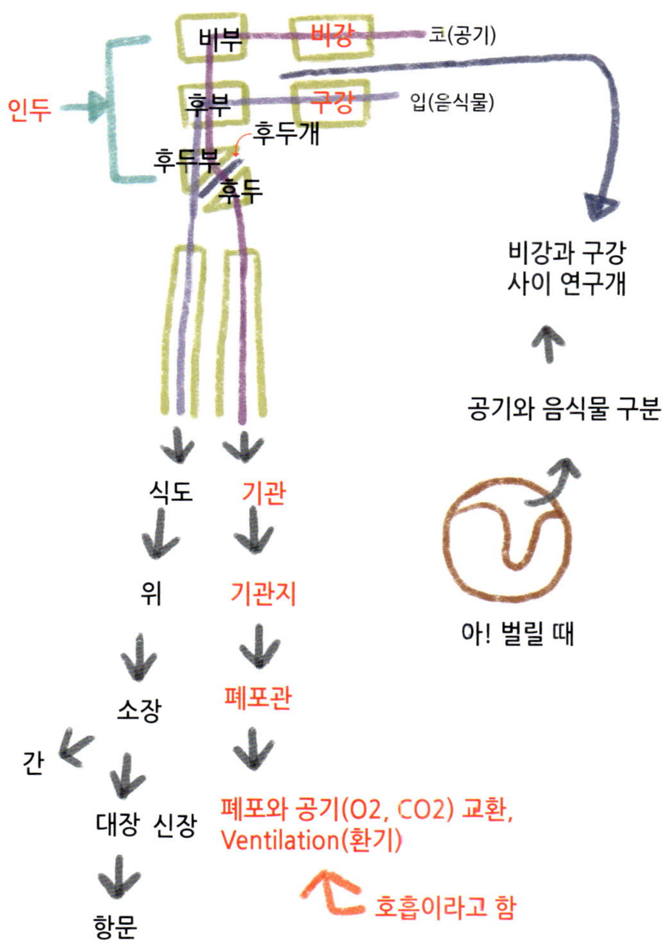

공기가 들어오면 → 구강을 막음, 후두개 열음

음식물이 들어오면 → 후두개 막음, 구강 열음, 호흡이 순간적으로 막힘

코로 음식물 → 재채기 → 구강으로 나온다.

★ 비강(Nasal cavity)

코중격(비중격)에 의해 좌우로 분리되는 코 속의 공간으로 코 중격은 우, 좌로 나뉘며 코의 등쪽에 있는 코 안의 빈곳을 말한다.

구개골에 의해 입 안과 분리하며 코 안을 둘러싼 뼈는 상악골(maxilla), 전두골(이마뼈 frontal), 사골(벌집뼈 ethmoid), 접형골(나비뼈 sphenoid)이 있다.

코 안의 섬모는 점액을 목구멍으로 밀어 넣는 역할을 한다.

① 여과기능

점막 → 코털, 점막 → 점액분비 → 콧물(점액이 묻혀서 나옴)

섬모 운동으로(코털) 공기 중의 먼지제거, 여과 기능(불순물 여과)을 하게 된다.

② 공기를 덥힌다. Heating 역할, 공기가 들어가서 우리 몸의 온도인 37℃로 덥혀준다.

③ 후각기능

부비동 ⇒ 접형골(나비뼈) 속에 공기가 들어있는 공간으로 콧구멍이 인접해 있는 뼈속 공간으로 굴처럼 만들어져 공기로 차있는 부위이다. 호흡할 때 공기를 데워주며 분비물 배설과 환기를 도와준다. ← 염증 : 축농증

상악골이 가장 大 → 중간 콧길로 연결

사골(벌집뼈) – 앞 → 중간 콧길로 연결

뒤 → 위 콧길로 연결

접형골(나비뼈) → 인두로 통함

비루관(코 눈물관)으로 눈물이 코 안으로 흐른다.

Ⅰ. 인두

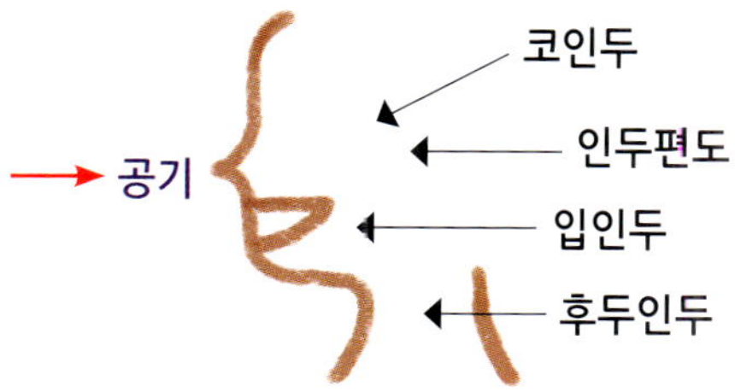

인두는 입안과 식도 사이에 있어서 음식을 전달하는 경로가 되기도 하며 호흡기계에서는 비강과 후두 사이에 공기가 지나간다.

후두덮개는 음식물이 들어오면 후두를 닫아서 음식물이 폐로 들어가지 않도록 하며 공기가 지나갈 때는 후두덮개를 열어준다.

음식물이 식도로 넘어갈 때 연구개가 인두 뒤쪽에 붙어서 비강으로 연결되는 통로를 막고 후두덮개가 후두의 입구를 막아준다.

인두는 12cm 정도 되며 코인두(비인두), 입인두(구인두), 후두인두(하인두)로 나뉜다. 하인두는 식도로 이어지고 하인두 앞에 후두가 있어 후두인두라고 불린다. 하인두는 후두 뒤에 위치하며 설골에서 반지연골(윤상연골)까지를 말한다.

인두 옆에는 림프절이 많아 인두편도(아데노이드)라고 한다.

- 후비공 : 코인두 앞쪽으로 코 안을 통하고 있다.
- 귀인두관 : 코인두 뒤쪽으로 뒤 안을 통하고 있다.

  └→ 중이와 통함

  코인두 점막에 인두편도가 있다.

  ⇓

  비대 → 입 벌리고(아데노이드) → 축농증 유발
- 입 인두 앞의 목구멍 : 입천장편도(구개편도, 편도선)가 있다.

  혀뿌리에는 설편도가 있다.

Ⅱ. 후두

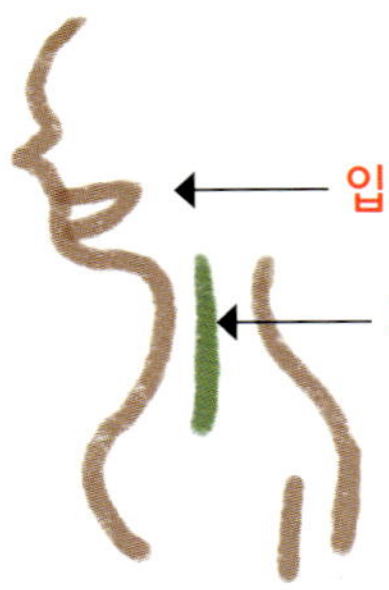

후두는 말을 하고 숨을 쉬는 기능을 한다. 후두는 여러 개의 연골인 갑상연골, 반지연골, 후두덮개 등으로 구성되며 갑상연골 앞으로 볼록 튀어나온 부분이다.(Adam's apple)

후두벽은 후두연골로 구성되며, 연골간에 관절이 있다.

후두는 물렁뼈+뼈대근육으로 구성되며 공기가 기관을 드나드는 통로 및 성대 보유, 발성 역할을 하고 인두와 기관지 사이에 위치한다.

후두에는 성대가 있으며 성대모양은 사람마다 다르며 음식 → 기도로 input을 방지하는 것과 말을 할 때 성대 문 틈새를 통하여 공기가 배출되도록 하는 것이 후두개이다.

- 후두개(피열 후두개근) : 삼킬때 후두입구 close
- 후두개 : 후두를 막아주는 역할, 목소리, 음파를 만들어 언어 구사를 가능하게 하며 공기 외 다른 것이 input 될 때 close된다. 음식물이 통과 안되며 공기, 음식물을 구분한다.

안에 → 성대가 있다. → 후두개 open하면, 성대도 open되어 → 목소리가 나온다.
후두개는 목소리를 내는데 도움이 된다.

후두가 부으면(목 있는 곳) 기관을 잘라서(기관절제술) 공기가 들어가게 하여 호흡이 되도록 한다.

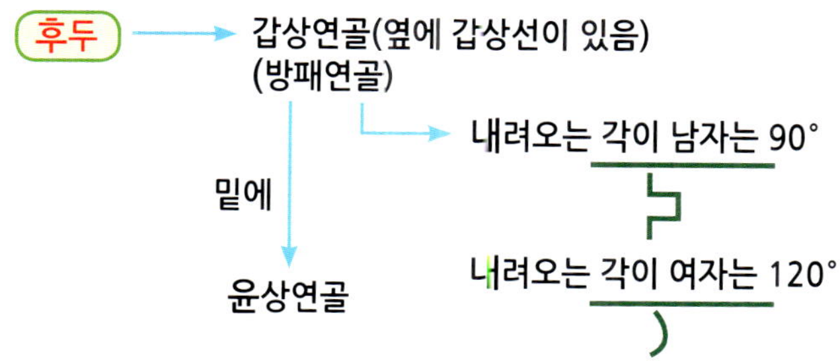

후두근육은 : 음식물을 삼키고, 호흡, 발성을 하도록 한다.

Ⅲ. 기관과 기관지

기관지는 2개, 좌우 엽 5엽으로 구성되어 있으며 1일 동안 필요한 공기량은 10,000 ℓ 필요하며 폐포에서 공기가 완전멸균 된다.

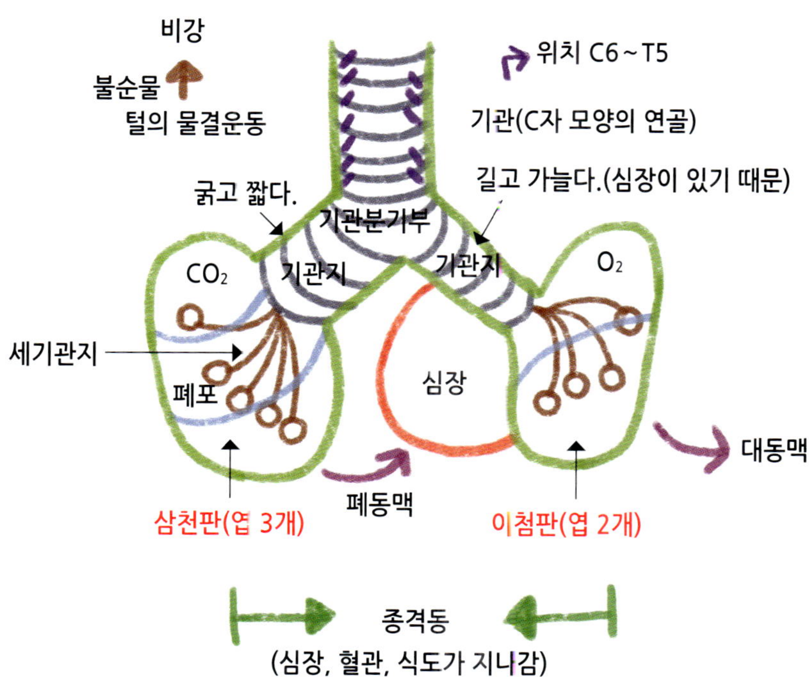

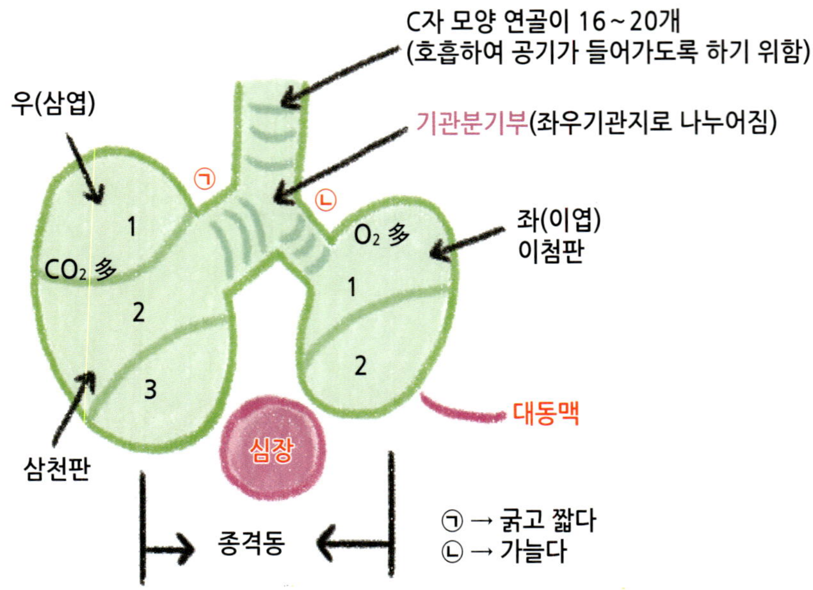

폐포 내 인체에서 1일 필요한 공기량 → 10,000 ℓ

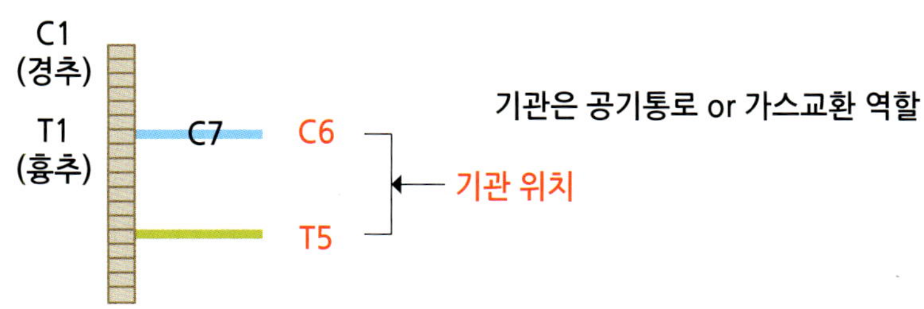

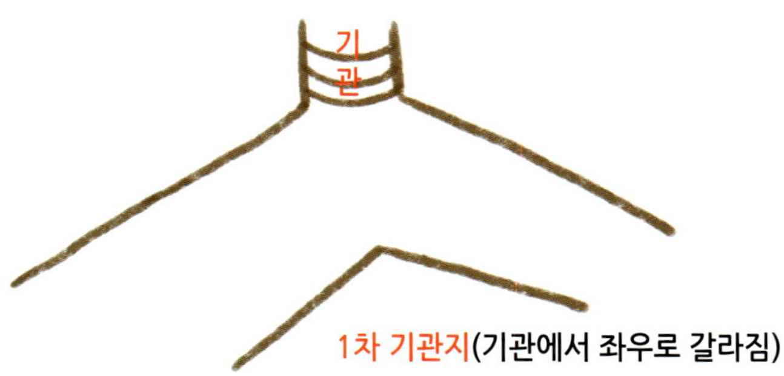

C자 모양의 연골 25개

가스교환은 폐포에서(폐포 3억 개)

기관지는 분지되면서 점점 좁아지고

벽이 얇고 물렁뼈도 얇고 불완전하게 됨

세기관지 → 평활근 섬유, 탄력섬유로 되어있다.

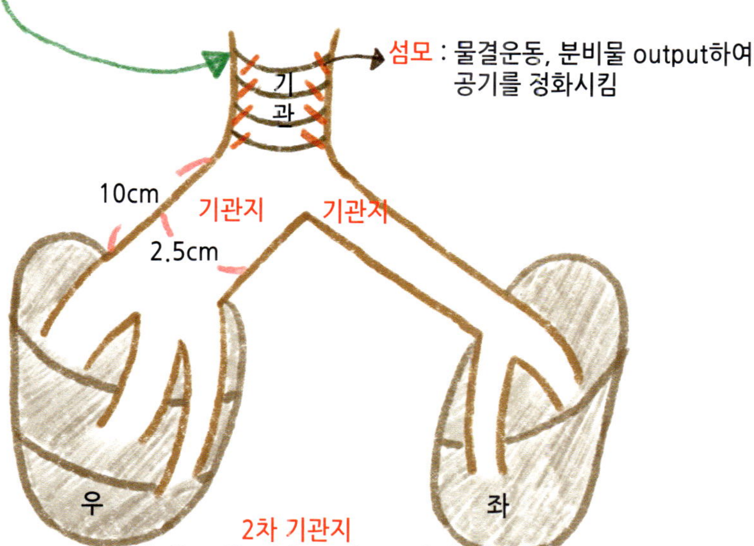

2차 기관지
(우폐 : 3엽, 좌폐 : 2엽으로 나뉨)

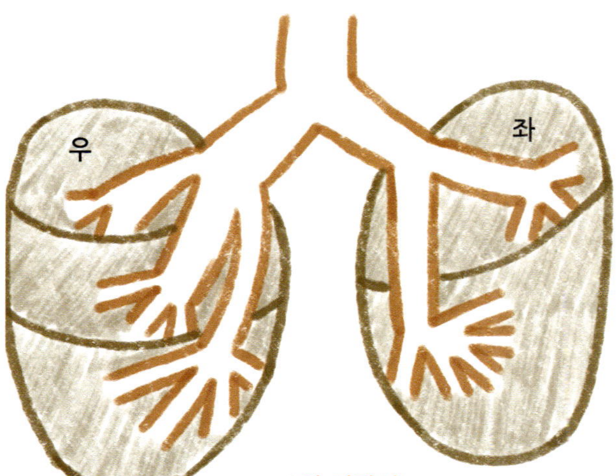

3차 기관지
(우 : 2차 기관지 → 10개로 나뉨
좌 : 2차 기관지 → 8개로 나뉨)

↳ Part
구역이라고 한다.

기관지는 분지될수록 점점 좁아지고 벽이 얇아지며 물렁뼈도 얇고 불완전하게 된다. 기관지는 폐와 기관 사이를 잇는 공기 흐름의 통로이다.

기관지는 호흡할 때 외부에서 폐포로, 폐포에서 외부로 공기가 이동하는 통로가 된다. 이물질이 들어오면 점막의 점액과 섬모운동에 의하여 바깥으로 이동시켜 제거하는 역할을 하며 균이 침입한 경우 면역작용도 수행할 수 있다.

지름이 1mm 이하인 세기관지의 끝에는 폐포(미세한 공기주머니)가 3억 ~ 4억개 정도 달려 있으며 평활근 섬유, 탄력섬유로 둘러싸여 있다.

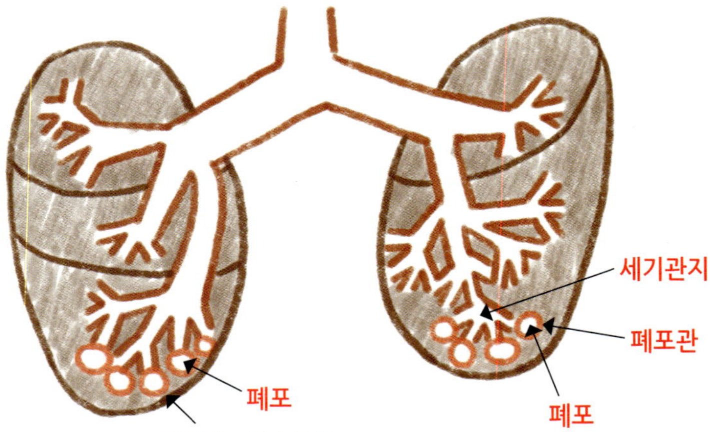

기관지의 벽은 점막, 근, 섬유연골, 연골층과 완충작용을 하는 점막하층, 기관지 주위조직으로 나뉜다.

우	3엽	10구역
좌	2엽	8구역

1분에 호흡은 17 ~ 20번을 한다.

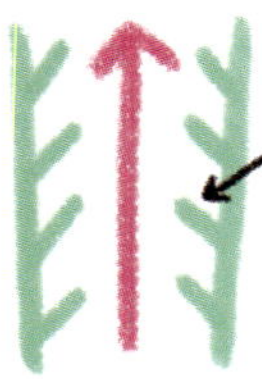

Ⅳ. 폐

폐는 산소를 얻고 이산화탄소를 배출하는 기관으로 환기, 가스교환, 폐순환을 한다. 폐의 가스교환은 확산현상에 의하여 폐포 중의 산소가 폐포 주위의 모세혈관에 들어가게 되고 체내에서 만들어진 이산화탄소가 폐포 모세혈관에서 기도를 통해 배출된다.

폐의 확산현상은 산소분압 차에 의하여 발생하며 산소분압이 높은 곳에서 낮은 정맥혈 속으로 확산되고 이산화탄소는 산소분압이 낮은 곳에서 높은 곳으로 확산된다. 이러한 폐순환으로 폐정맥을 통해 심장의 좌심방과 좌심실을 거쳐 조직세포로 보내지게 된다.

폐가 팽창하면 공기가 흡입되고 폐가 수축하면 흡입된 공기가 배출된다.

흉곽 안에 있으며 심장을 사이에 두고 좌우로 나뉘고 쇄골 ~ 횡경막에 위치하게 된다. 폐문에는 림프절이 있으며 기관지와 혈관이 출입하고 우측은 3엽 10분절, 좌측은 2엽 8분절로 나뉜다.

상피세포를 통하여 체액성분이 흡수되거나 배출되며 약물의 전달통로가 되기도 한다.

폐는 폐흉막에 덮여있다.

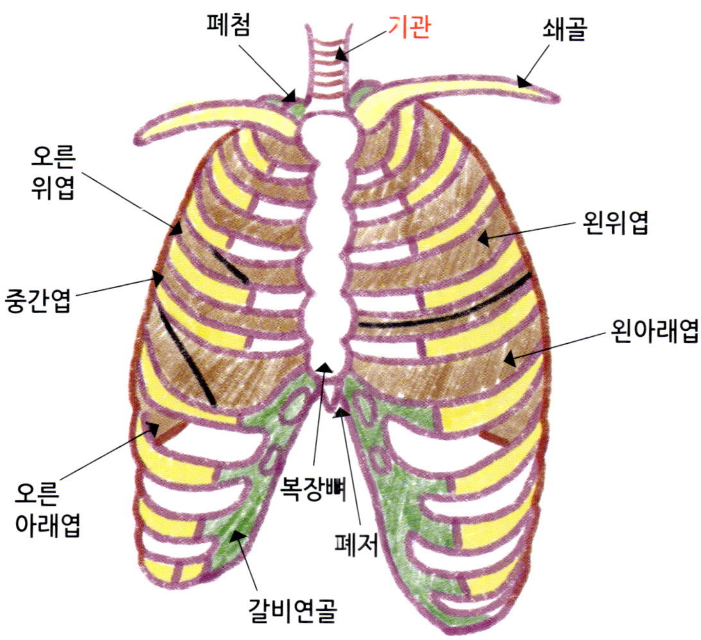

왼폐는 오른폐보다 조금 작다.

우폐 – 삼천판 → 10개 구역
좌폐 – 이첨판 → 8개 구역
으로 나뉨

★ 호흡에 관여하는 근육

호흡에 관여하는 근육은 횡경막, 복벽근, 외늑간근, 내늑간근이 작용한다.

호식(내뱉음)할 때는 내늑간 수축, 횡경막 이완, 복벽근 수축, 수동적 운동을 하며 흡식(들이쉼) 때는 내늑간 이완, 외늑간근 수축, 능동적 운동, 횡경막 수축을 한다. 복식호흡은 횡경막 수축에 의한 것이고 흉식호흡은 외늑간근, 늑골거근 작용으로 호흡한다.

- 여자 : 흉식 호흡
- 남자 : 복식 호흡

① expiration : 호식(숨을 내뱉음)

내늑간근 수축, 횡경막 이완, 횡경막에 붙은 복벽근 수축을 하며 → 폐포탄력에 의한 수축을 하는 수동적 운동이다.

호식운동은 폐포와 대기압 사이의 압력차가 생기는 경우 공기를 밖으로 배출하는 운동을 말하며 호흡이 증강되었을 때 호식근이 관여하게 된다.

호식근은 복벽근이 수축하면 복강의 용적이 감소되면서 내압이 형성되어 내강이 흉강 쪽으로 밀리면서 공기를 뱉게 된다.

② inspiration : 흡식(숨을 들이마심)

외늑간근 수축, 횡경막 수축, 복벽근 이완을 하며 능동적 운동이다.

횡격막 수축 → 횡경막이 복강쪽으로 내려감 → 흉강이 커짐 → 흉강 내압이 커짐 → 폐포가 확장된다.

횡경막 수축에 의한 호흡 → 복식 호흡이라고 한다.

외늑간근 수축 → 늑골이 위로 올라감 → 흉강이 커지고 → 흉강이 넓어짐 → 폐포가 확장된다.

흉곽의 운동은 외늑간근과 늑골거근 작용에 의하여 일어나는 호흡으로 → 흡식 호흡이다.

흡식을 하면 폐포의 표면 장력이 약화된다.

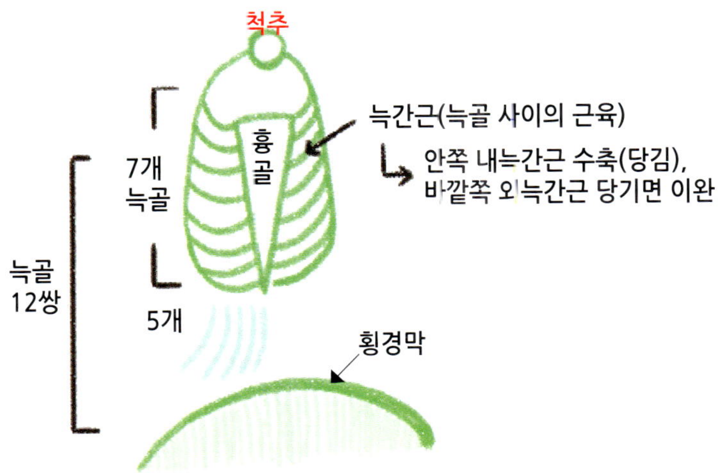

늑간, 횡경막이 합쳐서 만든 것을 흉곽이라 함

흉강을 만듦

흉강(chestcavity)을 만드는 근육을 말함

안에 심장이 있음
→ 불수위근

★ 폐의 용적과 용량

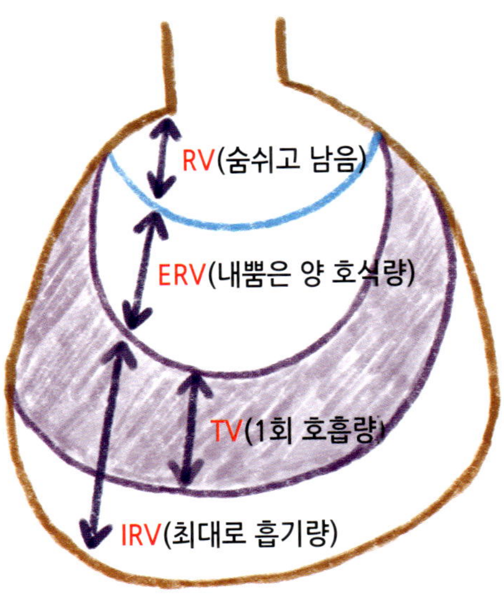

호식(내뱉음), 흡식(들이쉼)

① Tidal volume(TV, 일호흡용적) : 매번 숨 쉴 때마다 폐에 들고 다니는 1회 공기량 즉, 무의식적으로 들이마시고 내쉬는 호흡하는 1회 호흡량을 말하며 약 500㎖ 정도 된다.

② expiratory reserve volume (ERV, 예비호기량) : 안정된 상태에서 숨을 내뱉은 후에 최대로 내뿜을 수 있는 양(1,000 ~ 1,200㎖)을 의미한다.

③ residual volume(RV 잔기량, 남은공기량) : 최대로 숨을 들이마신 다음 최대로 내뿜고 허파에 남아있는 숨 쉬고도 남아있는 공기를 말한다.

④ inspiratory reserve volume(IRV, 예비흡기량) : 정상적인 호흡에서 공기를 들이 마신 후 최대로 더 들이마실 수 있는 공기의 양, 최대로 들이쉴 수 있는 공기의 량(3,300㎖)이다.

⑤ Functional residual capacity(FRC, 기능적 잔기용량) : 정상적으로 숨을 내뿜은 후 폐 속에 남아있는 공기의 량(2,500㎖)으로 항상 기능적으로 남아있다.

⑥ 폐활량(vital capacity) → TV + IRV + ERV(4,500 ~ 5,000㎖) 최대 호기 후에 들여 마시거나 최대 흡기 후 내쉴 수 있는 최대의 공기량. 즉 사람이 한번 공기를 최대한으로 들이마셨다가 내뿜을 수 있는 가스의 최대량을 의미한다.

⑦ 사강(dead space) : 호흡기도에 머물러 있는 공기를 말한다.

공기 일부분이 폐포에서 교환이 이루어지지만 일부분을 호흡기도에 머물러 있는 공기의 용적을 말한다.

해부학적 사강 : 비강 → 기관 → 기관지까지 gas 교환 안한다.

생리학적 사강 : 폐포에서 gas 교환을 안한다.

⑧ Total lung capacity(TLC, 총폐활량, 총폐용적) = TV + IRV + ERV + RV

최대의 숨을 들이쉬었을 때 폐 내에 수용할 수 있는 전체의 공기량(6,000㎖)

흡식용량 = TV + IRV, 즉 1회 호흡량과 예비 흡기량을 합친 것

가스교환은(CO_2와 O_2) 확산에 의하여 바꾸어진다.(물리적 수동운반)

↑

호흡은 → 여과, 삼투, 확산에 의한다.

★ Lung Capacity

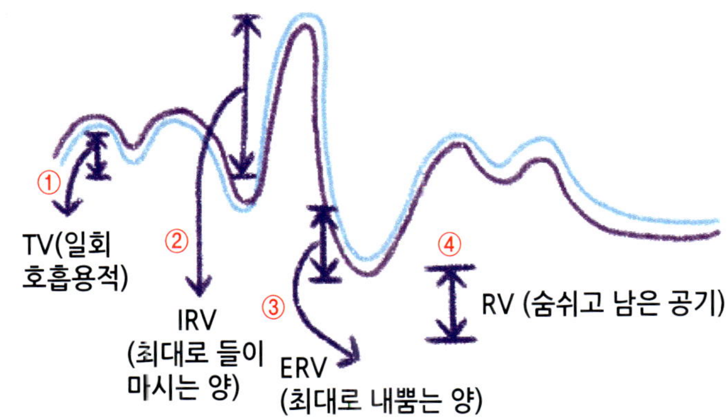

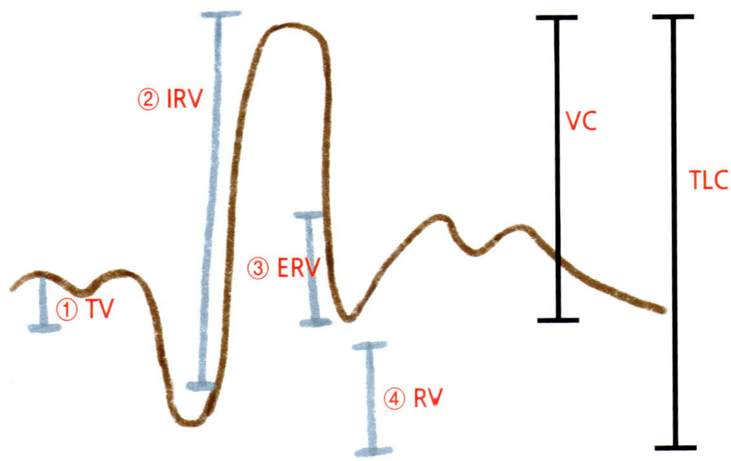

IC(inspiratory capacity) 흡기용량=①+②(TV+IRV)

VC(Viral Capacity) 폐활량=①+②+③ (TV+IRV+ERV)

↖ 폐가 활동할 수 있는 량

FRC(functional Residual capacity) 기능적 잔기량=③+④(ERV+RV)

항상 기능적으로 남아있음, 평소에 남아있음

TLC(Total Lung capacity) 총폐용량=①+②+③+④

정상인의해부사강량=생물학적 사강량

⇓ ⇓

기도에서 가스교환 안함 폐포에서 가스교환 안함

경제적 호흡 수 → 1분에 17 ~ 20번

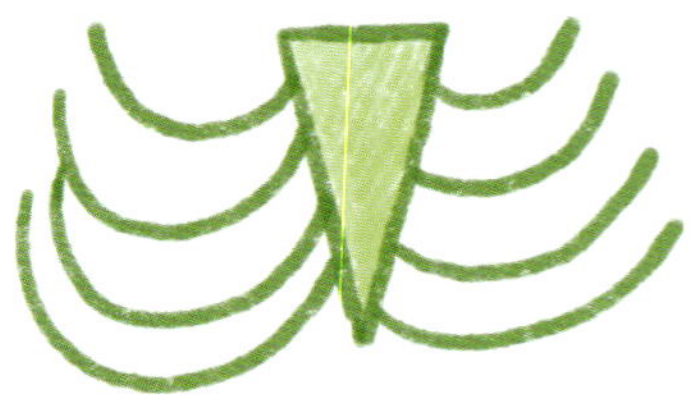

- 흉강 : 흉골 rib
  ↖안에 심장, 기관, 기관지, 식도
- 흉곽 : 흉추, 횡경막, 흉골, 늑골(rib)

★ 폐의 Gas 교환(lung)

공기 중 흡수되는 산소는 폐의 가스교환에 의해 폐포 내 혈액에 확산 후 → 혈액에 의해 조직으로 운반 → 조직에서 생성된 이산화탄소 → 폐포에 운반 → 공기 중에 배출된다.

폐포 내 가스교환 → gas 분압에 의한 확산으로 혼합 기체 or 액체 속의 기체압이다. ⇒ 가스분압

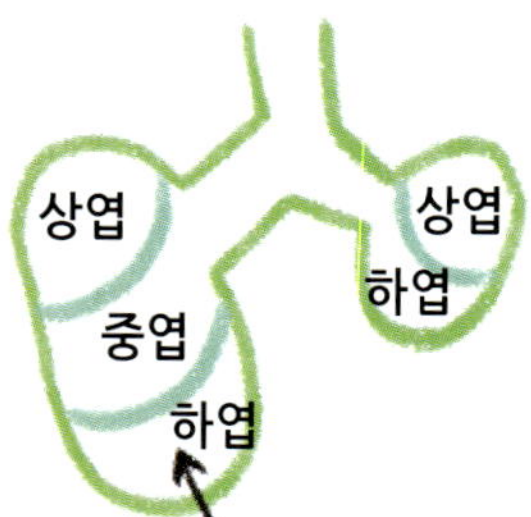

흉막으로 싸여있다.
↓
- 폐측흉막(폐에 부착)
- 벽측흉막(흉막 내막 부착)

사이를 흉막강
↓
흉막액이 윤활제 역할, 팽창, 수축의 마찰 방지

폐포관(Alveolar duct)
↓
폐포(Alveolus) →
↓
gas 교환에 관여
O_2 → 폐포벽 → 모세혈관 내 혈액
CO_2 → 폐포벽 → 혈액 → 폐포

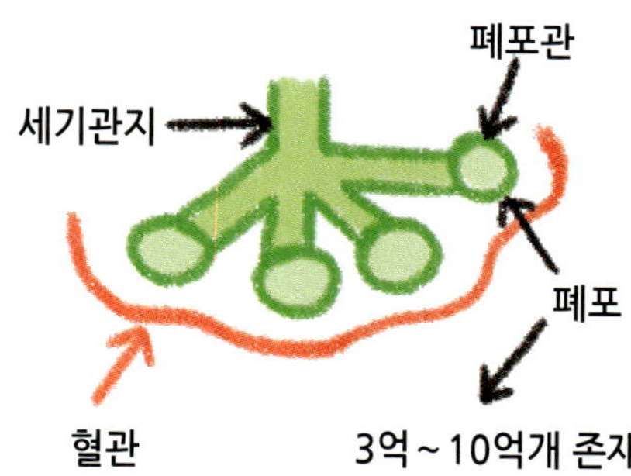

CO_2는 나가고 O_2는 들어감

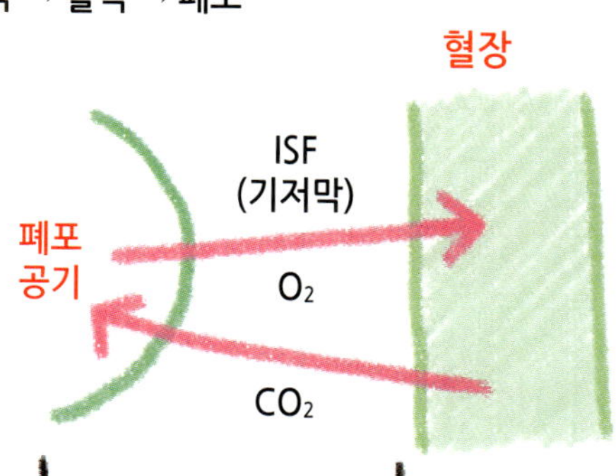

→ 3개의 막을 통과 0.2μ~0.6μ 사이에 두고 gas 교환

가스분압은 높은 곳 → 낮은 곳으로 이동한다.

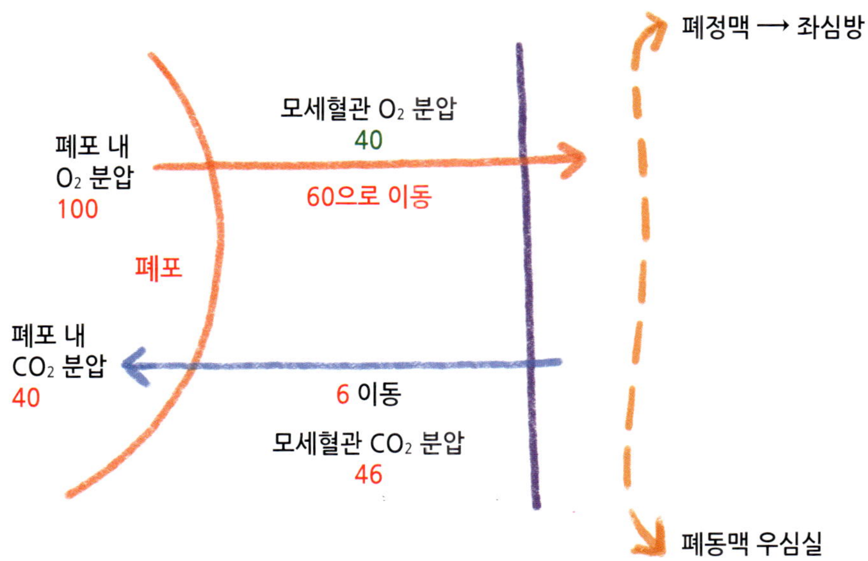

공기 → 폐 —(가스교환)→ 혈액 —(O_2)→ 조직 —(CO_2)→ 폐 → 공기로 배출된다.

O_2

기체의 교환 ⇒ 호흡이라고 한다.

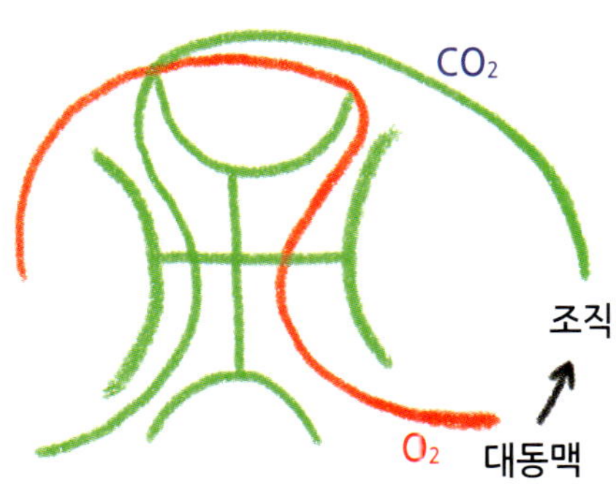

① 외호흡(폐) : 폐포와 모세혈관

② 내호흡(조직호흡) : 혈액에서 가스교환(조직의 모세혈관에서)하며 호흡은 확산과 여과, 삼투에 의해서 일어난다. → 물리적 수동운반에(농도 높은 곳 → 낮은 곳) 의한다.

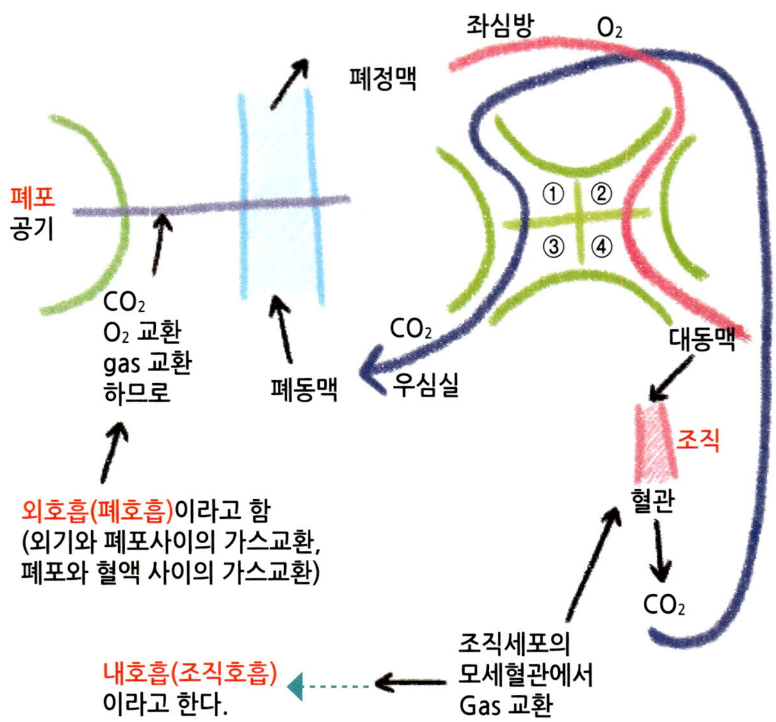

★ Oxygen Transport(산소운반)

산소를 체내의 각 조직으로 운반한다.

폐 모세혈관 ⇒ 폐정맥 ⇒ LA(좌심방) ⇒ LV(좌심실) ⇒ 대동맥

⇒ 각 장기 동맥 모세혈관

↖ gas 교환

O_2를 미토콘트리아가 사용한다.

① 물리적 용해(혈장에 녹아 운반한다)

H_2O + O_2 상태(소량)

O_2는 CO_2에 비해 20배가 물에 안 녹음

② 화학적 용해(혈액색소가 운반)

산소는 헤모글로빈과 결합한 상태로 운반이 된다.

$Hb + O_2 \rightarrow HbO_2$(헤모글로빈)

1g의 HbO_2 (헤모글로빈)은 → 산소 1.34㎖를 운반한다.

★ CO_2 운반

조직세포 ⇒ 모세혈관 ⇒ 정맥 ⇒ 대정맥 ⇒ 우심방(RA) ⇒ 우심실(RV) ⇒ 폐동맥 ⇒ 폐 모세혈관

① 물리적 용해로 10%(H_2O + O_2)

② 화학적 용해로 90%

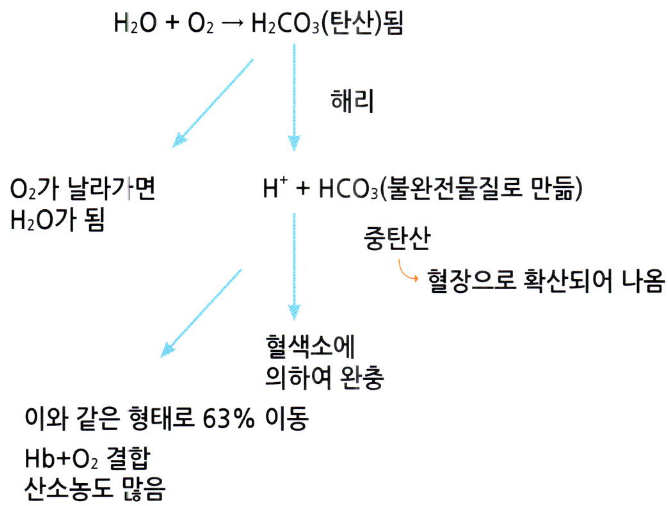

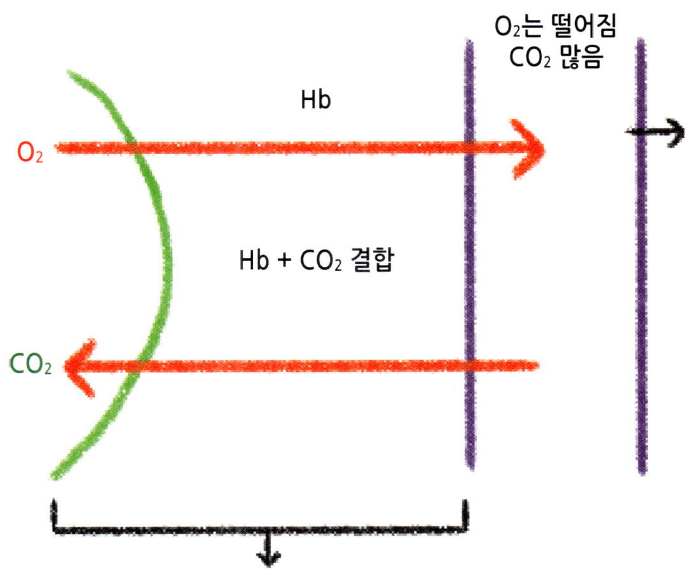

혈액 중의 CO_2는 유리탄산, 결합탄산의 형태로 존재하며 이 두 가지를 합쳐서 총탄산량이라고 한다.

Hb + O_2가 결합할 때 CO_2에 영향을 많이 준다.

Hb는 헤모글로빈으로 산소나 이산화탄소와 결합을 하게 된다.

O_2의 농도 높아지면 Hb과 결합되고 조직세포에 CO_2가 많아질수록 O_2와 Hb가 해리(떨어짐) 된다.

조직세포에는 CO_2가 많으며 혈액이 산성으로 된다. 산성상태에서는 O_2와 Hb의 결합이 안되고 알칼리 상태에서는 Hb와 O_2가 해리된다.

└→ O_2 + Hb이 결합이 안되고 해리되며 CO_2와 결합한다.

★ 사강량(Dead space Volume)

들여마셨다 내뿜는 공기 중 gas 교환이 안되는 양을 의미한다.

$V_E = V_A$(폐포까지 들어가서 gas 교환)$+V_O$(가스 교환 안된 량)

┌→ 사강량 종류

정상인 – 해부학적 사강량=생물학적 사강량

경제적 호흡수 → 17번 ~ 20번/1분

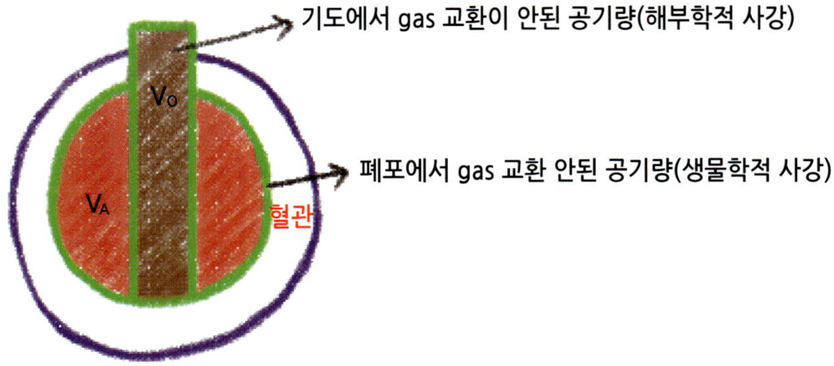

★ 호흡조절(control of Breathing=Respiratory)

산소요구량 많으면 ⇒ 호흡 빈도와 깊이가 증가하여 폐환기량도 많다.

산소요구량 적으면 ⇒ 폐환기량도 적다.

V. 심장과 혈관계 조절

동시작용
- 1. 신경성 조절(nervous control)
- 2. 화학성 조절(chemical control) : 호르몬 조절
- 3. 반사에 의한 조절(reflex control)

1. 신경성 조절(Nervous control)

대뇌 → 연수(리듬영역)
- 흡식중추(호흡의 기초 리듬을 담당, 들이마심)
- 호식중추(내쉼)

사이 ↓ 뇌교(pons) ↗ 호흡운동 조절

뇌교(pons)
- 지속적 호흡중추
- 호흡조절 중추

- 흡식 : 숨을 들이마신다.

  대뇌에서 명령 → 지속적 중추 → 흡식중추, 호식중추 억제 → 흡식근 작용

  (외늑간 수축, 횡경막 수축, 복벽근 이완)

- 호식 : 숨을 내쉰다.

대뇌에서 —명령→ 호흡조절중추 → 호식중추 → 호식근

(외늑간 이완, 황경막 이완, 복벽근 수축)

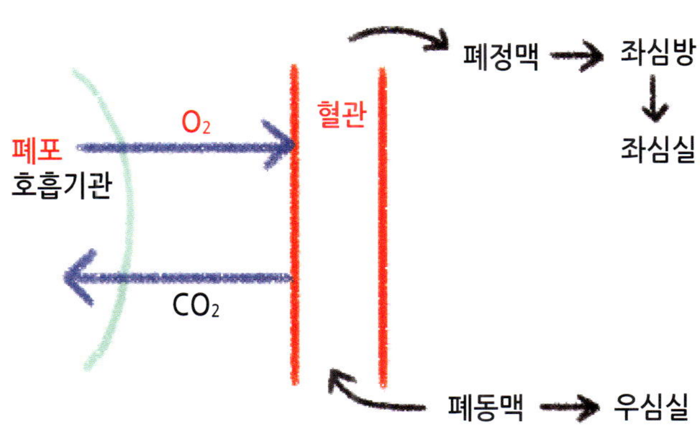

대뇌에서 조절 ← 신경 — 장기의 receptor(수용기)

대뇌에서 조절 — Hormone / 명령, 지시 → effector 효과기(명령을 전달 받음)

효과기 → 수용기 → 대뇌 → 효과기

recepter

→ 5가지 정보를 대뇌에 보냄

시각이 가장 빠름, 청각, 후각, 미각, 촉각(온각, 냉각, 압각, 통각 등)

→ 받아들이는 말초 전달기 recepter → 대뇌 분석

명령지시 → effector

Brain

대뇌 --- 명령(정보분석) ---> 연수

- 심장운동중추 → 촉진중추 SA-node↑ BP, HR↑ 명령
- 혈관운동중추 → 억제중추 SA-node↓ BP, HR↓

→ 작용 → 혈관수축

작용 안하면 혈관이완

모든 장기를 다스림

모든 장기로부터 오는,

말초장기(5감) & 조직의 세포정보를 혈액을 통해서 받아들임

(자극 & 정보)

↑ 5감(시각, 촉각(피부에서, 온각, 냉각, 압각, 통각), 청각, 후각, 미각)

2. 화학적 조절(Chemical control)

혈액 내 O_2, CO_2, H^+, 체온변동에 의해 호흡의 주기가 조절되는 것을 말한다.

화학적 수용기 : 화학적 자극에 대하여 민감하게 반응하는 자극수용기로 화학적 환경 변화를 알아낸다.

★ 화학적 수용기의 종류

말초적 수용기 : 총경동맥 분기점에 있는 경동맥소체(뇌에 들어온 압력차를 check), 대동맥 소체(혈압 check) → 호흡중추에 연결

O_2와 CO_2 농도에 대한 자극을 호흡 중츠의 흥분성이 증가되면 호흡촉진, O_2의 감소에 예민해진다.

중추화학 수용기 : 화학적 성분에 예민하며 혈액 내 CO_2 높아지면 $H_2O + CO_2 \rightarrow H_2CO_3$(탄산)이 많아지고 O_2는 뇌, 뇌척수액에 들어가 H^+와 HCO_2^-로 해리되며 H^+가 많아져서 중추화학 수용기 영향으로 호흡이 촉진된다.

→ CO_2 배출이 많아지면 → CO_2 농도가 내려가고 H^+의 농도가 적어지면서

→ 호흡↓

즉, 화학적 조절은 PO_2, PCO_2가 대뇌에서 어느 곳을 조절할 것인지 조절하게 한다.

a. 4개의 혈관에 O_2와 PCO_2, pH ← 체크

산소↓, PCO_2↑, pH↑ → 운동 or 일을 많이 하면 → 산소공급 많이 필요

→ 연수 심장 운동중추 연수 ← CO_2 농도에 따라 조절

b. 교감신경자극(흥분) → 아드레날린 분비 / Epinephrine → BP, HR↑

Na 화학물질에 의해 혈압 ↑

부교감 신경자극 → 아드레날린 / 미주 신경자극 Acetyl-Choline → BP, HR↓

Na ← 화학물질에 의해 혈압↓

3. 반사의 조절(Reflex control)

대뇌 —명령→ 연수

└→ 뇌가 알기 전 심장에서 나오는 것을 알게 된다. → 직접 뇌에 보고

반사 → 심장압력 ┐
　　　혈액의 농도 ┘ 체크하는 시스템

① **압력수용기(Barcore ceptor)** : 혈압체크, 뇌에 보고

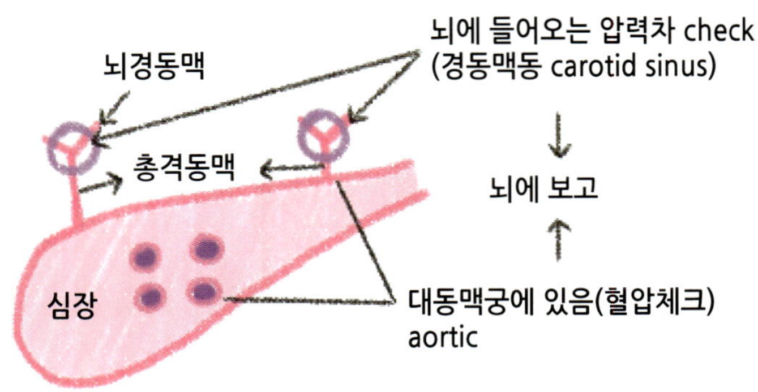

② **화학적 수용기(chemore cepter)** : PO_2, PCO_2, pH 보고

화학적 수용기(호흡을 조절하게 함)는

┌ 경동맥에 있는 경동맥체에 물질(아드레날린)이 나와 있음
└ 대동맥에 있는 대동맥체에 물질이 나와 있음

폐가 늘어나거나 줄어든 것을 알기 위해 폐의 수용기(팽창, 수축 수용기)에서 값을 받은 결과에 따라 명령을 하게 된다.

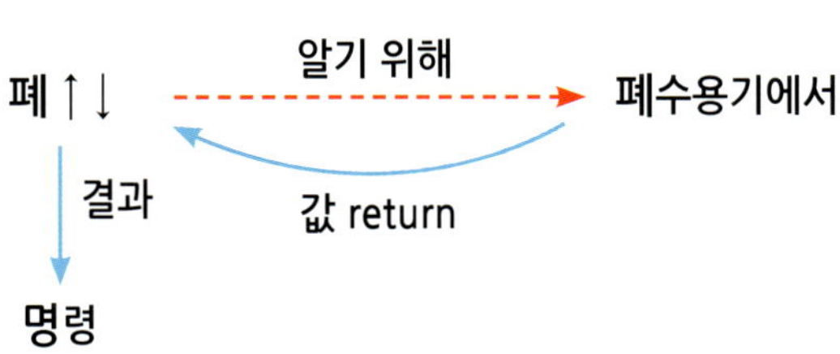

★ Hering Breuer(헤링-브로이엘 반사)

숨을 들이마시는 흡기 시 폐포가 공기에 의하여 부풀어지면 폐포벽의 수용기에 의하여 미주 신경을 매개로 하여 자극을 호흡중추로 보내어 흡기를 정지시키는 반사를 말하며 호흡이 흡기에서 호기로 교체가 된다.

폐가 팽창하는 상태(흡식, 숨을 들이쉬는 상태) → 호식중추에 명령(내쉬어라),

흡식 억제 → 호식근 작용 → 폐가 줄어듦(수축, 호식) 보고받음 → 흡식 중추 명령(들이 마셔라) → 호식 억제 → 흡식근 작용 → 대뇌에 보고

심장의 대동맥에 대동맥체(혈액분석 → 뇌에 보고)의 보고로 O_2와 CO_2를 분석 → 심장 중추 혈관, 호흡(흡식) or 호식 중추에 명령을 내리게 된다.

폐는 흉강을 넓히고 줄일 수 있다.

즉, 폐의 수축과 이완(늑간근)

⇓ 흉강 (chest cavity)

↙ ↘

외늑간근 내늑간근

↓ ↓

수축 수축

↑ ↑

흡식 호식

흉강 volumn ↑ → 흡식하고 흉강 volumn ↓ → 호식한다.

하품(대뇌에서 CO_2 多↑, 한꺼번에 CO_2 뱉음)

기침(기도가 좁아져 한꺼번에 CO_2 뱉음)

한숨(대뇌 활동↑, 한꺼번에 CO_2 뱉음)

Anatomical Pathology

「해부병리학」

Chapter 05

심장

Ⅰ. 심장의 구조
  1. 심장의 위치

Ⅱ. 심장의 기능

Ⅲ. 순환

Ⅳ. 혈관

Ⅴ. Shock

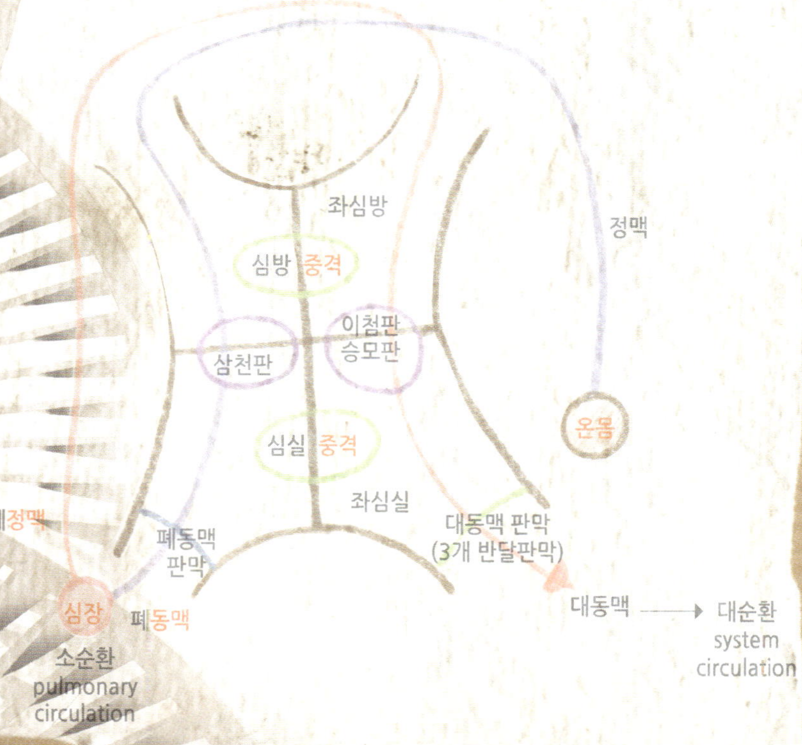

Chapter

05 심장

Ⅰ. 심장의 구조

1. 심장의 위치

심장은 근육으로 이루어진 장기이며 산소와 영양분의 혈액을 온몸에 흐르게 하여 생명이 유지될 수 있도록 한다. 1분에 60 ~ 80회 정도 심장의 근육이 수축한다. 심장은 좌우에 심실과 심방이 있고 각 부분 사이에 판막이 있다. 왼쪽은 산소와 영양분을 실은 신선한 혈액을 뿜어내고 우측은 노폐물과 이산화탄소를 실은 혈액을 폐로 순환시켜 산소를 받아들이게 한다.

심장의 박동은 자율신경계와 호르몬에 의하며 자율신경계의 교감신경은 심장박동을 증가시키고 부교감신경은 감소시켜 길항작용을 한다. 에피네프린 호르몬은 심장박동을 증가시킨다.

심장이 스스로 뛰는 것은 동방결절이라는 근육에서 전기를 발생시켜 방실결절에 전달되어 심방을 수축하고 심실을 수축하여 심장박동을 시킨다.

신경충격은 히스번들에 따라 심실에 전해지고 푸르킨에 섬유로 흥분이 전달되어 혈액을 펌프질할 수 있도록 한다.

심장은 4개의 방(좌심방, 좌심실, 우심방, 우심실), 4개의 판막, 4개의 혈관으로 구성이 되어 있다.

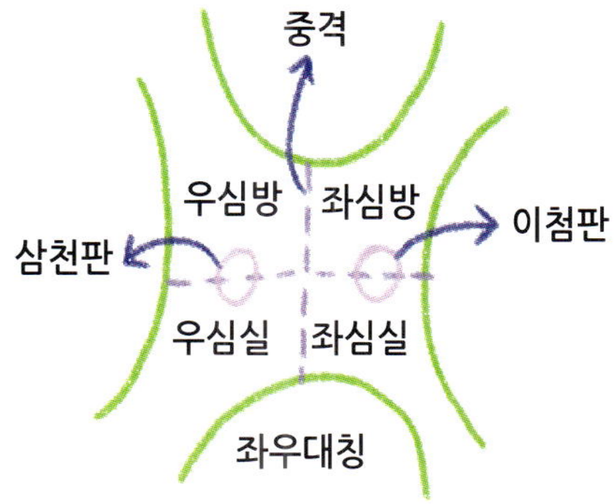

- 좌심방 좌심실 사이 : 이첨판(승모판)

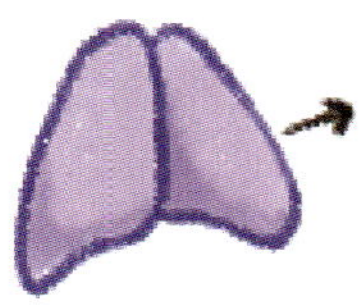

심실에서 안열림, 심방, 심실 사이 판막 2개
대동맥에 있는 판막 : 대동맥 판막

- 우심방, 우심실사이 : 삼천판

심장은 흉강 안에 위치한다.

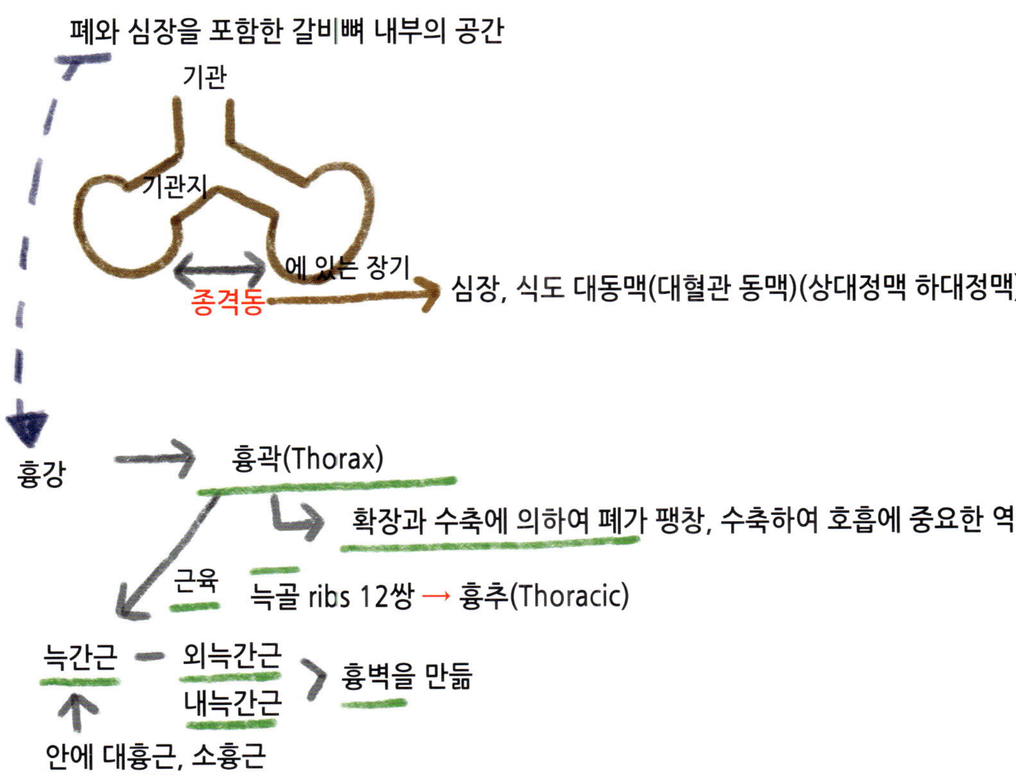

횡경막(Diaphragim)은 복부와 가슴을 구분한다.

장막(장기를 싸고 있는 막) → 폐, 심장을 싸고 있는 막(늑막)

- 벽측늑막
- 장측늑막
  - 늑막(폐를 싸고 있음)
  - 심낭막(심장을 싸고 있음)

심낭막(심낭 pericardium) → 심장을 싸고 있는 막으로 2부분으로 나눈다. 장측심낭막은(visceral pericardium) 심장에 싸여 심장과 붙어있는 부분이고 벽측심낭막은(parietal periicardium) 폐와 경계를 이루는 부분이다. 두 심낭막 사이에 공간이 존재하는 곳을 심낭강(perocardial cavity) 이라고 한다.

- 섬유심장막 : 심장을 둘러싸고 있는 바깥층의 막
- 장막(serous)성 심장막
  - 벽측 심장막
  - 내장층 심장막

  → 심낭강 사이 공간에 심낭액으로 채워져 있다.

심장속막은 내피층(endothelium)으로 구성되어 있다.

심장을 심장근육층 중심으로 심장바깥막(pericardium), 심장속막(endocardium)으로 구성된다.

- 교감신경 : 심장박동이 빠르게, 혈압이 올라가는 작용을 한다.
- 부교감신경 : 심장 박동을 느리게 하며 혈압을 감소시키는 역할을 한다.

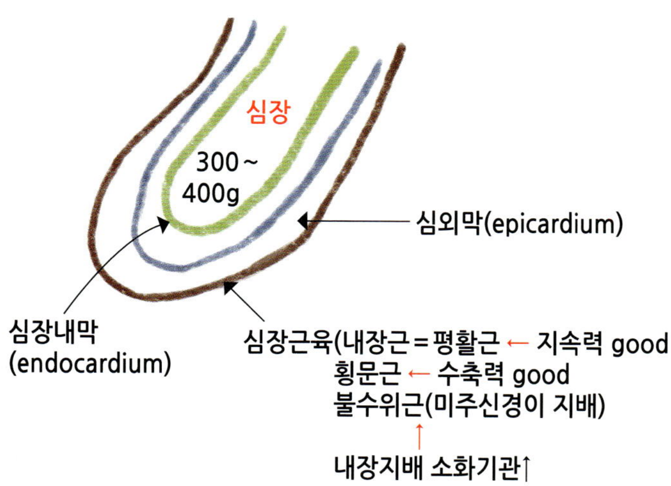

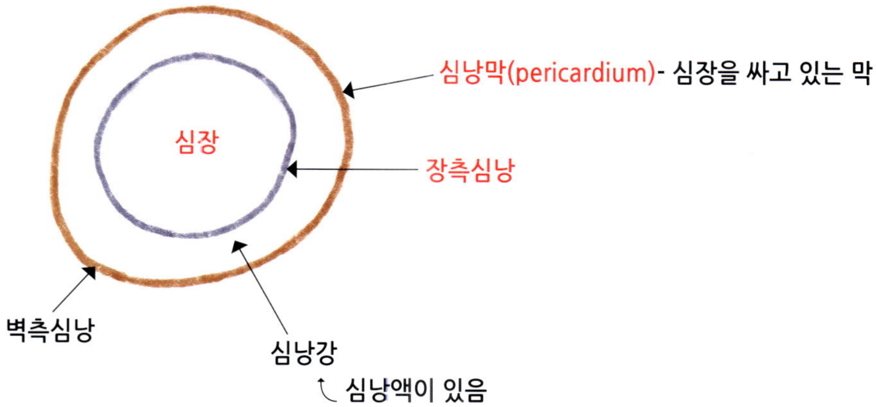

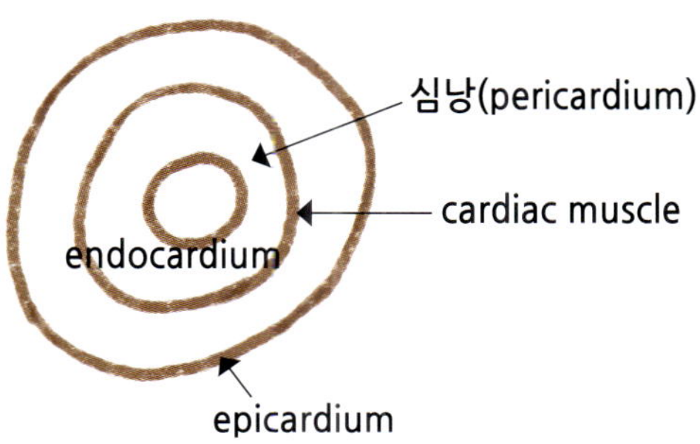

★ 심장의 목적 – 장기에 원하는 만큼 혈액을 공급하는 것이다.

└→ 혈류량 결정요인
- BP(혈압 120 / 80)
- HR(심박동량 60 ~ 70회)
- COP(1회에 나가는 혈류량)

★ 심장근육

조직학적 구조	구성된 곳(기관)	신경지배	수축력 차이	피로도
황문근(가로무늬) striated muscle	뼈에 골격근(머리 ~ 끝) skeletal muscle	뇌척수 지배 수위근	크다. 힘이 좋다. powerful 무거운 것 들을 수 있다.	(지속성) 지속력 없다. 쉽게 피로를 느낀다.
민문근, 평활근 smoth muscle	뼈에 없고 내장에 있다. 장기에 있는 내장근이다.	불수위근 Involumtary muscle	약하다.	지속력이 높다. 피로도 없다.

심장은 불수위근이며 수축력이 아주 크고 지속력이 높고 피로도를 느끼지 않는 내장근과 횡문근으로 이루어져 있어서 자발적이면서 규칙적으로 흥분하는 근육세포로 구성되어 있다.

전기적 현상 ⟨ 흥분 ↓ 전도 ↓ 수축 & 이완 ⟩ → 작용을 위하여 특수심근으로 됨

특수심근 : 근세포, 자동성(Automaticity)의 특징

(스스로 흥분 → 전도 → 수축 & 이완)

심근 ⇒ 심방벽보다 심실벽이 더 두꺼움

좌측 심근 : 우측심근 ← 두께

3 : 1 (혈액을 전신으로 보내기 때문)

★ 심근의 특성

- 율동성(Rhythmicity) – 동방결절에서 규칙적으로 형성된 전기자극이 심근세포에 전달되어 심장이 율동적으로 수축이나 이완을 하는 성질 즉, 심장의 규칙적인 수축을 의미한다.
- 흥분성(Excitability) – 심근세포가 자극에 대하여 반응하는 성질을 말한다.
- 불응성(refractoriness) – 심근 자극에 반응하지 않는 성질을 말한다.
- 전도성(Conductivity) – 동방결절에서 생긴 자극이 심근섬유에 전달되는 능력을 의미한다.
- 수축성(Contractility) – 심근 섬유의 길이에 비례하며 근 섬유의 길이가 짧아질수록 수축력이 증가되며 부신피질 호르몬, 에피네피린 등에 의하여 증가된다. 수축력은 혈압에 영향을 준다.
- 탄력성(Extensibility) – 심장이 확장되는 능력을 말하는 것으로 심근 섬유의 길이가 최대로 길어져 탄력성이 강해지면 심근의 수축력이 강해진다.
- 자동성(automaticity) – 신경계와 무관하게 산소와 영양분, 적당한 온도에 의하여 스스로 박동할 수 있는 능력을 말한다.

Ⅱ. 심장의 기능

① 수축기전 : 혈액이 나갈 때 발생한다.

심장흥분(전기적 현상) → 전도 → 기계적 수축

② 이완기전 : 혈액이 들어올 때 발생한다.

A. 심장의 자극 전도계

심장의 일정한 부위가 규칙적, 주기적으로 흥분하여 확산되어 자극이 전달되는 길은 다음과 같다.

★ 흥분전달과정(Excitation–자극에 대한 반응을 보이는 것)

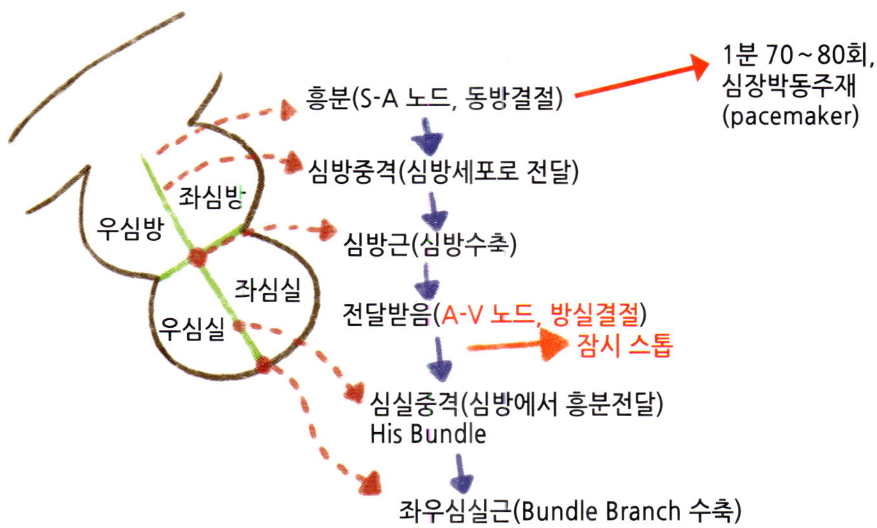

심장이 규칙적으로 박동을 하는 것은 전도조직(conduction tissue)라고 하는 특수한 조직 때문이다.

심장의 전도조직은 심근조직과는 구별되는 특수한 조직으로 신경섬유처럼 자극을 전달하며 동방결절, 방실결절, 히스번들, 심실 내 전도조직을 말한다.

동방결절은 전기 자극을 형성하는 부위로 전기적 신호를 보내 심장의 수축 주기를 조절하는 기능을 하고 있다. 전기적 신호를 가장 빠르게 생성하여 심장의 박동을 조율하며 교감신경과 부교감신경의 영향을 받아 조절한다. 교감신경은 동방결절의 활동을 활성화하여 심장박동 주기를 빠르게 하며 부교감신경은 활동을 감소시켜 박동이 느려지게 한다.

동방결절에서 시작된 자극은 우심방이나 좌심방으로 퍼져나가고 우심방의 심실근처에서 방실결절로 흥분이 전달된다.

방실결절의 흥분은 히스색이라는 심근을 지나 심실로 전파된다. 히스색은 심근세포의 집합체로 좌우 심실의 경계부분에 위치한다. 이것을 푸르킨예섬유라고 한다. prukin fiber(푸르킨섬유)는 심장전도를 위한 굵은 심근 섬유 다발로 되어 있으며 생리학자인 푸르킨이라는 사람이 발견하여 그 사람의 이름을 따서 불려졌다. 심근섬유가 좌심실 안으로 뻗어 있는 것을 좌각, 우심실 안으로 뻗어 있는 것을 우각이라고 한다. 푸르킨예섬유는 심실을 구성하는 심근세포 사이로 자극을 심실근 전체에 퍼지게 한다.

★ 잠시 stop하는 이유

심방 : 1m/sec 속도
심실 : 2m/sec 속도 〉 심방과 심실의 속도를 맞추어 심실로 보내기 위함이다.

동방 → 방실로 흥분 전달 → 심방수축완료(피를 심실로 내보냄) → 심방 비움 → 심실이 혈액이 참(이완) → 심실수축준비 pumping을 하므로 → 심박동(Heart beat)이 생김 → 1분 heart rate는 70회/M(HR)

- 심박출량 : 1분 동안 나가는 1회 혈액의 량을 의미하며 60 ~ 80㎖ 정도 된다. 심장은 언제나 일정한 주기로 수축과 이완을 반복하면서 혈액을 동맥으로 pumping 하는 박출량이다. 심박출량은 1회 수축 시 박출량과 1분 동안 수축하는 횟수를 곱하면 결정이 된다.
  심박출량 또는 1분 박출량(cardiac output 나가는 양) = 자기의 총혈액량
  COP(나가는 양) = 1회박출량 × 1분 동안 박동수
- 심박율(Heart Rate) : 1분에 뛰는 횟수를 말한다.
- 빈맥 : 빨리 뜀 0.8↑ 1분에 100회 이상
- 서맥 : 서서히 뜀. 1분에 60회 이하

심방 수축 – 이완
→ 동시에 발생

동방결절 → pacemaker라고 한다. pacemaker는 심근을 수축시켜 심박률을 조절하는 부분 또는 심박률 조절을 위하여 심근에 전극을 부착하여 전기펄스를 내보내는 기구를 의미하기도 한다.

심장운동 속도는 교감신경의 자극전달물질인 에피네프린(epinephrine)과 갑상호르몬(Thyroid) 농도에 의하여 영향을 받는다.

에피네프린(epinephrine)은 교감신경이 흥분하면 심장의 박동을 빠르게 하고 모세혈관을 수축하여 혈압을 상승시키는 역할을 한다.

교감신경의 흥분으로 인하여 혈액 내의 카테콜라민이 증가하게 된다.

카테콜라민에 대한 심장의 반응성을 증가시키는 효과를 통하여 갑상선 호르몬은 심장박동수와 수축력을 증가시켜서 심박출량을 증가시킨다.

신경
- 뇌신경, 척수신경 → 내맘대로 조절가능(수위근)
- 자율신경 - 교감신경, 부교감신경 → 내장근, 불수위근 지배
  - ↓ 일정한 범위 내에서 지배

ex) 혈압 – 부교감 : 혈압↓
교감 : 혈압↑

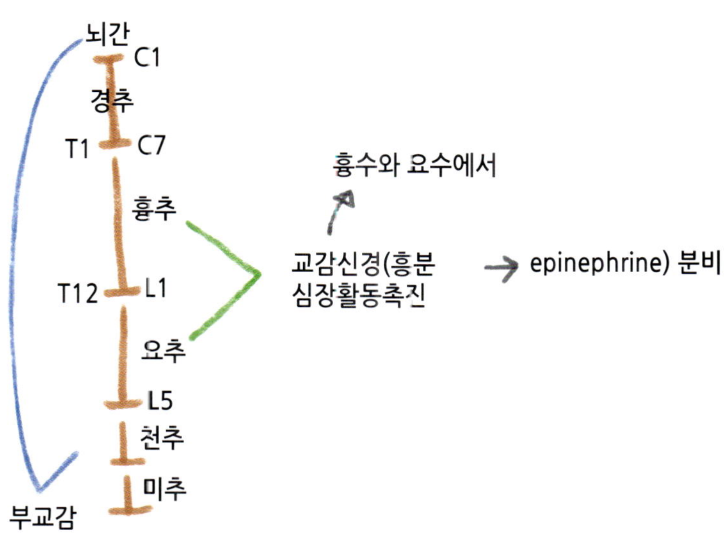

B. 심전도(EKG) : 심장의 전도 상태, 기능 상태를 표시한다.

심장의 박동에 따라 발생하는 전류를 기록한 것으로 심방수축과 심실수축을 그래프로 표시하여 심장관련 이상 유무를 파악하는데 이용된다. 심전도 기록기는 아인토벤이 고안하였다.

심전도는(electro cardio graph) 심장에서 발생되는 전기적 현상(EKG)이다.

흥분을 하면 전기적 힘을 발생시킨다.

전도 : 흥분이 퍼져나감 → 수축(혈액이 나감) → 이완(혈액이 들어옴)

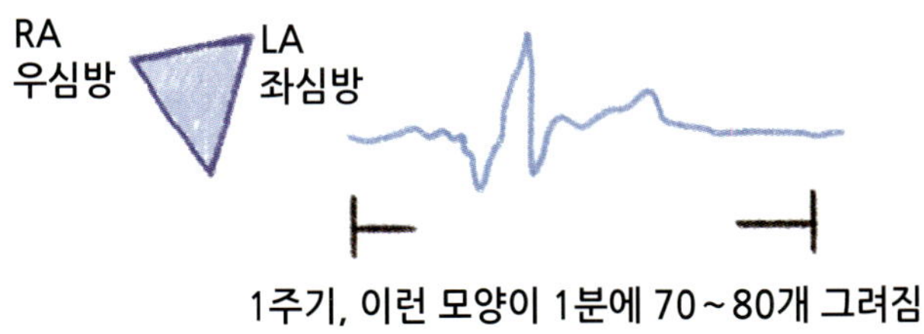

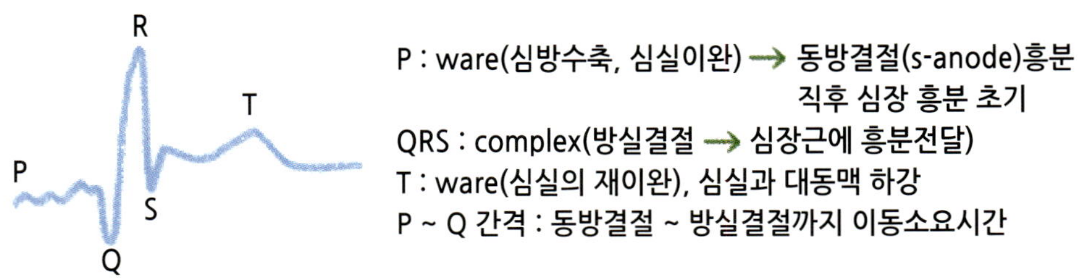

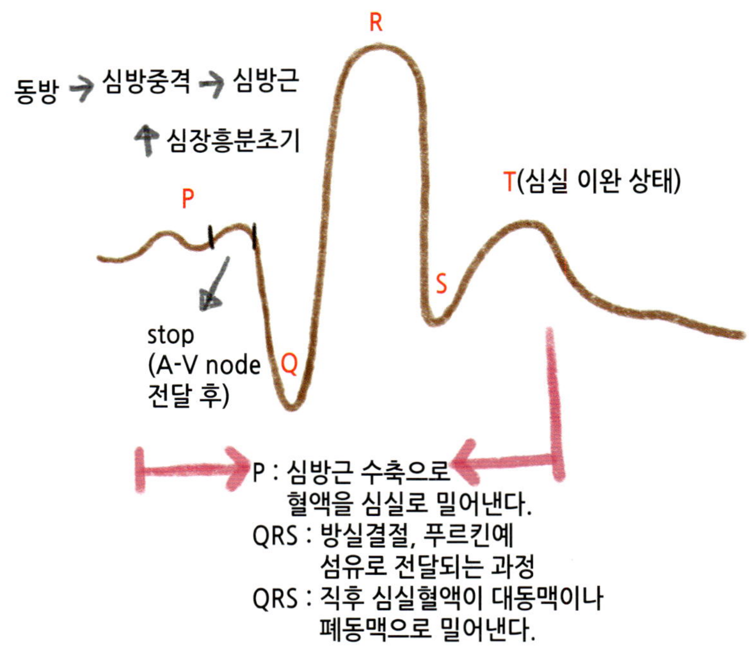

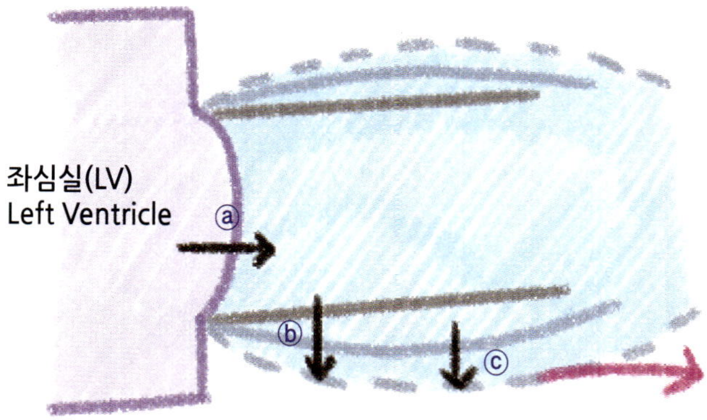

ⓐ 대동맥에서 혈액의 수축으로 박출량 60 ~ 80 ㎖
수축작용으로 나감
ⓑ 박출량으로 대동맥이 늘어남(대동맥 압력)
ⓒ 이완되면서 대동맥이 줄음

혈압유지
혈압을 올리려고 함(대동맥 압력으로 교감신경에서)
혈압을 낮추려고 함(부교감)

★ 혈압(Blood pressure)

- 동맥혈압 : 좌심실에서 수축과 이완으로 나간 혈액이 대동맥의 미친압을 수은주로 표시한 값으로 혈압이라고 한다.(mmHg)
- 수축기압 (ststolic) : 혈액이 나가는 상태
  └→ 혈압이 대동맥에 미친 압력 최고치 → 수축혈압 (systolic Blood pressure)
  최고혈압은 좌심실에서 박출이 끝나기 전에 생기는 압력이다.
- 이완기압 (diastolic) : 혈액이 들어오는 상태(수축기압의 $\frac{2}{3}$)
  └→ 이완기 끝에서 가장 낮은 혈압 최고치 → 이완기입
  (diastolic pressure)
- 이완혈압(혈액이 들어옴, 좌심실이 이완 시 대동맥에 미치는 압)

↓

120 / 80

↓

수축혈압(혈액이 나감, 동맥의 탄력성)

- Pulse wave(맥박파) : 좌심실에서 수축 이완 시 대동맥의 탄력에 의하여 떨림 현상이 말초동맥에 전파되어 말초로 전파되는 파동을 말한다.

맥압(동맥의 탄력성 척도) = 수축기압 − 이완기압(120 − 80 = 40)
(요골동맥에서 느낄 수 있다)

→ 맥압 최고치와 최저치 혈압의 차(40보다 많거나 적으면 나쁨)
최고 혈압의 $\frac{1}{3}$, 이완기압은 최고치의 $\frac{2}{3}$

수축기압 :	110	~	140	← 정상범위
이완기압 :	60	~	90	

★ 혈압의 정상치

고혈압 hypertention 150/100mmg ← 높으면 ┄ 120/80mmHg = $\frac{120}{80}$ mmHg ┄ 낮으면 → 저혈압 hypotention

심장주기 : 심장이 한번 수축했다가 이완하는 과정을 말한다. 안정 상태에서 소요되는 시간은 0.8초 정도 소요된다. 즉 0.8초당 1회의 박동이 진행된다. 그래서 심장박동(1분 80회)이 주기적으로 발생하게 된다.

심방수축 → 심방, 심실의 판막이 open되고 대동맥 판막은 close된다.

↓

심실로 혈액이 들어간다

↓

심실수축 → 대동맥 판막, 폐동맥판막 open되고 방실판막은 close된다.

↓

대동맥으로 혈액이 들어가고 정맥피는 심방으로 간다.

Ⅲ. 순환

순환이란 일정한 곳에서 혈액이 나가서 → 동일한 시간과 → 동일한 장소로 돌아오는 것을 의미한다.

- 폐순환＝소순환 : 폐에서만 순환
- 대순환＝체순환 : 폐를 제외하고 모든 장기에 공급한다.

심장 → 각 세포 조직에 혈액을 공급한다.

심장 ↓ 에서 나가서 ↓ 순환

혈액 ↓ 에 들어있는 것

세포의 공급
1) 액체(체액과 물)
2) 영양분(5대 영양소 - 단백질, 지방, 탄수화물, 비타민, 미네랄(철분, 망간))
3) 인체호르몬(내분비)
4) 세포가 살기 위한 O_2

↓

Cell membrane
(세포대사, 세포가 물질흡수, 노폐물분비, 영양물질 가스교환)

↓

세포가 성장 → 조직이 됨 → 장기가 됨

↓ 찌꺼기

물에 내보냄
- 액체(소변, 황산, 인산, 암모니아)
- 공기(CO_2)

↓ 찌꺼기

폐로 보냄(폐순환)

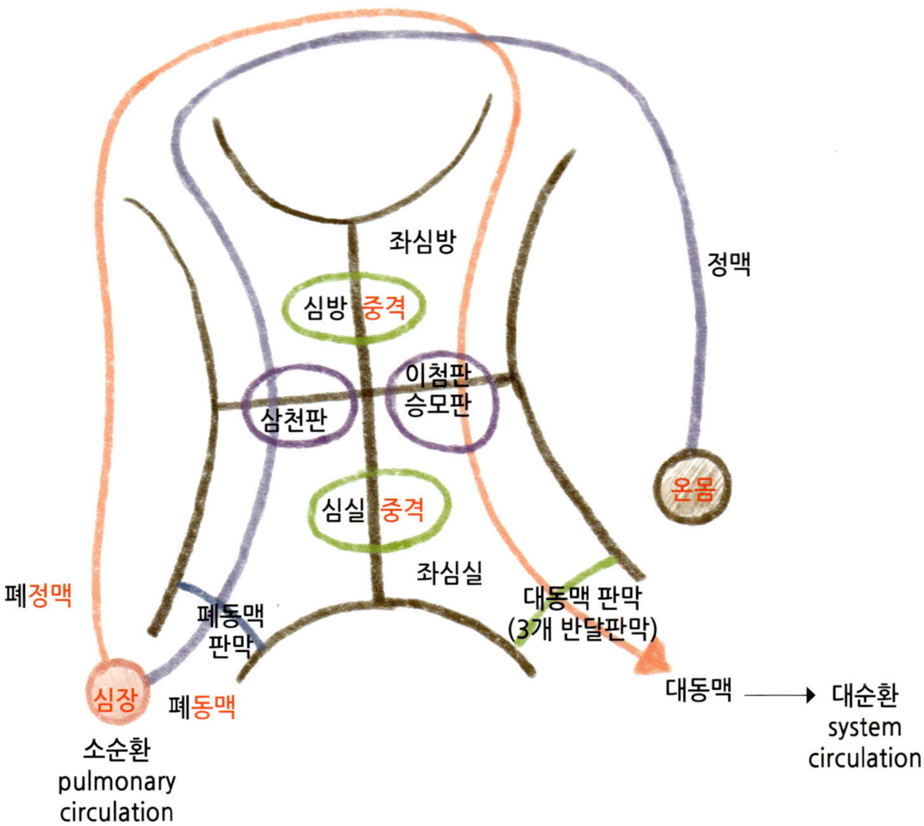
좌심방
정맥
심방 중격
이첨판
승모판
삼천판
온몸
심실 중격
좌심실
폐정맥
폐동맥
판막
대동맥 판막
(3개 반달판막)
심장
폐동맥
대동맥
대순환
system
circulation
소순환
pulmonary
circulation

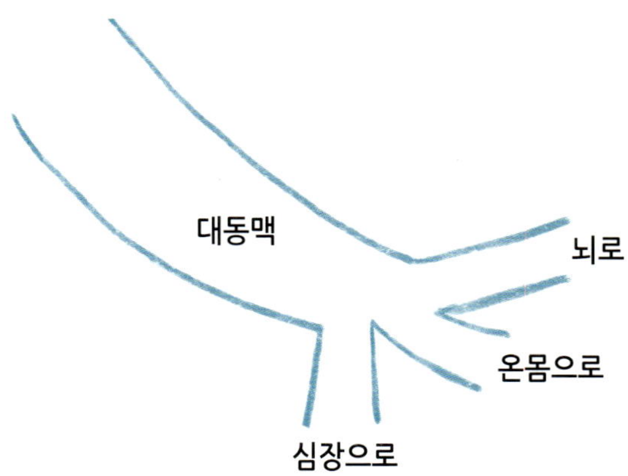
대동맥
뇌로
온몸으로
심장으로

★ 판막의 역할

역류할 수 없다. 심방에서 심실로 가는 것은 가능하지만 심실에서 심방으로 갈수는 없다. one way valve(한쪽으로만 가능하다)이다.

- 판막부전증 : 판막 close가 덜됨 ← 혈액 역류
- 판막협착증 : 판막 open이 덜됨 ← 혈액이 나가지 못한다.

A. 뇌순환(cerebral circulation)

뇌에 혈액을 공급하는 좌우 내경동맥과 1개의 뇌저동맥을 통하여 뇌조직의 내적 환경이나 산소 필요량을 유지하기 위한 조절작용으로 뇌 안에서 혈액이 순환하는 것을 말한다.

① willis circle(pooling 혈액을 채우기 위함)

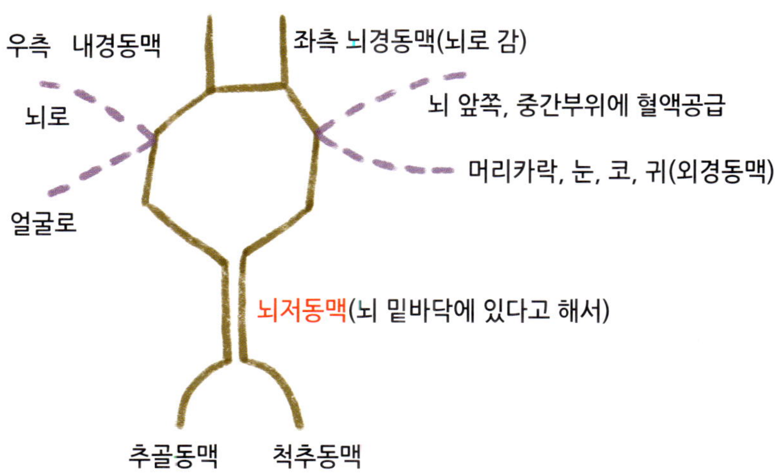

앞두개 ┌ 총경동맥 < 뇌경동맥 / 외경동맥

뒤두개 └ 추골동맥 – 우, 좌 척추

내경동맥과 뇌저동맥, 척추동맥 등으로 동맥혈관들이 연결되어 있는 것을 willis circle이라고 한다.

② 뇌혈관 장벽(Blood Brain Barrier)

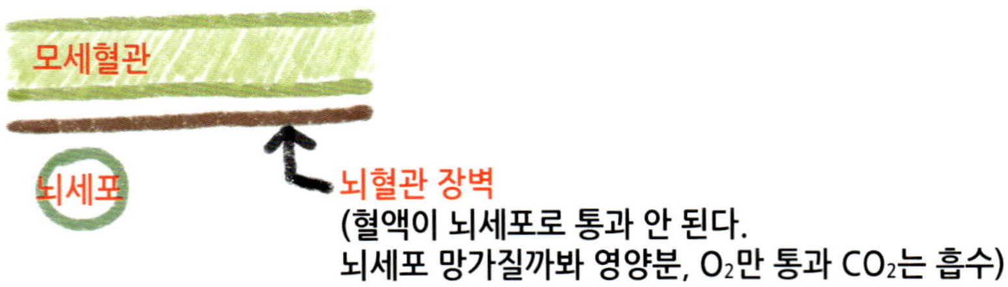
모세혈관
뇌세포
뇌혈관 장벽
(혈액이 뇌세포로 통과 안 된다.
뇌세포 망가질까봐 영양분, O_2만 통과 CO_2는 흡수)

혈관과 뇌 사이를 분리시키는 장벽으로 혈액 속의 나쁜 성분이 통과되지 못하도록 선택적으로 투과하는 성질을 가진다.

뇌의 O_2 이용율은 뇌조직 100㎖당 1분에 3.5㎖ 필요하다.

뇌혈류량은 CO_2의 농도에 직접 비례하며 CO_2 농도가 2배이면 뇌혈류량도 2배가 된다.

동맥 내 혈압 또는 체순환 혈압이 올라가도 뇌혈류량에는 영향이 없다.

좌심방을 통해 나간 박출량 중 15%가 뇌로 간다.

B. 관상순환(coronary circulation)

관상동맥에 의하여 심장을 흐르는 혈액순환을 말한다.

정상인의 경우 심박출량의 4 ~ 5%를 차지한다. 교감신경은 관상동맥에 직접 효과를 미치어 혈관을 수축시키고 심근 수축력을 증가시켜 심장의 산소 요구량을 증가시키게 되어 혈관이 확장된다.

대동맥 ⟶ 심장 ⟶ 관상동맥 ⟶ 좌관상동맥 ⟶ 좌심장근 ＞ + 만남
우관상동맥 ⟶ 우심장근

⟶ 정맥동을 만듦 ⟶ 관상정맥 ⟶ 대정맥

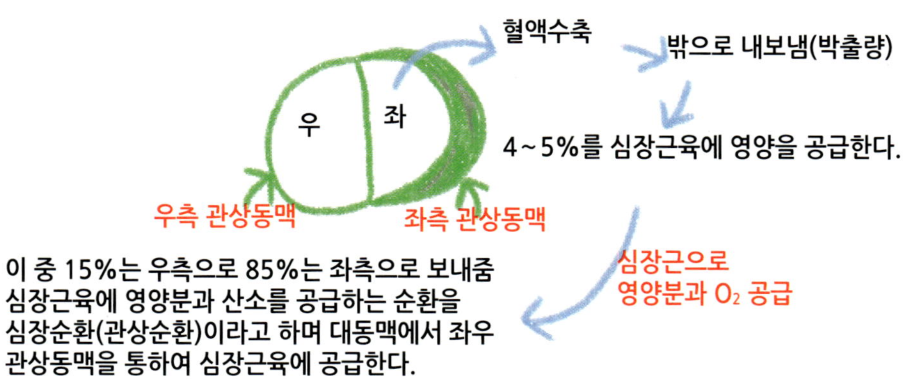

좌측 관상동맥이 우측보다 3배 크다.

★ 특징

- 혈액 – 수축기(혈액이 많이 나감) → 이완기 때 심장근육은 혈액을 공급받음 이완할 때 관상동맥으로 혈액을 받아들인다 이완기 혈압이 튼튼한 경우 심장이 튼튼하다.
- 혈액과 가장 가깝게 수축과 이완을 하기 때문에, 영양분을 급속히 충전 받을 수 있으며 O_2가 충분하여서 심장이 피로하지 않다.

① 대순환(체순환) grater circulation=systemic circulation

혈액이 심장에서 폐를 제외하고 온몸을 돌고 다시 심장으로 돌아오는 혈액의 순환을 말한다.

동맥에 흐르는 혈액은 산소를 많이 포함하고 있으며 모세혈관을 지나면서 세포에 산소를 전달한다. 정맥으로 돌아올 때의 혈액은 산소는 적고 이산화탄소와 노폐물을 가지고 있다.

좌심실(LV) 시작 → 대동맥 → ┌ 각 장기 동맥 → 각 장기 정맥 → 대정맥 → 우심방(RA)
├ 간동맥
└ 위동맥

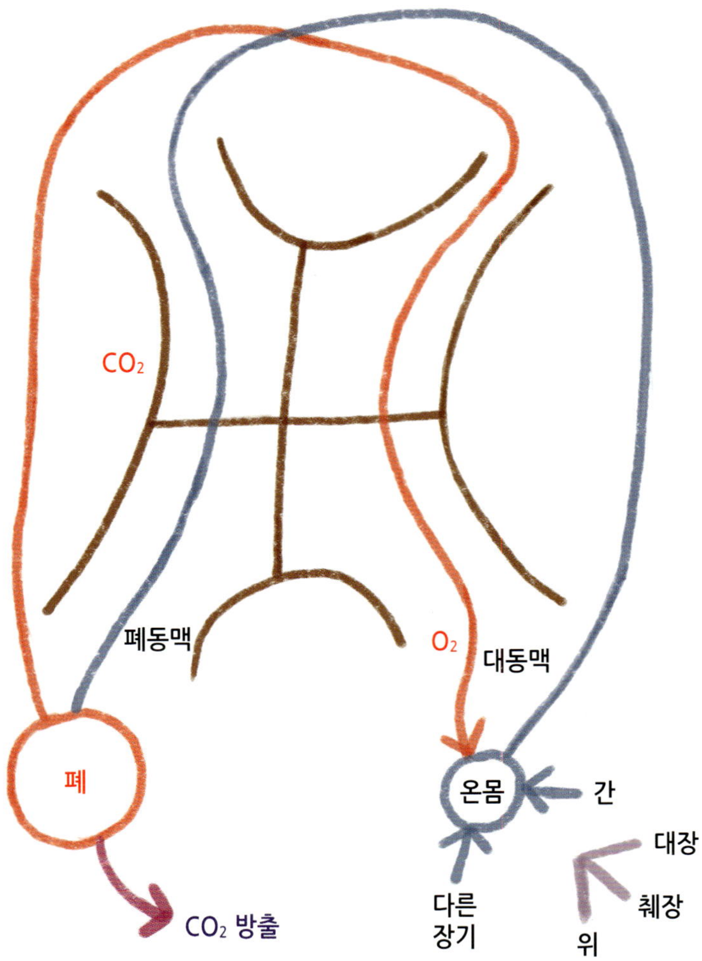

심장 – 4개 혈관 – 동맥 2개, 정맥 2개로 구성된다.

동맥 – 심장에서 혈액이 나감(좌심실 통하여)

정맥 – 심장에 혈액이 들어감(우심방 → 우심실)

장기로 들어오는 피 : 동맥

장기에서 나가는 피 : 정맥

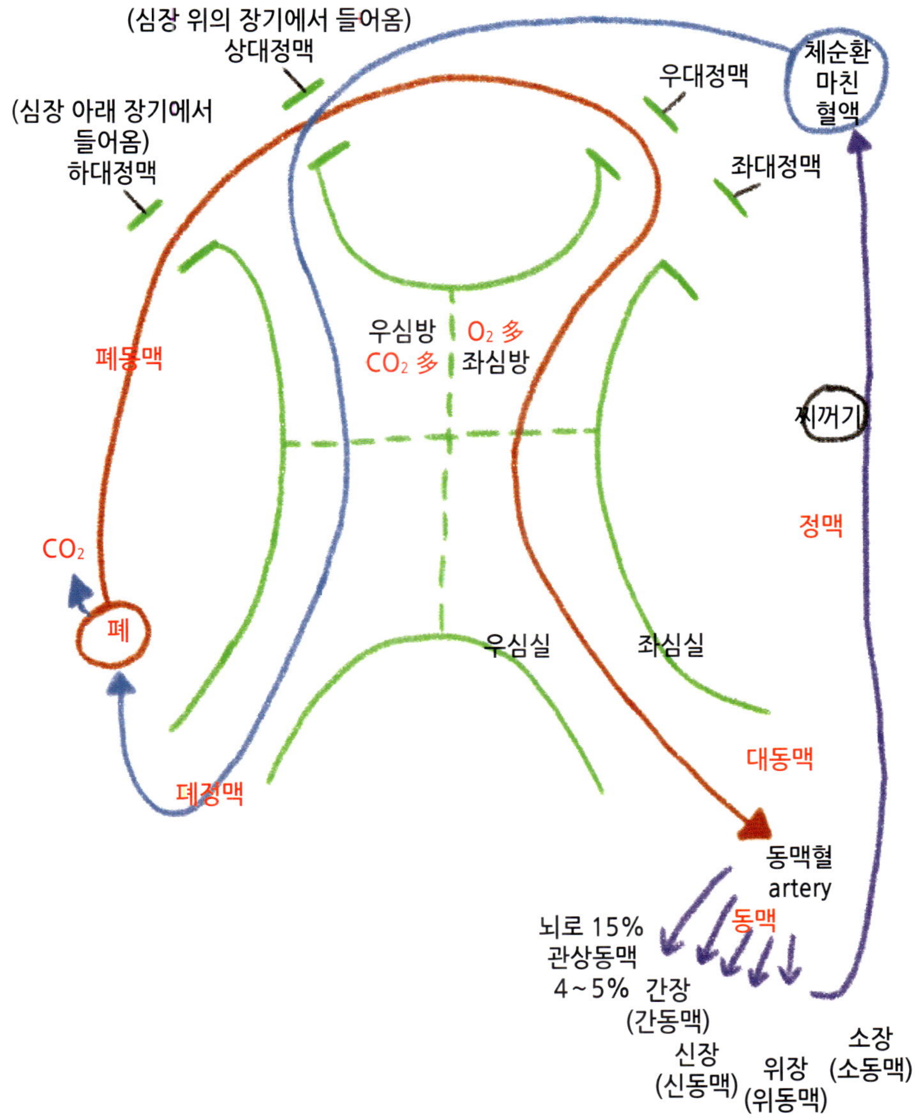

② 간순환(hepatic circulation), 문맥순환(portal circulation)

체순환의 일부분으로 혈액이 소장을 거쳐 간을 지나오는 과정을 말한다.

체순환 중 위, 소장 등으로 들어간 동맥이 도세혈관을 거쳐 간 문맥으로 모여 간을 거쳐서 대정맥으로 합쳐지는 순환이다. 문맥혈은 풍부한 영양분을 포함하여 간으로 들어와서 영양분의 일부를 간 조직 속에 남겨둔다. 간에 질환이 생긴 경우 문맥순환이 원활하지 못하여 단백질 대사로 생성된 암모니아가 간으로 들어가지 못하고 혈중암모니아를 상승시켜 간성 혼수를 초래할 수 있다.

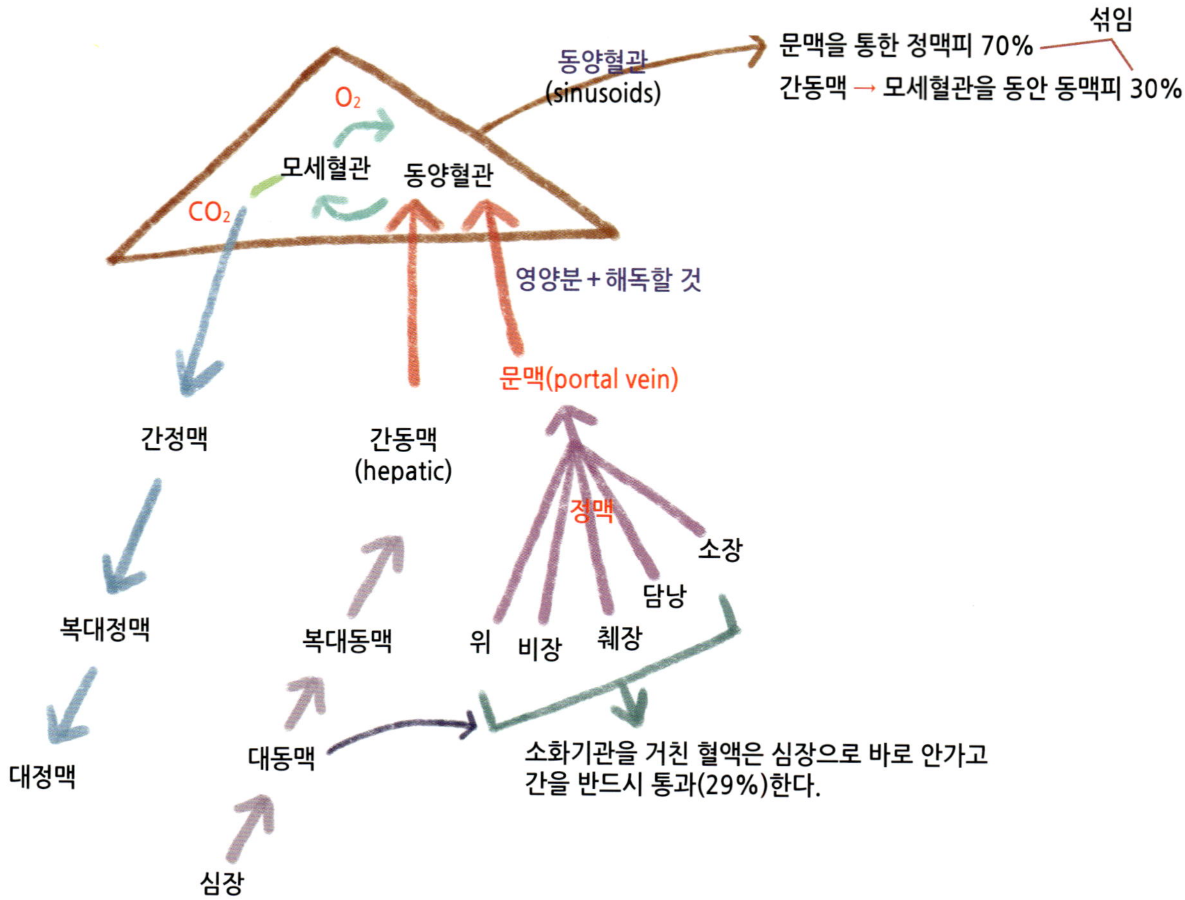

문맥에서 영양소 +해독물질, 적혈구 파괴물질(철분, 색소) → 동양혈관을 지나면서 해독 물질을 해독하여, 영양물질과 함께 간세포로 흡수된다. 영양분이 많으면 간에 저장을 하고(간이 커짐), 몸에 영양분이 적으면 몸에 영양분을 공급한다.(간이 작아짐, 수축)

★ 간의 작용

- 해독과 살균작용을 한다.
- 세포분열이 다른 장기보다 크다.
- 동양혈관에 의한 역할에(좌심실 → 대동맥 → 소화기계 혈액 → 간 저장부 남은 것 → 심장) 의하여 팽창(저장),이완, 수축(공급)한다.

간 문맥에 장애가 생기면 복수가 차고, 정맥류, 식도정맥류, 치질에 걸릴 수 있다.

③ 림프순환

림프가 조직과 조직 사이를 지나 모세 림프관으로 들어가고 림프관에서 나와 정맥계로 들어가는 것을 말한다.

조직 → 액체 성분 집합 → 정맥으로 집합 → 심장으로

↓

속에 막힌 관으로 시작하여 심장 가까이 정맥으로 이어짐

⇓

맹관(모세혈관까지는 관이 없는데 정맥부터 관이 시작되는 것을 말한다)

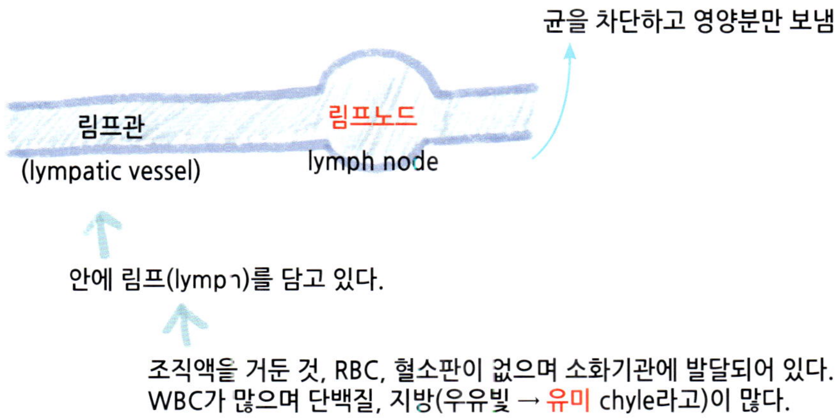

※ 유미(chyle) : 소화관에 모이는 죽 형태의 림프로 암죽이라고 하며 장에서 지방산과 글리세롤로 분해한 작은 지방구형태로 장과 장간막 림프관에서 흡수한다.

림프는 검문소의 역할을 하며 특징은 다음과 같다.

- RBC가 없다.
- WBC가 多
- 맹관
- 소화기관에 발달
- limph site가 많다.

림프가 모이는 곳 → 림프노드(node), 임파구 많다 → 세균 잡아먹는 역할을 한다.

● 림프관 : 여러 개의 모세 림프관들이 합쳐져 가장 큰 가슴관 or 오른 림프관이 된다.

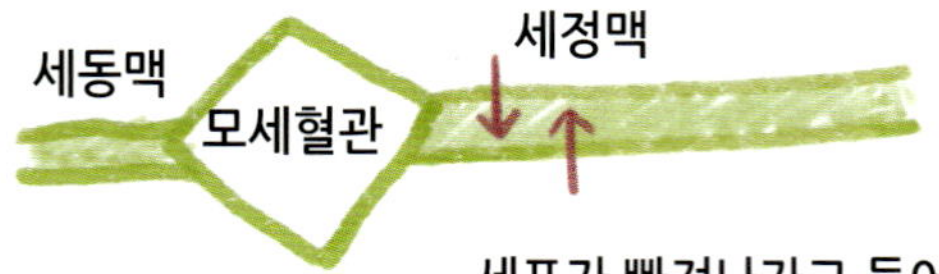

세포가 빠져나가고 들어와야 하는데 분자량이 큰 것은 들어가지 못하여(지방(기름성분), 단백질) 이동을 한다.

⇓ 이동

림프관 → 폐쇄되면 → 단백질 농도 낮아져서 삼투압 낮아짐 수분균형을 잃음

⇓

좌,우 림프관

⇓

흉관(가슴관)

⇓ 혈액으로 들어감

림프관 ⇒ 정맥보다 ① 벽이 얇고 ② 많은 판막을 가지며
③ 림프관 경로에는 많은 림프절을 가진다.

작은 창자의(소장) 융모에서 시작되는 림프관

⇓

유미관(지방을 흡수한 기름죽)

모세림프관이 없는 곳 → 뇌, 척수, 골수, 안구 속

림프흐름 ⇒ 호흡운동과 골격근의 수축에 의해 이루어짐

모세혈관 수분 → (삼투) 40% 혈액으로
모세혈관 수분 → 60% 림프관을 통해 혈액으로

- 가슴샘 : 골수에서 형성된 미분화림프구가 가슴샘에 와서 성숙, 증식하여 → T-림프구로 되며 T-림프구는 림프기관, 림프 조직에서 항체형성, 생체방어 기능을 한다. T-림프구가 많아야 β-림프구가 형질세포로 된다.

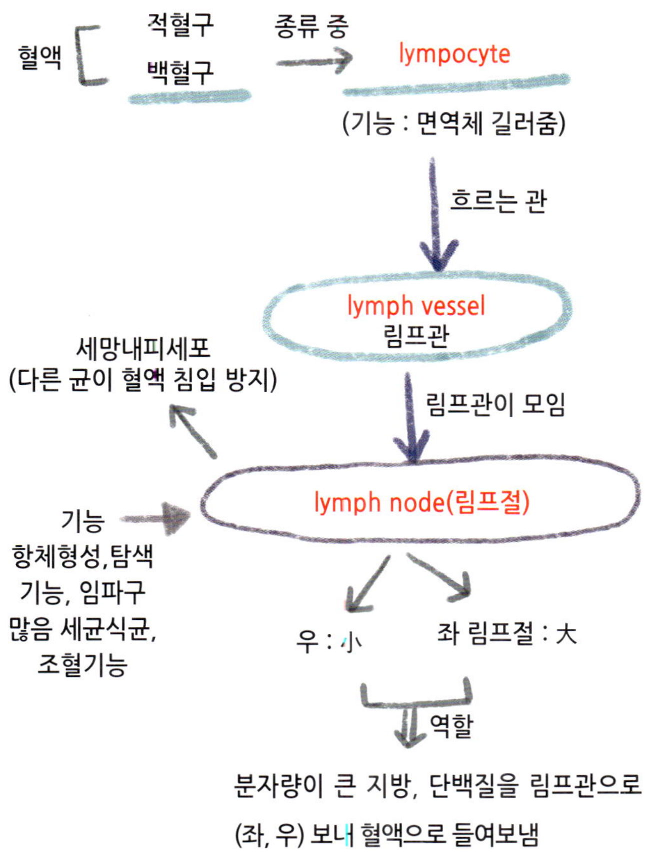

- 림프노드 많은 곳 : 서혜부, 겨드랑이, 비장, 흉선, 경부, 목

Ⅳ. 혈관

체내 각 부분에 혈액이 지나가는 관으로 동맥, 정맥 및 모세혈관으로 나눈다. 심장에서 시작된 동맥은 혈액을 조직 및 기관으로 보내지면서 모세혈관에서 갈라진다. 혈액은 온몸에 퍼져있는 혈관을 따라서 순환하게 되며 미세한 모세혈관은 내피세포로 이루어져 있고 굵은 혈관은 평활근이나 결합조직에 의하여 둘러싸여 있다.

동맥, 정맥의 벽은 내막, 중막, 외막으로 구분이 된다. 정맥은 동맥에 비하여 얇고 중막의 발달이 덜 되어 있다.

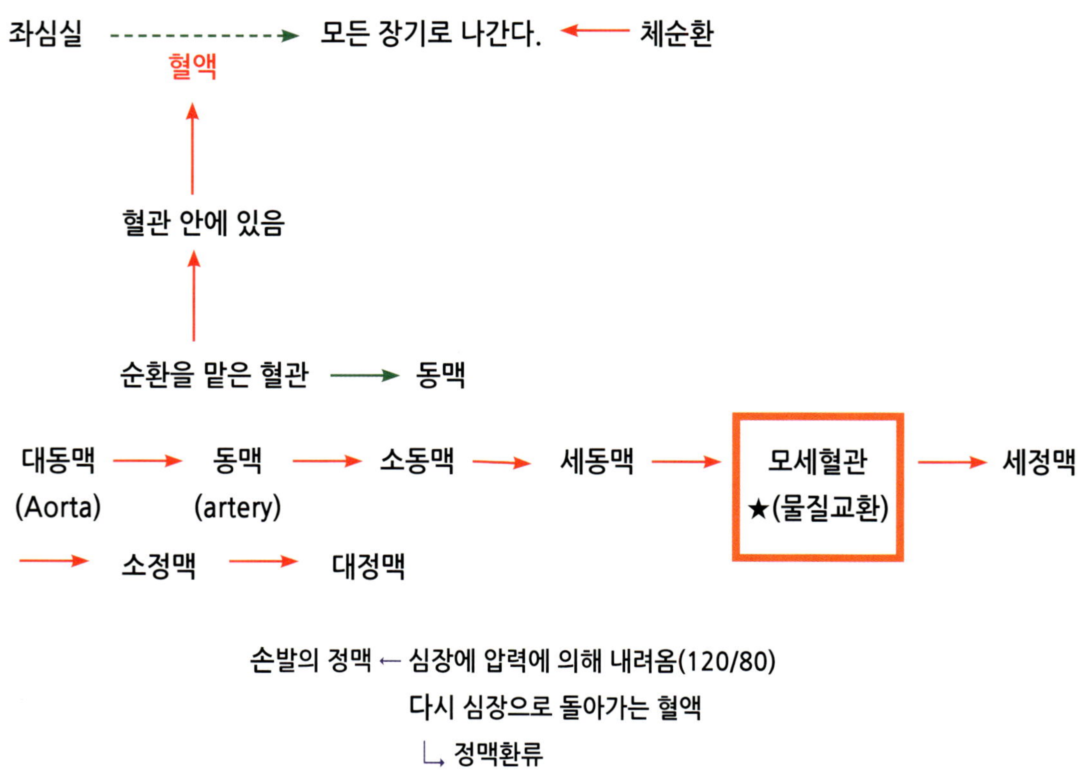

★ 정맥환류

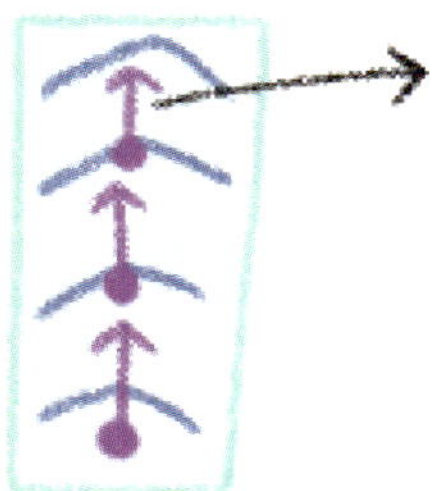

㉠ one way valve
㉡ 무늬가 혈액의 방향대로 되어 혈액흐름에 방해되지 않는다.
조직구성이 혈액흐름 방향
㉢ 골격근의 수축과 이완에 의해 one way valve가 작용한다.
㉣ 들어오는 양 = 나가는 양

우심방의 압력은
평균 zero
정맥의 압력은
15이므로 심장으로
갈 수 있다.

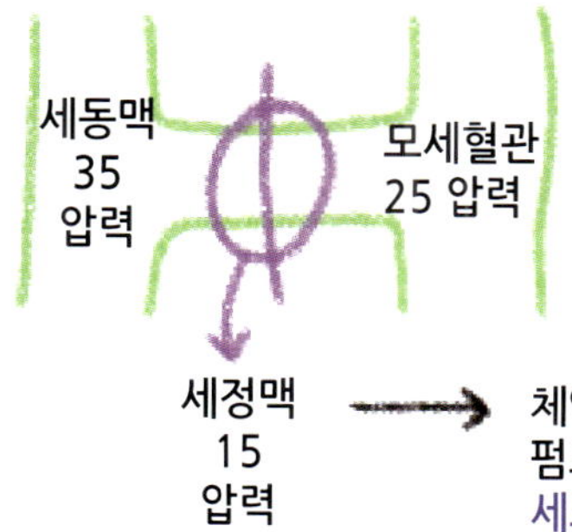

들어오는 양 = 나가는 양
⇓
삼투압, 확산, 여과에 따라
CO_2와 O_2 교환

→ 체액을 운반(운동, 먹은 영양분)
펌프, 호흡의 마지막 효과
세포대사과정을 일으킴
☛ 표면적이 넓다.
조직간질핵에 세포가 떠있다.
미토콘트리아가 O_2
☛ 혈류속도가 느리다.
단위 시간에 물질교환이 이루어짐
수동운반(삼투압, 확산, 여과)

☆ 세포대사(cell의 Matabolism)
세포성장 → 외부로부터 물질을 받아들여 두개 세포로 갈라짐 → 4개 세포 → 조직이 됨

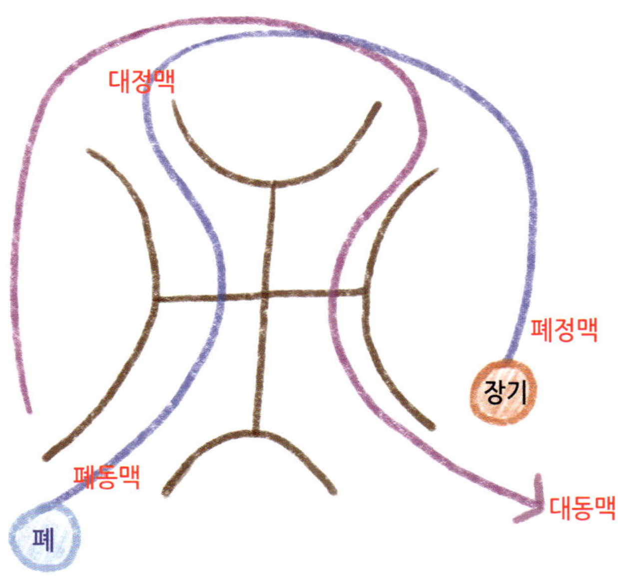

심장에서 나가는 혈관은 무조건 동맥이고 심장으로 들어오는 혈관은 무조건 정맥이다. 모세

혈관은 동맥과 정맥을 이어주는 혈관으로 산소와 영양분 및 물질교환이 가능한 가느다란 혈관이다.

	심장의 입장	장기의 입장
동맥	심장에서 나가는 혈액	들어오는 혈액
정맥	심장으로 들어오는 혈액	나가는 혈액

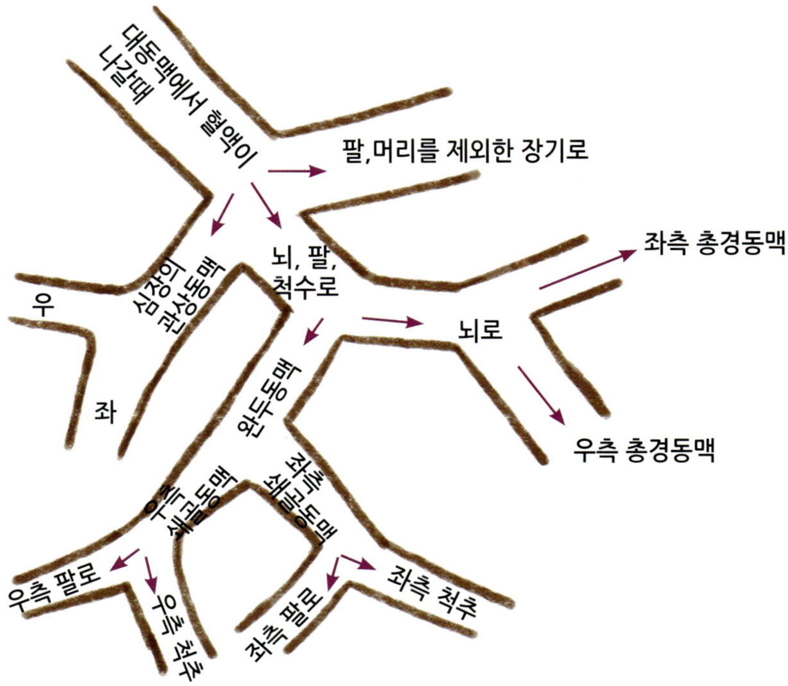

동맥	3층으로 구성, 탄력성 good, 굵다, 근육성 동맥, 탄력성 동맥 중층이 두껍다. 혈액의 저장이 가능하다.
정맥	탄력섬유가 없다. 탄력층이 얇다, 날름막(valve 역류방지)

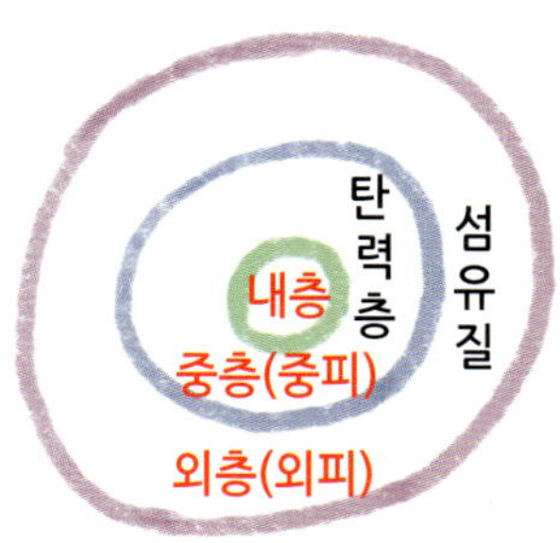

모든 장기(폐 제외)로 들어오고(동맥) 나감(정맥)

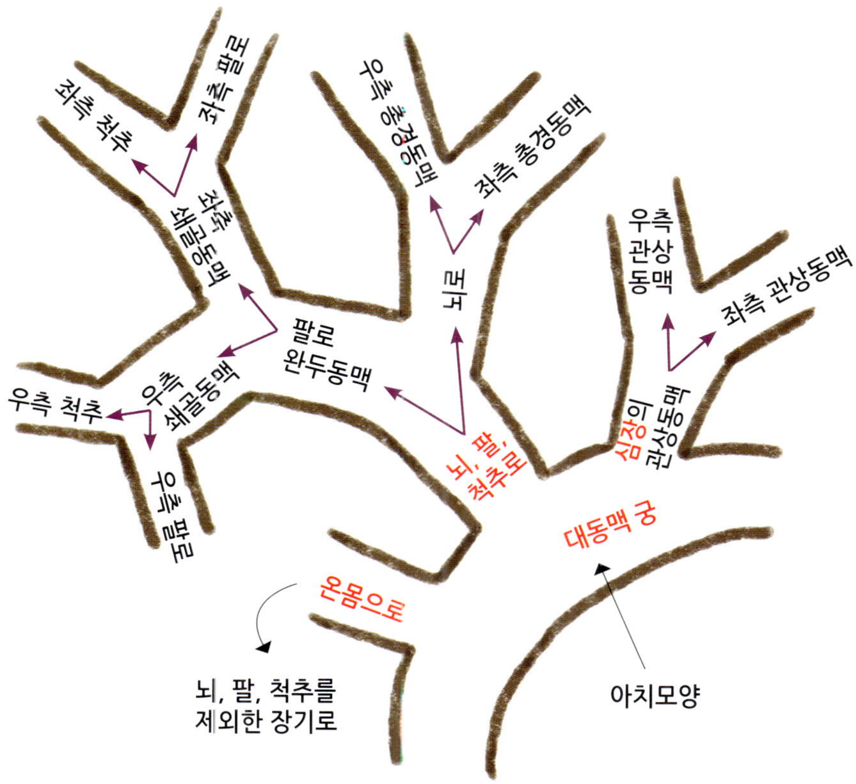

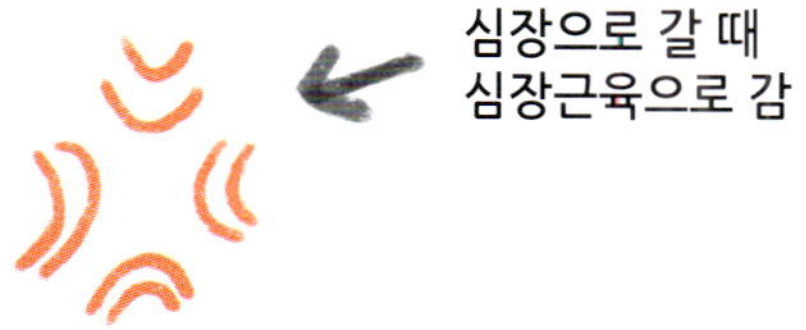

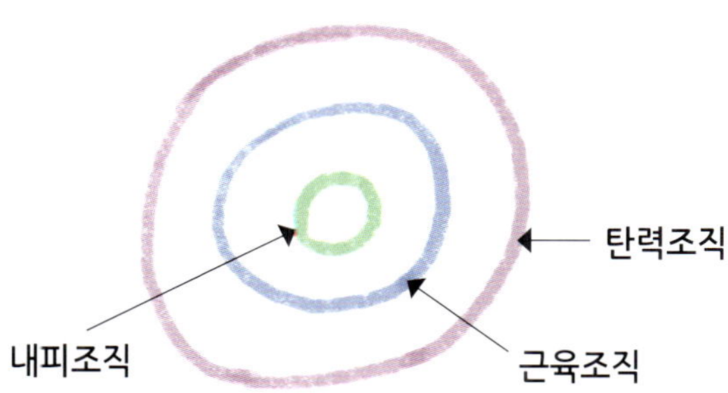

[동맥의 구조]

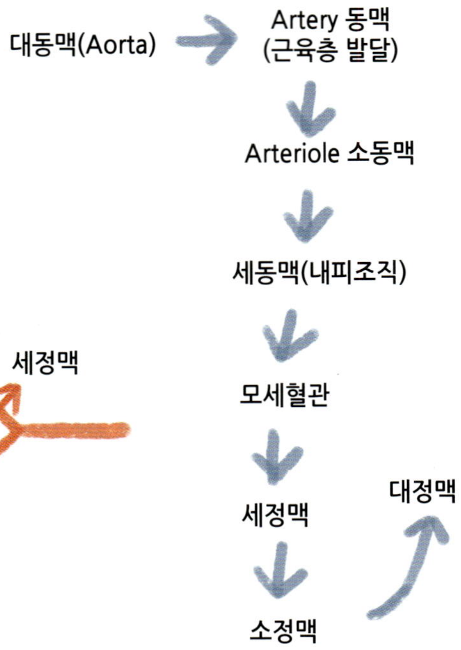

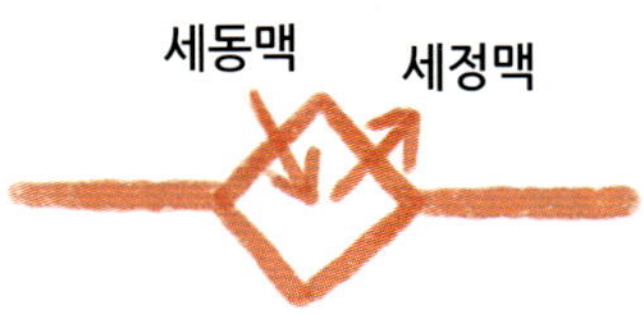

판막은 혈액의 역류를 방지하기 위해서 존재하며 혈액이 항상 같은 방향으로 흐르도록 되어 있다. 판막은 심방과 심실사이, 심실과 폐동맥 및 대동맥, 정맥에 존재한다.

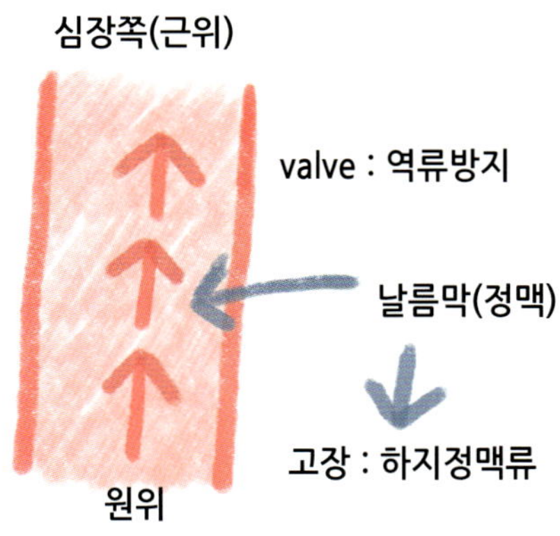

뇌저동맥은 대뇌의 뒤쪽에 위치하며 후두엽에 혈액을 공급한다.

뇌혈관 동맥 앞뒤로 2개씩 있다.

→ 총경동맥 —(분기)— 뇌로(내경동맥) 2개, 우 · 좌로 나뉨
                              얼굴피부토(외경동맥)

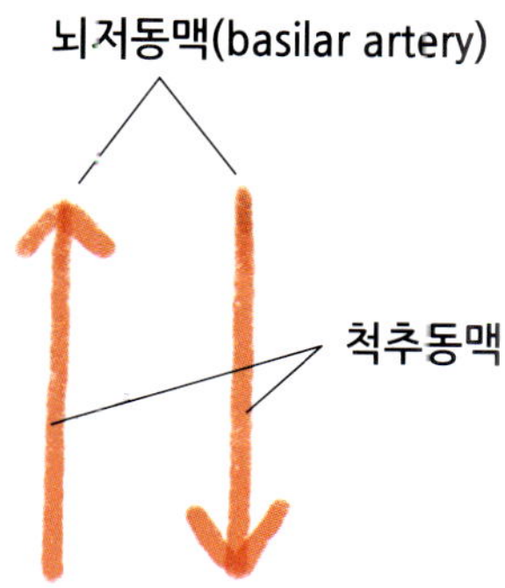

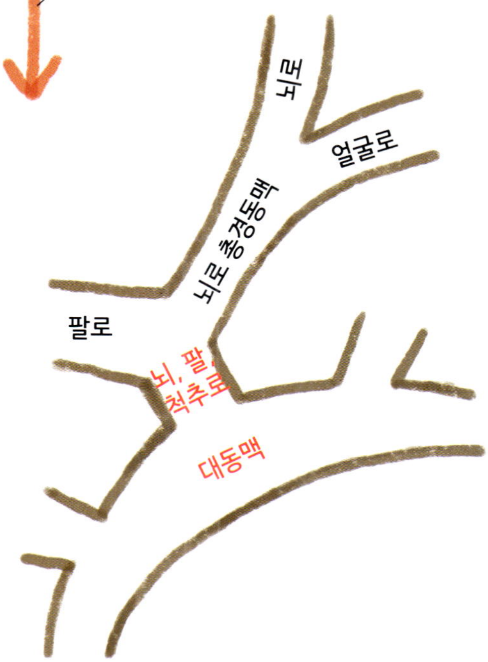

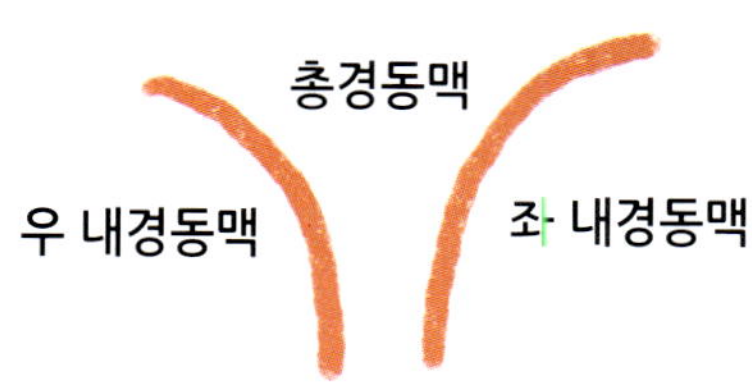

- 외경동맥 : 머리뼈 겉 부분, 얼굴, 코 안, 혀, 편도, 갑상샘, 뇌막에 분포하며 두개부와 얼굴에 혈액을 공급하는 동맥이다.
- 내경동맥 : 뇌막 등에 잔가지를 주고 눈동맥, 앞 대뇌동맥, 중간 대뇌동맥, 위 교통동맥 중 대뇌의 $\frac{2}{3}$ 담당하며 뇌에 혈액을 전달하는 동맥이다.

V. Shock

shock는 일시적으로 혈액공급이 중단되는 것이다.

↑ 다량의 탈수가 원인

↓ 기능이 정지되거나 마비

급성 순환장애로 세포 or 조직에 혈액공급이 되지 않아 저산소 상태가 되어 대사 장애가 발생하는 순환 장애이다.

A. Shock의 종류

① 심장성 쇼크(cardiogenic shock)

심장기능이 저하되어 유발되는 쇼크이며 심장이 정상 수축기 혈압을 유지할 수 없을 정도로 손상 받은 경우 발생한다. 주로 심장의 펌프 기능 상실이 원인으로 심장근육 경색증인 경우에 많이 발생한다.

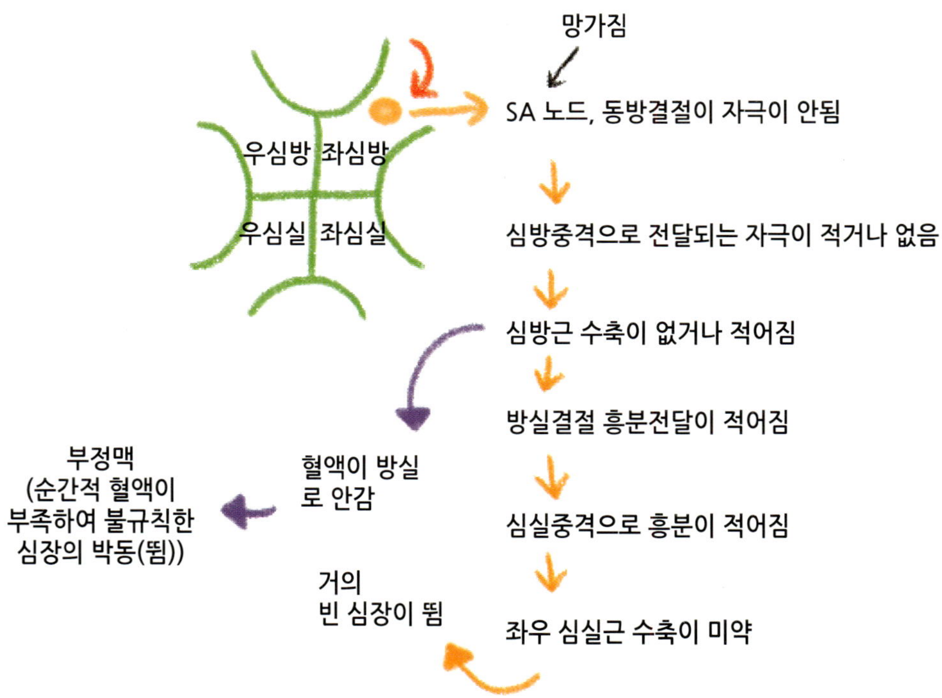

● 폐색전증(pulmonary embolism) : 정맥에 혈전이 생기고 이것이 우심방과 우심실을 경유하여 폐혈관으로 이동하여 폐의 혈관을 막은 상태를 의미한다.

② 출혈성 쇼크

출혈로 인하여 혈액 or 혈장 감소로 혈액공급이 적어져 쇼크가 일어나는 것을 말한다. 심한출혈, 화상에 의한 체액손실, 구토, 탈수, 외상 등이 원인이 된다.

③ 패혈성 쇼크

심한 감염으로 세균이 혈관에 들어온 경우 혈액 내 독성이 생겨서 혈관을 통하여 심장으로 들어가서 온몸에 퍼지게 되어 염증이 생긴다. → 파종성 혈관 응고증 → 혈전 → 색전 → 경색 → 괴사

④ 척수 쇼크

척수손상 직후 척수기능이 완전히 소실된 상태로 반사운동까지 소실되는 현상을 의미한다.

심장 이상의 shock → 조직에 infarction → necrosis

⇓

심박출량 영향, 심근경색이 원인

⇑

허혈 때문(혈액량을 조금 받음)

⇑

염증(혈관이 늘어나서 부음)

B. shock process

초기 혈압 낮아짐

→ 혈압을 유지하기 위하여 뇌 연수의 심장운동 중추에서 박동증가 명령을 내림

↓

혈관이 수축

혈류 낮아짐 → 뇌의 ADH 분비에 의하여 소변을 여과 하지 않음

쇼크의 원인을 해결하면 원래대로 복구되며 쇼크의 원인이 해결되지 않는 경우에는 혈액량이 감소되어 허혈상태가 되고 산소가 부족하게 되며 파종성 혈관 내 응고가 되어 쇼크가 악화된다.

심장성(심인성) 쇼크 or 저혈액량(저용적성) shock는 심박출량이 감소하여 생기는 것이다.

↳ 저혈압, 심박동↑ 호흡수↑ 맥박↓ 피부 차갑고 창백하게 된다.

Anatomical Pathology

「해부병리학」

Chapter 06

비뇨기관

Ⅰ. 신장의 구성
　1. 신장의 우 치

Ⅱ. 오줌의 생성과정
　1. 여과
　2. 세뇨관의 재흡수(여과된 것)
　3. 세뇨관의 분비

Ⅲ. 배뇨

Ⅳ. 신장의 생리기전

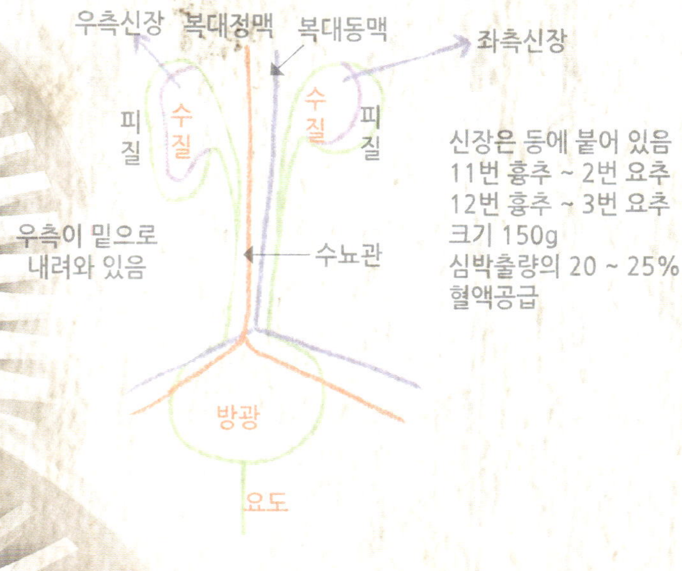

Chapter

06 비뇨기관

Ⅰ. 신장의 구성

1. 신장의 위치

제 11흉추 ~ 제 3요추(T_{12} ~ L_2) 사이에 위치하는 복막후기관(retroperitoneal organ)으로 노폐물을 배설하고 체내 항상성을 유지하는 1쌍의 기관이다.

신장의 크기는 전체 체중의 약 5%이며 생명유지에 매우 중요한 생리적 기능을 수행하고 심박출량의 20 ~ 25%가 신장으로 흘러 들어온다.

신장의 기능을 담당하는 구조로는 nephron이 있다.

신장은 생체의 내부환경 일정하게 유지하고 정상치 이상일 때 오줌으로 배설하고, 정상치 이하일 때 배설억제 및 흡수작용을 한다.

인체는 외부 주위환경이 변하게 되면 여러 조직과 기관들이 상호 조절하여 체내의 상태를 일정하게 유지하려 한다. 즉 외부환경 변화로부터 내부 환경을 보호하기 위하여 즉시 정상적인 상태로 되돌리려는 작용을 하는 것을 체내 항상성유지(Homeostasis)라고 한다.

항상성에 의하여 조직세포는 모든 조건을 일정하게 유지하며 신체 내외의 변화에 대한 자극을 감지하는 수용기(receptor)와 반응을 나타내는 효과기(effector)가 있으며 내적환경이 신경계 또는 내분비계와 같은 조절기관에 의해 유지되어야 한다.

신장(콩팥)은 인체 내의 체액을 유지하는 장기로 하는 일은 다음과 같다.

① 오줌(노폐물, 요소, 요산 등과 같은 독소) 배출

② 전해질 균형(electrclyte balance)

└→ 체액량 정상으로 유지

③ 수분 균형(water Balance)

④ 산-염기균형(acid-base balance)

질적 농도 300㎖, 양적으로 체중의 60% 체액항상성 유지

⑤ 혈압(blood-pressure) 조절 기능

신장은 아래와 같이 구성되어 있다.

Kidney 신장 2개

↓ 처리 찌꺼기

수뇨관 ureter 2개

↓

방광 urinary Bladder 1개

↓

요도 urethra 1개

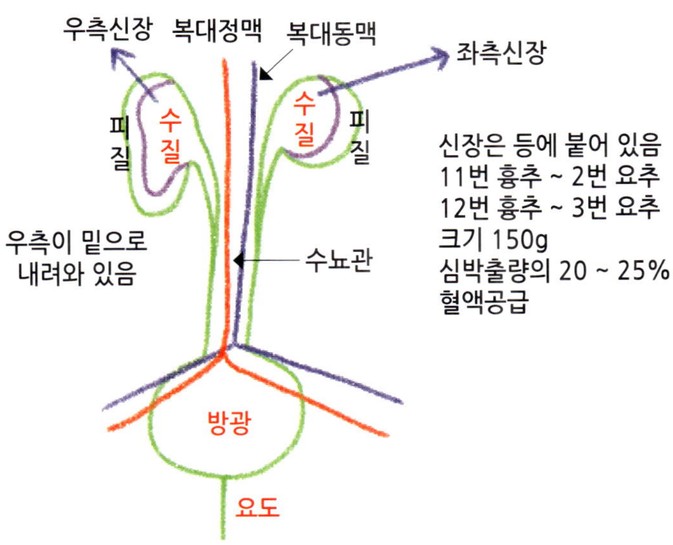

신장은 등에 붙어 있음
11번 흉추 ~ 2번 요추
12번 흉추 ~ 3번 요추
크기 150g
심박출량의 20 ~ 25%
혈액공급

신장의 바깥쪽이 피질, 안쪽에 수질이 있으며 가장 안쪽에는 수뇨관과 연결된 신우가 있다.

① **수질 :** 세뇨관의 집합, 신소체라고 하며 8 ~ 18개의 소신배와 3 ~ 4개의 대신배가 renal pevis(신우)와 연결이 되며 신우는 수뇨관으로 이어져 있다.
수질에서 요를 농축시키는 역할을 한다.

② **피질 :** 수많은 말피기소체가 있으며 말피기소체는 사구체와 보우만 주머니로 되어 있으며 이곳에서 소변이 걸러진다.

③ **신우 :** 신장의 가장 안쪽에 위치한 빈 곳으로 집합관에서 온 소변이 잠시 머무는 곳이다.

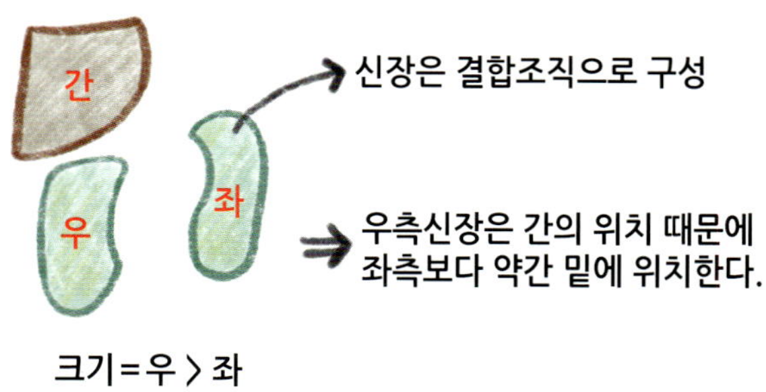

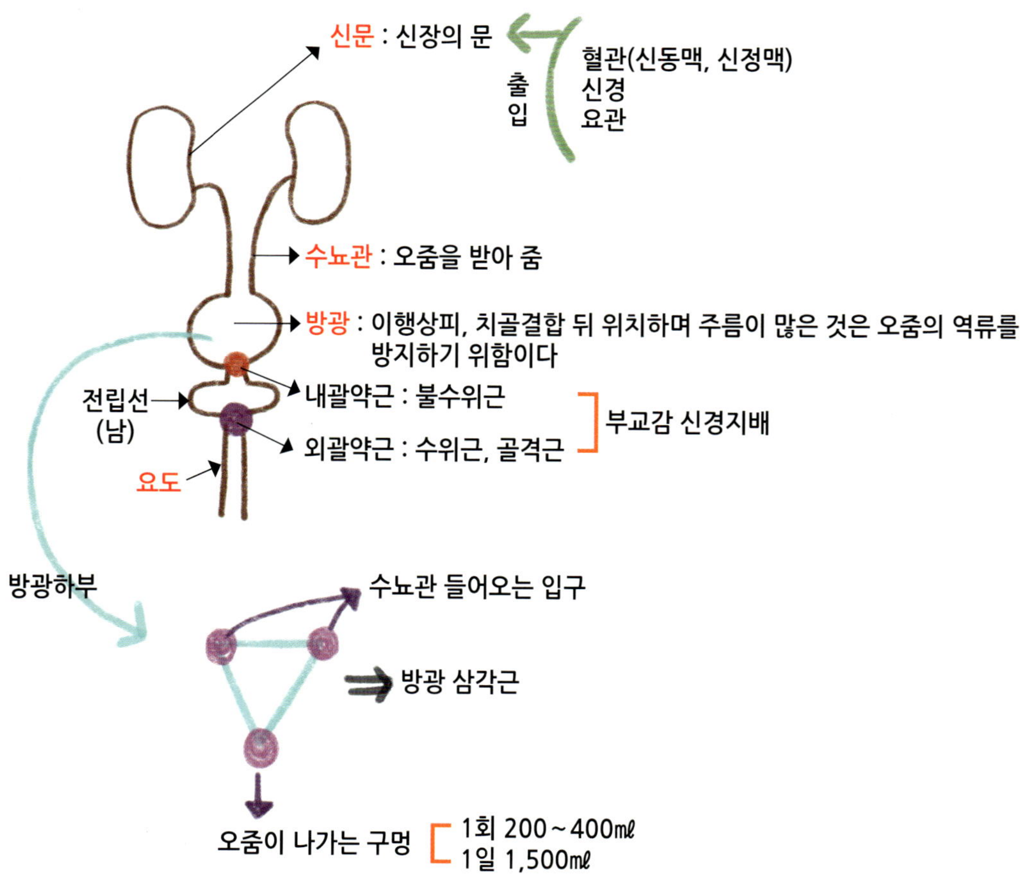

요실금은 외괄약근이 약화된 경우에 발생하며 남자가 여자보다 괄약근이 강하다.
nephron은 신장 기능의 최소단위로 신소체와 신세뇨관으로 구성되어 있다.
신세뇨관은 근위세뇨관, Henies loop, 원위세뇨관, 집합세뇨관으로 구성되어 있다.
신소체는 사구체와 보우만씨 주머니로 구성되어 있다.
사구체는 직경 200μm인 보우만씨 주머니 안에 20 ~ 40개의 모세혈관에서 분지되어 형성된 모세혈관 뭉치(capillary tuft)로 이루어져 있으며 이곳에서 혈장성분이 여과가 된다.
보우만씨 주머니 : 사구체를 둘러싼 주머니, 사구체에서 여과된 액체는 근위세뇨관으로 간다.
nephron 굵기는 10 ~ 20μm, 100만 ~ 150만개의 nephron으로 구성되며 총길이는 집합관 포함 45 ~ 60mm 정도 된다.(근위세뇨관 15mm, Henle고리 2 ~ 14개, 원위세뇨관 5mm, 집합관 20mm)
nephron은 독립적으로 오줌생성 기능이 있다.

신장의 기능
- 여과
- 필요없는 물질 재흡수
- 분비 → urine(오줌)

⇒ 피질에서 nephron이 일을 함 (말피기 소체)

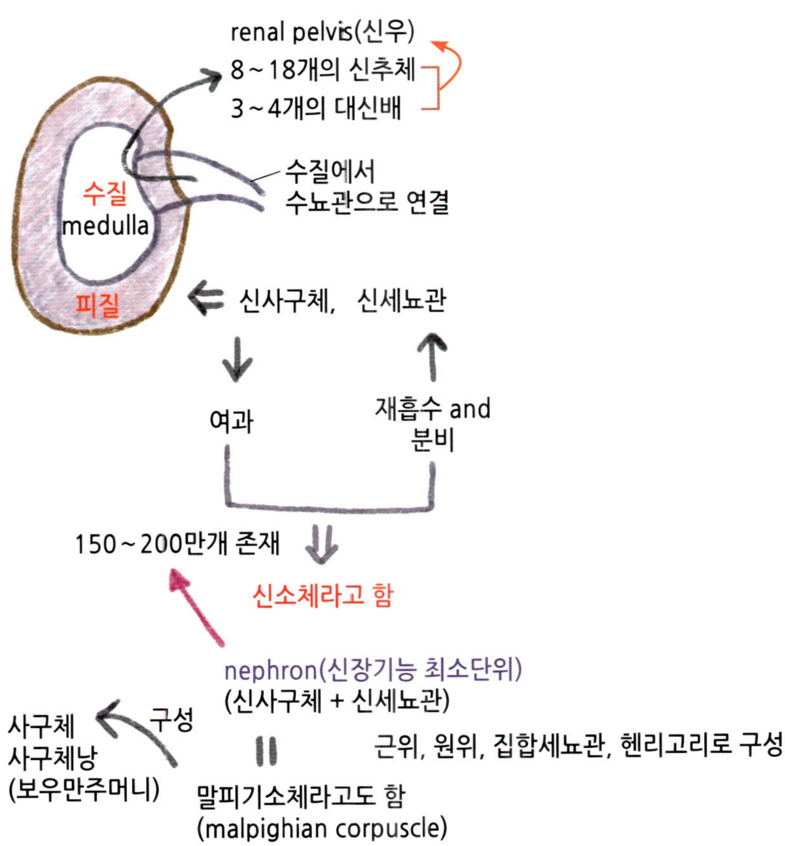

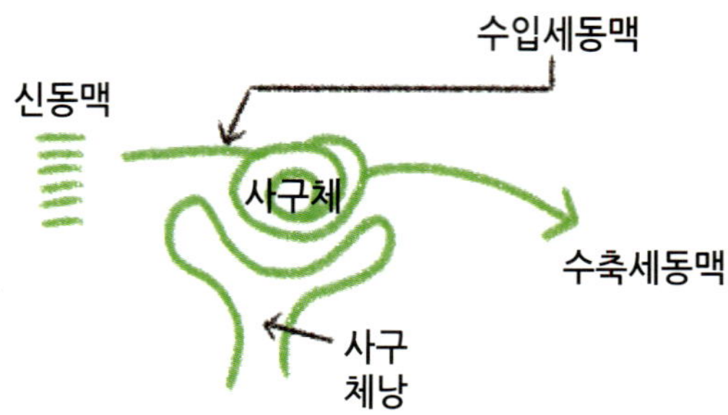

사구체와 보우만 캡슐을 사구체와 사구체낭이라 하며 신소체 or 말피기소체라 한다. (malpighian corpuscle)

피질(nephron으로 이루어짐)
신소체, 신세뇨관
↓ 구성
사구체, 사구체낭
nephron은
↳ 신소체와 세뇨관을 말함

구성
- 근위세뇨관
- 원위세뇨관
- 집합세뇨관
- henies loop

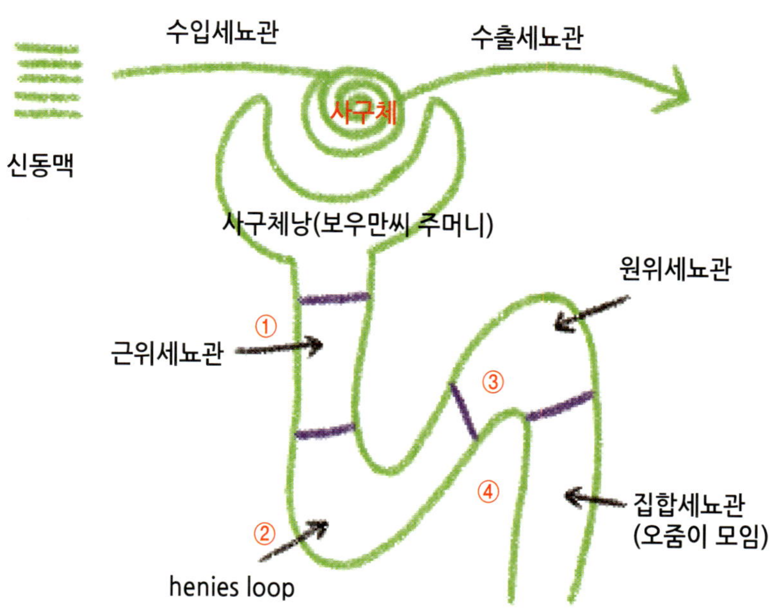

Renal tubule(신 세뇨관)=① + ② + ③ + ④

수질에는 긴 Henies loop와 집합관이 있다.

집합관은(collecting duct)이 모여 신우 renal pelvis를 만든다.

Ⅱ. 오줌의 생성과정

오줌은 사구체 여과액이 사구체, 세뇨관, 집합관을 지나면서 여과액 성분 일부가 세뇨관에서 필요한 것을 재 흡수, 불필요한 것을 재분비하면서 생성된다.

1. 여과

사구체에서 들어가는 동맥쪽의 모세혈관이 정맥쪽 모세혈관보다 굵어서 사구체 내부의 혈압이 높기 때문에 일어난다. 여과된 소변을 원뇨라고 한다.

※ 원뇨(primary urine) : 신장의 사구체에서 여과된 성분이 포도당, 아미노산, Na^+, K^+ 등의 저분자 화합물로 구성되어 있다.

원뇨를 만든 후 세뇨관에서 재흡수와 분비과정으로 혈액 중의 노폐물과 무기염류가 농축되어 집합관에 모이게 된다.

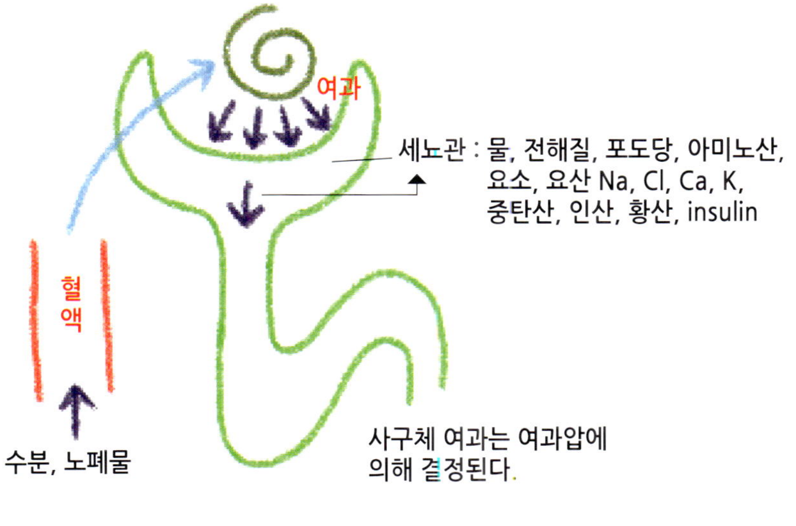

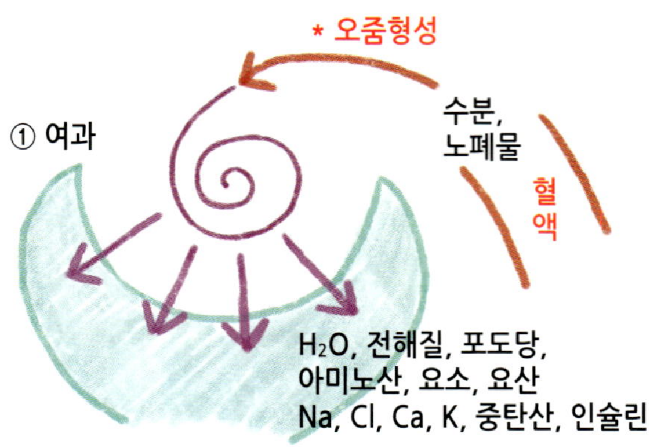

단백질, 혈구, 지방과 같은 분자의 크기가 큰 물질은 여과되지 않는다.

사구체 여과는 여과압에 의해 결정된다.

사구체 여과압＝사구체 모세혈관압－ (혈장교질 삼투압＋사구체낭 정수압)

순수여과량은 혈압에 비례한다.

사구체 여과율(Glomerular Filtratin Rate , GFR) : 1분 동안 보우만낭으로 나오는 양, 걸러내는 양을 의미한다.

남 : 120mℓ/1분 1시간 7 ℓ (120×60)

여 : 110mℓ/1분 1시간 6 ℓ (120×60)

정상 성인의 사구체여과율 1일 160 ℓ 걸러낸다.

오줌 1,500mℓ, 1회 200 ~ 400mℓ 방뇨한다.

여과를 많이 하는 이유는 재흡수를 하기 때문이다.

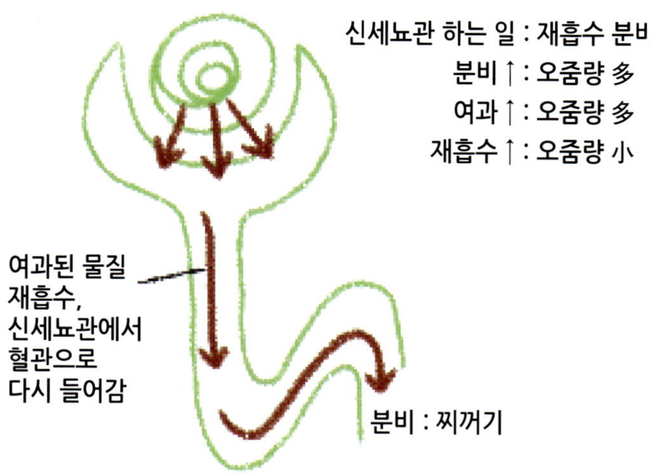

구강 → 위 → 소장흡수 → 혈액으로 들어감 → 혈액 → 여과 → 오줌량이 많아짐
땀의 분비가 많아지면 → 오줌량이 적어지고 → 수분 재흡수 → 체온을 내림, 항상성 유지
겨울은 체액의 손실이 적고, 온도가 낮아지므로 오줌량이 적다.

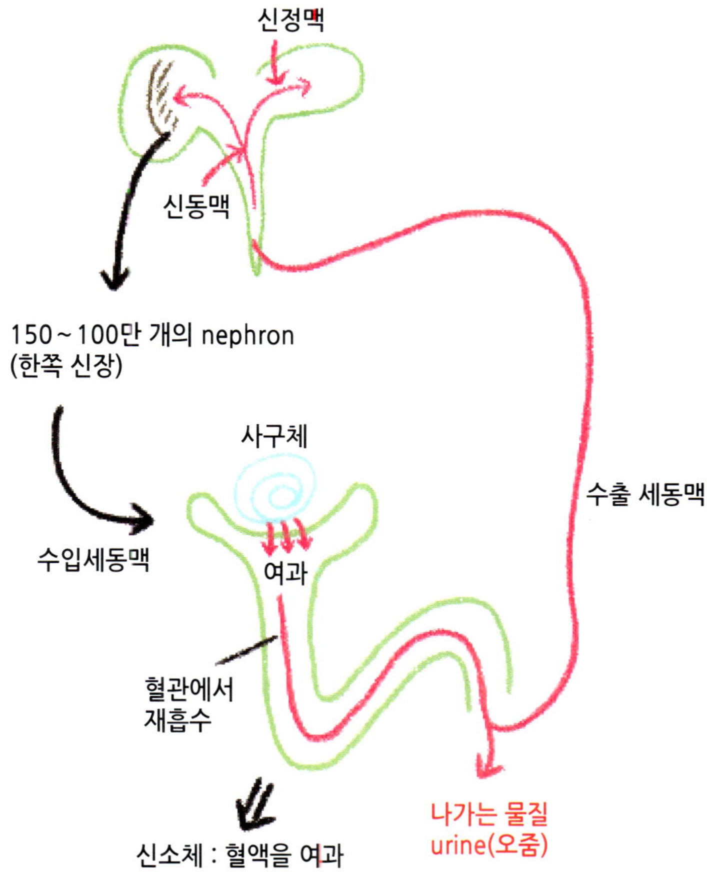

즉, nephron은 오줌을 만드는 공장이다.

urine → 여과증가 → 오줌량이 많아짐

재흡수량 증가 → 오줌량 적어짐

분비가 증가 → 오줌량이 많아진다.

이와같이 신장 내부의 항상성(homeostasis)을 유지한다.

balance ⇒ 생체 섭취량 = 배설양을 의미하며 positive balance = 섭취 > 배설량(부종), negative balance = 섭취 < 배설량(탈수)이 된다.

2. 세뇨관의 재흡수(여과된 것)

세뇨관에서 원뇨가 지나가는 동안 여과된 물질 중 몸에 필요한 성분인 포도당, 아미노산, 무기염류, 물 등은 재흡수 된다.

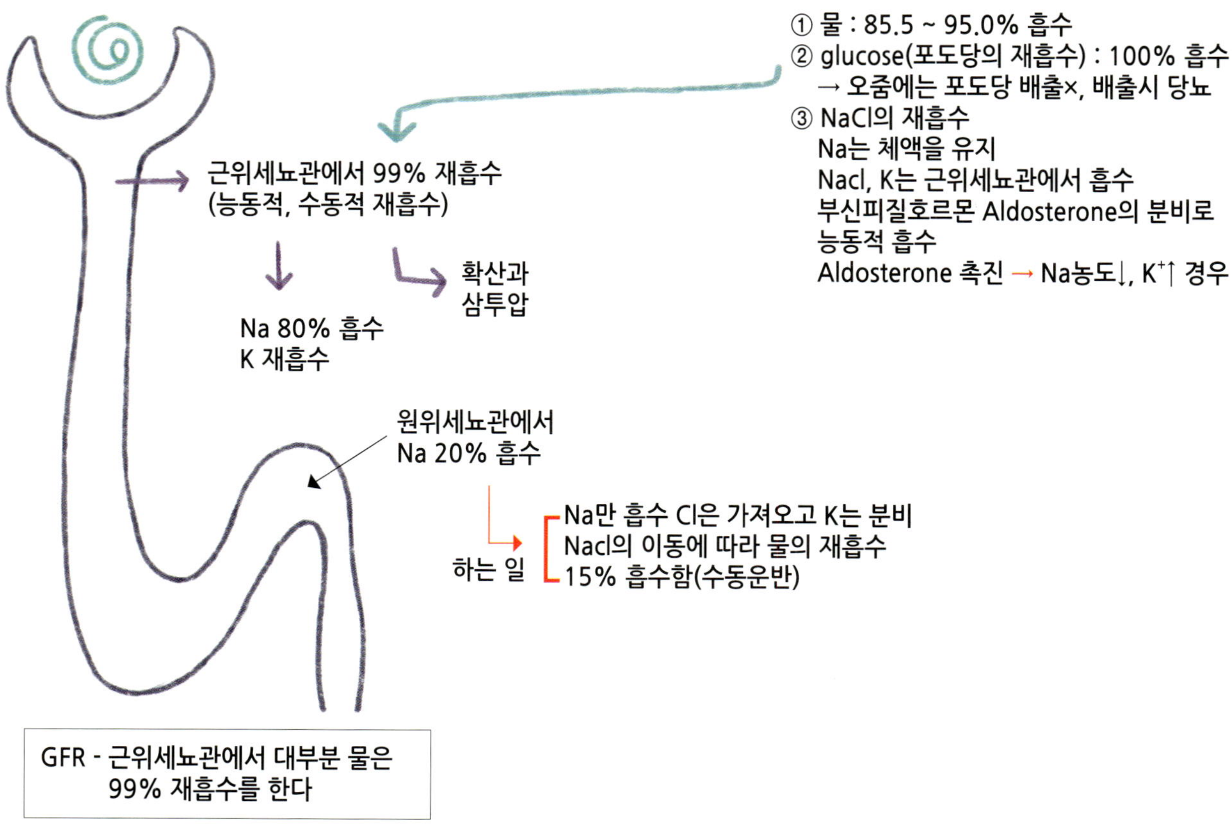

능동적 재흡수와 수동적 재흡수에 의해 일어난다.

세뇨관은 포도당, 수분, 전해질을 구분하며 전해질은 전체 세뇨관에서 흡수한다.
물의 재흡수는 뇌하수체 후엽의 ADH(항이뇨호르몬)의 영향으로 흡수된다.

수분결핍 ⟶ 혈장삼투압 ↑, 심방압 ↑, 혈장량 ↓, 뇨량 감소, 수분재흡수
↓ ADH 분비, ADH 작용
수분과잉 ⟶ 심방압 ↓, 혈장삼투압 ↓, 혈장량 ↑, 뇨량 증가, 수분흡수 ↓
ADH 분비 저하 ⟶ 다량 오줌 → 요붕증

Na+ 과잉 ⟶ 혈장량↑, 삼투압↑, 혈압↑, Na 재흡수, 배설↑
↓ Aldosteron 분비, 작용
Na+ 감소 ⟶ 혈장삼투압↓, 혈압↓, 혈장량↓, Na 재흡수↑, 배설 감소

① 능동적 재흡수 : 포도당, 아미노산을 완전 재흡수한다.
Na^+는 80% 재흡수, K → 근위세뇨관에서
원위세뇨관에서 Na^+ 20% 재흡수하고 전해질은 전체 세뇨관에서 흡수한다.
세포가 에너지를 소비하면서 세포막에서 물질을 통과시키는 것이다.

② 수동적 재흡수 : Cl^-, PO_4, HCO_3^-
확산과 삼투작용에 의하여 흡수되는 것으로 확산은 물질의 농도가 높은 곳에서 낮은 곳으로 이동하며 삼투작용은 용질의 농도가 높은 곳에서 수분이 이동하는 것이다.

㉠ 물 : 85.5 ~ 95.9% 까지 흡수
↓ ↓
오줌 15% 오줌 0.1%(물 많이 먹고 땀을 많이 흘린 경우)
평상시에는 90%가 흡수되고 10% 배출한다.

㉡ glucose(포도당의 재흡수) : 100% 흡수
정상 상태에서 100%라는 것은 근위세뇨관에서 재흡수를 의미한다.

★ 당뇨(diabetes melitus)

세포의 미토콘트리아의 포도당(CHO) + 산소(O_2)

→ ATP+O_2(에너지원을 만든다) → CO_2 만들고 H_2O 만들어짐

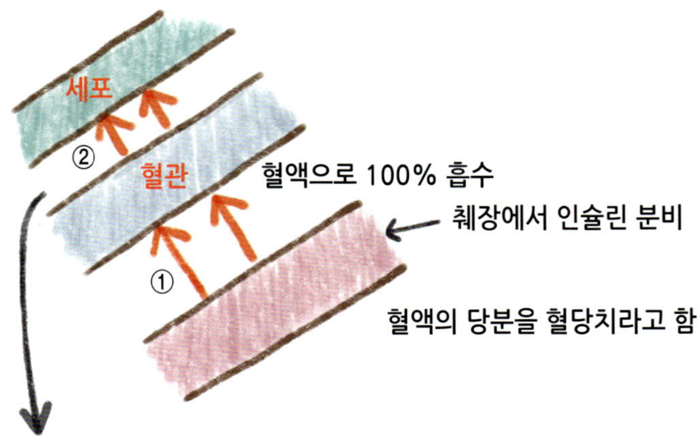

포도당이 세포막을 통하여 세포 내로 들어가 ATP를 만들어야 하는데 인슐린이 있으면 들어가지 못함 → 세뇨관에서 최대치를 넘는 당을 재 흡수하지 않고 당을 오줌으로 배설한다. 오줌으로 배설하는 것을 당뇨라고 한다.

한계수치를 넘음(당섭취 ↓),

인슐린 수치가 정상이면 한계치를 지나지 않음

당뇨가

나타나는

시작 혈당치 ← 신장역치라고 함

세뇨관을 통하여 포도당 흡수(능동적 운반)할 수 있는 한계가 있다.

포도당은 소화기관 100% 흡수하고 세뇨관에서 100% 흡수한다.

세뇨관에서 흡수율 한계치 ⇒ TMX라고 함

TMG(glucose transport maximum)

└→ 포도당(glucose)의 최대 흡수율을 말한다.

인슐린 부족 → 소장에서 혈관 → 세포로 당이 多흡수 → 세뇨관에서 최대치를 넘은 수의 당은 오줌으로 배설 → 당뇨병(DM diabetes Mellitus)

당뇨가 나타나기 시작 혈당치

└→ 신장역치(renal threshold)라고 함

남 : 375mg/min ＞ 1분 동안 세뇨관에서 흡수 가능한
여 : 303mg/min 포도당의 최대 흡수율이다.

ex) 혈당이 400이면 25mg의 혈당이 나오게 된다.

③ NaCl의 재흡수

Na는 체액을 유지한다.

근위 세뇨관 하는 일
- NaCl과 K는 근위세뇨관에서 흡수
- ↓ 재흡수에 필요한 것은
- 부신피질호르몬인 Aldosteron(알데스테론)의 분비로
- 능동적으로 흡수된다.(물도 같이)
- ↳ 오줌량이 적어진다 ↳ 75%의 물 재흡수

Na^+ → 세뇨관으로 이동은 수동적, 상피세포에서 → 혈액 이동은 능동적
부신피질호르몬 aldosterone은 조직 내에 Na^+ 함량↓ → aldosterone 분비촉진 → 세뇨관 자극 → Na^+ 재흡수하고 Na^+ 함량↑ → aldosterone 분비 억제 → 세뇨관 내의 Na^+ 흡수하지 않는다.
aldosterone 촉진 ⇒ Na농도가 낮아지고, K^+ 이 높아진 경우 세포외액량 감소된다.

원외 세뇨관 하는 일
- NA만 흡수 Cl을 가져오면서 K는 분비
- NaCl의 이동에 따라 물의 재흡수 일어남
- 물은 15% 흡수 ← (수동운반으로)

GFR = 근위세뇨관 75%] 물 흡수
↓ 원위세뇨관 15%]
사구체
여과율

물의 재흡수는 뇌하수체 후엽에서 분비되는 ADH(Antidiuretic Hormone)에 의하여 흡수

된다.

↗ 이뇨
ADH는 항이뇨 호르몬(이뇨 : Diuresis 물이 빠져 나가 혈압↓,
항이뇨 : 오줌 안 누게 한다)

수분결핍 ⇒ 혈장 삼투압↑, 심방압↑, 혈장량↓, 수분재흡수, 뇨량 감소, ADH 분비

⋮

ADH 작용

⋮

수분과잉 → 심방압↓, 혈장삼투압↓, 수분흡수↓, 뇨량 증가

Na^+ 과잉 → 혈장량↑, 혈장삼투압↑, 혈압↑, Na재흡수↓, 배설 증가

⋮ 부신피질 알데스테론 조절

Na^+ 결핍 → 혈장삼투압↓, 혈압↓, 혈장량↓, Na재흡수↑, 배설 감소

3. 세뇨관의 분비

사구체에서 나온 혈액이 모세혈관을 흐르는 동안 요산, 크레아틴 등의 노폐물은 세뇨관으로 능동적으로 들어가는데 이를 분비라고 한다.

선택적인 과정으로 불필요한 물질이 세포를 통하여 배설, 능동적 분비, 수동적 분비한다.

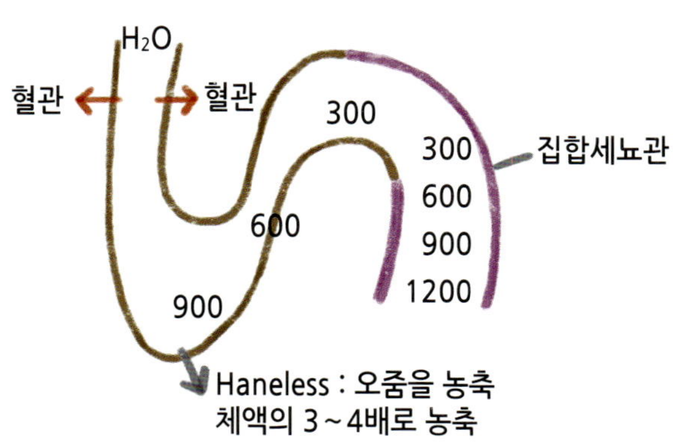

Haneless하는 일은 오줌을 농축시킨다.

물이 재흡수 → 양은 줄면서 농도가 진해짐

체액은 300mosm/ℓ → 0.3H/ℓ 의 농도

1H/ℓ =3, 체액이 걸러서 남은 것은 0.3H/ℓ 가 되어야 한다.

오줌의 농도는 0.9 ~ 1.2H/ℓ ↵ 체액의 3배

즉 3 ~ 4배로 농축을 Henies loop에서 한다.

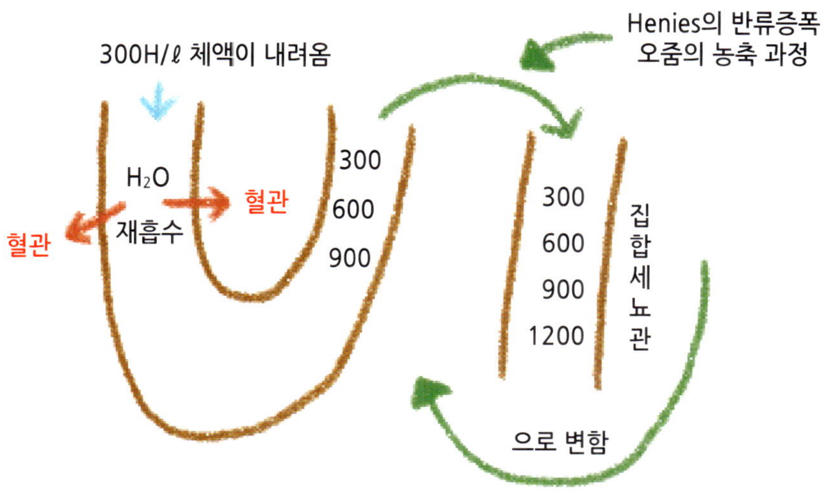

체액이 300m/ℓ 이 내려오면서 혈액방향으로 물만 재흡수, 양은 줄면서 농도가 진해진다.

올라가면서 Na만 재흡수, Na가 줄어들면서 양이 줄어든다.

집합세뇨관은 물만 재흡수하면서 농도는 진해지고 양은 적어진다.

Henies Loop를 오르내리면서 오줌 양은↓ 농도↑

↳ 반류증폭이라고 한다. 오줌량의 조절은 ADH가 관여한다.

Ⅲ. 배뇨

세뇨관에서 나온 오줌은 신우에 모이고 수뇨관을 통하여 방광에 저장되고 요도를 통해 몸 밖으로 배설된다.

오줌 → 집합관 → 수뇨관의 연동 → 방광 → 요도 → 배출
↑
평활근, 이행상피, 오줌축척
평활근 수축으로 배출(부교감 지배)

오줌이 배출하는 것을 배뇨라고 한다.
요의를 느끼는 방광 용적은 150㎖이다.
배뇨 : 내압수직상승 → 골반신경을 통해 척수 반사를 통해 촉진중추, 억제중추에 영향
억제중추(대외피질과 중뇌에)
소변 시(대외피질 수축, 외요도 괄약근 이완, 배뇨촉진)
오줌 요실금(척수질환의 천수의 배뇨중추마비)
회음부 근육, 외요도 괄약근 ⇒ 수의적 수축
남성 : 해면체 근육 수축으로 배출
여성 : 중력에 의해 배출

★ 이뇨조절, 오줌량의 조절

ex) 맥주는 4% 알콜, 96% H_2O로 구성되어 있으며
H_2O 多 섭취하면 → 소화관에서 흡수 → 혈액으로(혈액량 증가)
→ 조직간질핵 → 세포 → 다시 나옴 ↑

혈압이 높아지면 혈액량
증가, 여과율 높아지고
소변량은 많아진다.

물은 60% 이상이면 나머지는 내보낸다.
재흡수가 안되고 ADH 분비 안된다. 물이 재흡수가 안되므로 소변으로 배출한다.
알콜은 빨리 흡수된다. 알콜이 지방(세포내막에 있음)을 녹여 혈액으로 들어가면 혈압이 높아지기 때문에 맥주 섭취를 많이 하면 소변량이 많아지는 것이다.

여름에 물 많이 흡수 → 여과를 많이 하고 땀 분비량 많아지며 → 재흡수를 많이 하고 → 소변량은 적어진다.

겨울 물 많이 흡수하면 → 여과 많이 하고 → 재흡수는 적어지며 → 소변량이 많아진다.

★ 산, 알칼리 평형

우리 몸은 항상 pH 7.4가 유지되어야 한다.

$$pH = \frac{HCO_3(\text{이온})}{\alpha PCO_2(\text{산})} = 20 \rightarrow pH\ 7.4$$

$$H_2O + CO_2 = H_2CO_2$$

★ Acidosis(산증)

산이 많이 축척 or 알칼리가 부족 상태, 체액이 산성으로 기우는 상태를 의미한다.

- Respi A

  PCO_2↑ PO_2↓ 되는 경우

  호흡을 제대로 못한 경우(호흡기 이상)

  호흡성 산증, 폐결핵, 폐암

- Metabolic, A

  (대사관 (소화기관, 신장)의 이상)으로 산증

  소화기관 [위장 HCl(강산) / 소장 ~ 대장, $NaHCO_3$(알칼리)]

  (구토) HCl이 많이 없어짐 → 알칼리로 많이 됨

  (설사) $NaHCO_3$ 많이 없어짐 → 산성으로 산이 많이 됨

  신장 : 신부전, 신장이 제대로 걸러내지 못함, 산증이 됨

★ Alkalosis(알칼리증)

알칼리 축척 or 산이 모자란 상태를 의미한다.

- Respi, A

  PO_2↑, PCO_2↓ 과다호흡, 고도에서 호흡 시

- 소화기관

  구토(HCl 많이 없어짐)할 때 알칼리로 변함

Ⅳ. 신장의 생리기전

신사구체에서 → 여과 多 → 오줌량 多
여과 小 → 오줌량 小
신세뇨관에서 → 재흡수 多 → 오줌량 小
재흡수 小 → 오줌량 大
분비 多 → 오줌량 多
분비 小 → 오줌량 小

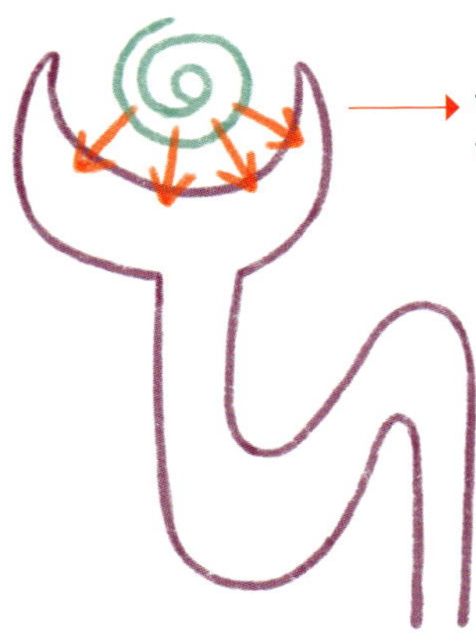

renin의 효소 분비로 ← 혈압이 조절

erythropoietin 호르몬은 적혈구 형성 속도를 조절

→ Vit. D의 활성화로 K의 흡수를 도와준다.

Na^+, K^+, Cl^-, 요소 물질이 여과 재흡수 분비에 중요한 기능을 한다.

① 체액의 항상성 유지

항상성이란 체내에 축척이 없는 한 input = output으로 항상 똑같은 상태를 유지하는 것이다. 성인은 체액량의 조성이 일정하게 체액의 항상성을 유지한다.

염분, 수분, 섭취, 배설의 균형을 유지하고 K^+, H^+, HCO_3^- 섭취와 배설을 조절 및 혈장의 H^+ 농도, pH의 정상범위를 유지하며 세포외액의 양과 삼투질 농도를 일정하게 유지한다. 일정하게 체액의 농도를 조절하는 것은 신체 내의 모든 세포의 환경을 일정하게 유지시켜 주는 중요한 작용을 한다.

② 대사산물과 이물질의 배설

단백질 대사 최종산물 중 요소, 요산, 크레아티닌이 신장을 통해서 배설된다.

③ 혈압조절

나트륨 함량으로 혈압을 조절한다.

결정 ↳ 세포외액 혈장량, 심장박출량, 혈압

혈액량이나 혈압이 저하되면 수입세동맥의 사구체 기관에서 분비되는 부신수질 호르몬인 레닌 분비가 증가되어 안지오텐신과 알도스테론의 분비를 증가시킨다.

안지오텐신은 혈압을 상승시키고 부신피질에서 분비되는 알도스테론은 세뇨관에서 나트륨의 재흡수를 촉진시킨다.

혈압↓ 지면 → 승압 반사 → 사구체 옆에서 renin 분비 → angiotensin Ⅰ 생산 → 페에서 agiotensin Ⅱ 로 → 말초혈관 자극 → 부신 피질 호르몬(신장위)인 aldosteron 생산 → 체내 Na 재흡수 촉진 → 혈압상승, 체액량 조절 → 감압반사 → 세뇨관에서 Na 재흡수↓ 지면 → 혈압 떨어진다.

혈압↓ → 레닌(단백질 분해 효소) 분비 → 안지오텐시노겐을 가수분해 → 안지오텐신으로 되어 전신 혈관 수축

혈압 ↑, 부신 피질의 aldosteron 촉진

신장에서는 적혈구 생성을 촉진하는 적혈구 형성 호르몬(erythropoietin)을 생산한다.(산소 부족 시)

※신장에서의 합성 호르몬 : 레닌, prostaglandin(혈압조절), erythropoietin

④ 조혈작용

피질과 수질 및 세뇨관 주위의 혈관내피 세포에서는 골수의 적혈구를 만들게 하는 에리스로포이틴(erythropoietin)이 생성된다. 만성신부전 환자에서 에리스로포이틴의 감소로 빈혈이 발생한다.

⑤ 무기질 평형 유지

신장에서 칼슘, 인, 비타민 D의 대사에 관여하며 혈액 내 인이나 칼슘의 농도가 저하되어 부갑상선 호르몬의 분비량이 증가될 경우 장에서의 칼슘과 인의 흡수를 증가시키거나 뼈에서의 칼슘 이동을 돕는다.

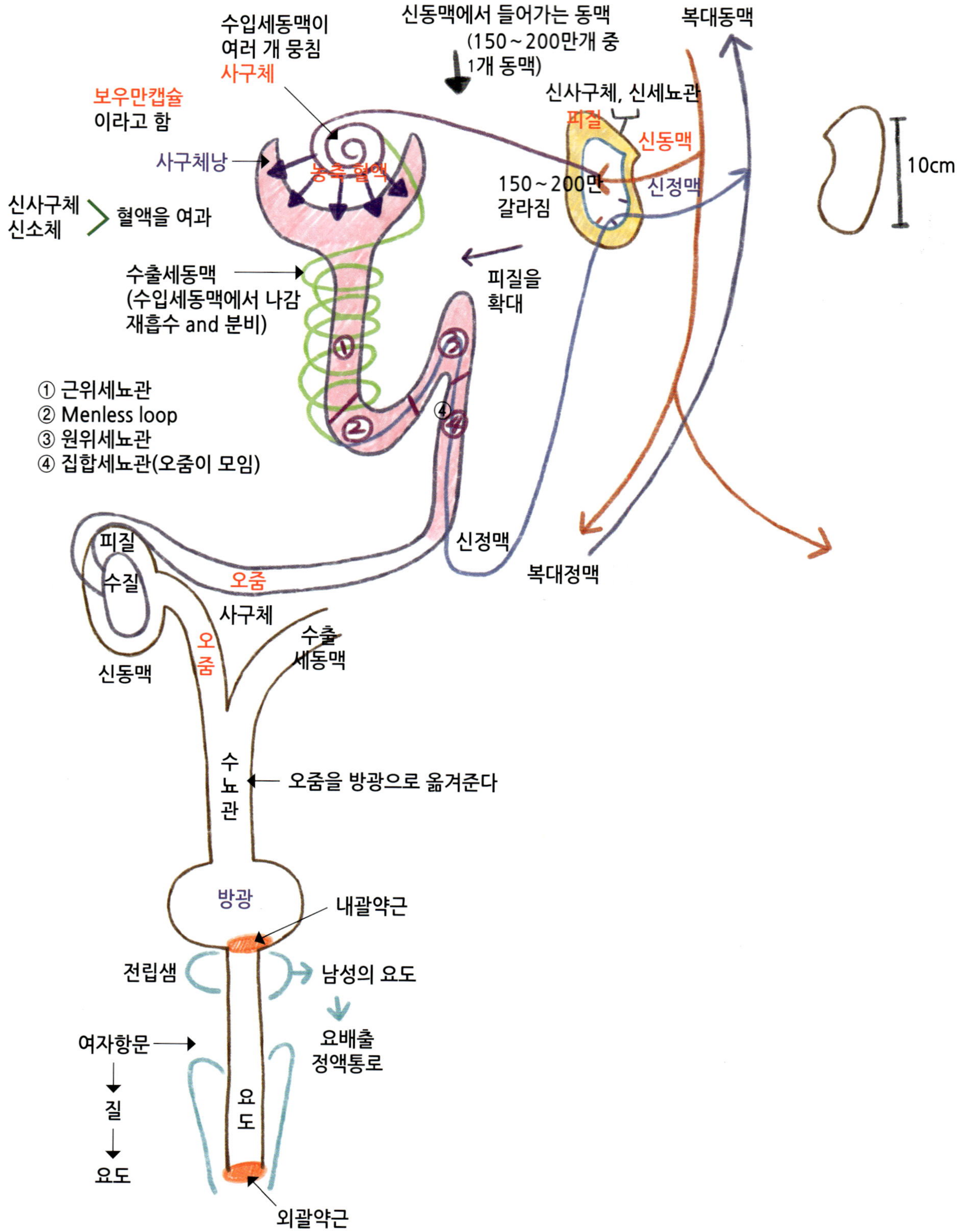
수입세동맥이
여러 개 뭉침
사구체
신동맥에서 들어가는 동맥
(150~200만개 중
1개 동맥)
복대동맥
보우만캡슐
이라고 함
신사구체, 신세뇨관
피질
신동맥
사구체낭
농축 혈액
150~200만
갈라짐
신정맥
10cm
신사구체
신소체
혈액을 여과
수출세동맥
(수입세동맥에서 나감
재흡수 and 분비)
피질을
확대
① 근위세뇨관
② Menless loop
③ 원위세뇨관
④ 집합세뇨관(오줌이 모임)
신정맥
복대정맥
피질
수질
오줌
사구체
수출
세동맥
신동맥
오줌
수뇨관
오줌을 방광으로 옮겨준다
방광
내괄약근
전립샘
남성의 요도
요배출
정액통로
여자항문
질
요도
요도
외괄약근

Chapter 07

내분비

Ⅰ. 뇌하수체(Pituitary gland)

Ⅱ. 갑상샘(Thyroid gland) - 호르몬 두개

Ⅲ. 부갑상선(Parathyroid gland)

Ⅳ. 부신(Adrenal gland)

Ⅴ. 췌장(Pancreas gland)

Ⅵ. 성선호르몬

1. 남성호르몬
2. 여성호르몬

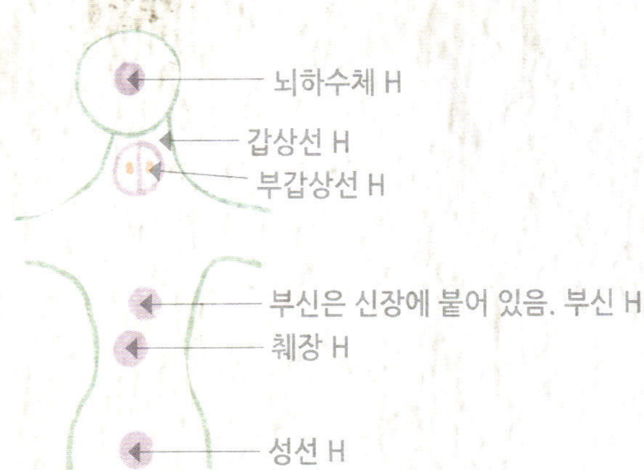

Chapter

07 내분비

인체가 내적, 외적 환경변화에 대하여 적응하기 위한 조절체계를 가지고 있는데 그것이 신경계와 내분비계이다.

신경계는 외계나 체내의 변화 정보를 신경섬유가 표적기관에 접촉하여 신경 조절 물질을 분비하여 어떤 특정한 표적기관에 신속하게 전달하는 것이 특징이다. 즉각적이고 신속하게 반응하며 뉴런을 통하여 자극을 전달하고 신경조직에 작용한다.

우리의 인체에는 외분비선, 내분비선이 있으며 외분비선은(exocrine gland) 세포체액 → 조직, 기관에서 분비 물질 → 몸 밖으로 땀샘, 침샘, 눈물샘, 소화샘 등에서 분비되는 분비물을 도관(duct)을 통해 신체 표면 또는 소화관으로 분비하게 하여 준다.

호르몬을 우리몸의 내부 혈액 속으로 보내서 다른 기관 조직에 영향을 주는 것을 내분비(endocrine glands)라고 한다. 내분비계는 호르몬이 혈액을 따라 표적기관에 전달, 또는 림프관에 흡수 → 배출 → 표적기관에 전달하는 것을 말하며 매우 적은 양으로 이들의 대사를 조절하여 체내 항상성을 유지한다.

호르몬 분비 과다에 따라서 과다증이나 과소증이 생기기도 한다. 각 내분비선은 서로 밀접한 관계를 가지고 있으며 신경계의 영향도 받는다.

표적기관 호르몬을 식별하는 것은 표적기관 세포에 있는 특정 수용체 단백질이 호르몬과 결합하기 때문이다.

호르몬은 신체의 성장과 발달, 대사 및 항상성을 유지하는데 중요한 역할을 담당하고 있으며 내분비선에서 생성되어 혈액으로 분비되는 체내 대사조절물질이다. 호르몬에 의한 정보 전달은 신경계와 달리 비교적 늦다.

호르몬은 지속적이고 완만하게 반응하며 혈액을 타고 자극을 전달하며 표적기관에 작용한다.

표적기관은 특정 호르몬으로 정해진 장기로 가서 특이하게 반응하는 기관을 말한다.

호르몬 분비는 신경에 의한 조절, 뇌의 자극호르몬에 의한 조절, 혈액 내 물질 농도에 의한 조절에 의한다.

★ secretion(분비계) 종류

- 외분비선(exocrine glands)

  세포체액 → 조직, 기관에서 나온 물질이 → 몸 밖으로 나옴(땀, 눈물, 콧물)

  선 세포에서 생산된 분비물이 도관(duct)을 통해 신체표면 or 소화관 내로 배출된다.

  ex) 타액선, 위선, 장선, 한선, 췌장, 땀, 눈물, 콧물, 오줌

- 내분비선(endocrine glands)

  혈액 내로 직접 흡수 or 배출되어 표적기관에 보내지는데 여기서 생산되는 물질을 Hormone이라고 한다.

  ↑

  일반적 내분비기관(소화관 외 모든 기관에서 분비되며 혈액을 따라 모든 기관에 적용)

  ⇓

  Target organ : 온몸에 퍼져 있다.

  내분비가 분비되는 곳 : 뇌하수체, 갑상선, 부갑상선, 부신, 성선, 태반, 장점막

  소화 호르몬 : 소화기관에서 분비되어 소화기관에서 작용 ← Target Hormone

  ↖ 독립적이며 유기적 연관이 있음

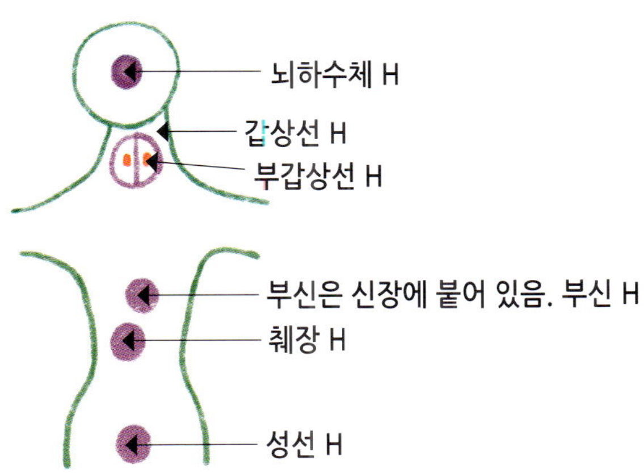

★ 내분비 특징

- 어느 기관에 부속되어 있다.
- 남의 기관에 부속되어 작다.
- 유기적 연관 없다.
- 분비물 Hormon은 미분화 되어있다.(작음)

  → 혈액에 분비 → Target organ 작용 시 기능이 크다.

★ Hormone의 특징

- 미량이지만 효력은 강력하다.
- 생체 내 작용 → 몇 분 ~ 며칠 효력이 발생한다.
- 같은 종류의 호르몬 작용 기능은 같다.
- 성호르몬, 갑상선 호르몬, 경구 투여 시 효과는 없다.
- 과다 과소 분비 시 특이 증상이 있다.
- 주성분 → 단백질
- 배설 → 오줌

★ Hormone의 구성 재료에 따른 분류

- 아민호르몬 : epinephrine, norepinephrine, thyroxine
- 펩타이드 호르몬(구성재료 → 아미노산) : ADH, oxytocin, TRH, GnRH, insulin, somatostatin
- 단백호르몬(구성재료 → 아미노산) : Parathormone, prolactin, GH
- 당단백질호르몬(구성재료 → 단백질과 탄수화물) : FSH, LH, TSH
- 스테로이드호르몬(구성재료 → 콜레스테롤) : estrogen, testosterone, aldosterone, cortistol

★ 내분비 호르몬 기능

- 남, 녀 구분
- 생사를 좌우한다.

Ⅰ. 뇌하수체(Pituitary gland)

모든 내분비 기관을 조절하므로 master gland라고 한다.

뇌하수체는 3개로 나뉨
- 전엽(앞) : anterior lobe
- 후엽(뒤) : posteror lobe
- 중엽(가운데) : pituitary intermediate lobe

뇌하수체 호르몬은 남녀 모두에게서 분비된다.

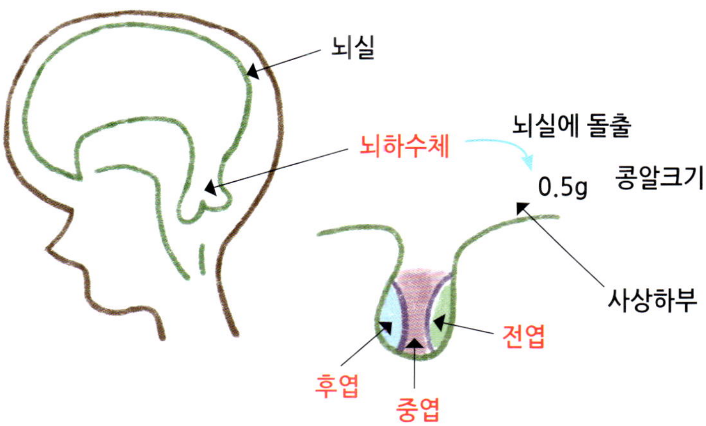

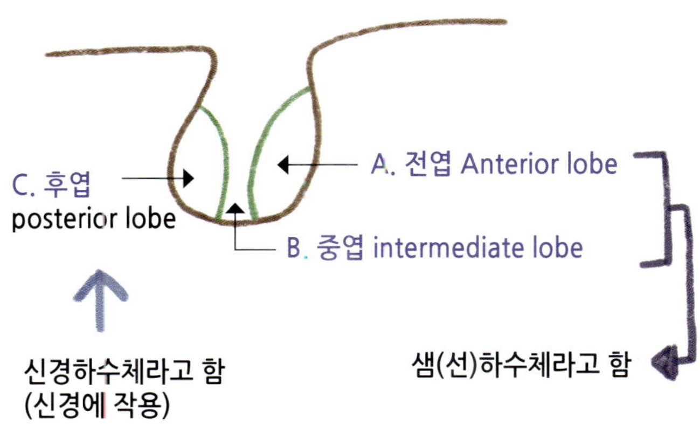

A. 전엽에서 분비되는 Hormone(6개)

뇌하수체 전체의 75% 차지하며 과립염색성에 따라 주세포 chief cell(염색소성 세포, 호산성 세포, 호염기성 세포)로 나뉘게 된다.

★ 6종 호르몬의 분비에 따른 분류

- ACTH 분비 조절 : 부신피질 자극 호르몬
- TSH 분비 조절 : 갑상선 자극 호르몬
- 황체 형성 호르몬 : LH
  황체 호르몬 LH와 여포자극 호르몬 FSH, 성선 자극 호르몬 GnRH
- GH 분비 촉진 : 성장호르몬 GH
- PRL 분비 조절 : 프로락틴 억제 호르몬

① 성장 Hormone : Growth Hormone(GH)

성장호르몬은 장골의 성장을 촉진하거나 지방분해와 단백질 합성을 촉진시키는 작용을 한다. 성장기 이전에 저하되면 소인증이 되며 호르몬이 과잉분비되면 거인증, 말단비대증이 올 수 있다. 뼈 끝골단(epiphysis)에 작용하며 연골 성장을 지배하고 성인이 될 때까지 많이 분비 하지만 성인 후에는 극히 소량 분비를 한다.(女 : 12 ~ 21살, 男 : 12 ~ 23살)
성장기에는 뼈의 길이성장과 근육의 증가 등 성장을 촉진하는 작용을 하며 25세 이상 성인이 된 이후에는 인대와 교원질을 증가시키고 지방분해를 촉진시키며 척추의 골밀도를 높여서 골다공증이 발생하지 않도록 골절의 위험을 줄여준다.
아미노산 섭취 증진 → 단백질 합성 → 지방 이화작용 → 성장촉진 → STH(somatotropin) 라고도 한다.
주로 밤에 많이 분비되며 수면 1시간 후부터 증가되어 모든 세포의 성장에 관여한다.

성장호르몬 → 간과 근육에 작용 → somatomedin(성장촉진제) 생성 → 뼈 및 조직 성장 촉진, 세포에서 단백질, 탄수화물, 지방이 대상에 관여 → 호르몬 분비 시 세포대사가 15% 증가한다.

이밖에 영양상태나 난포 호르몬(발정호르몬) 등 여러 가지 호르몬에 영향을 준다.
성장호르몬이 단백질을 항진시키고 지방을 연소하여 에너지를 얻은 성장호르몬을 지방이용 호르몬이라고 한다.

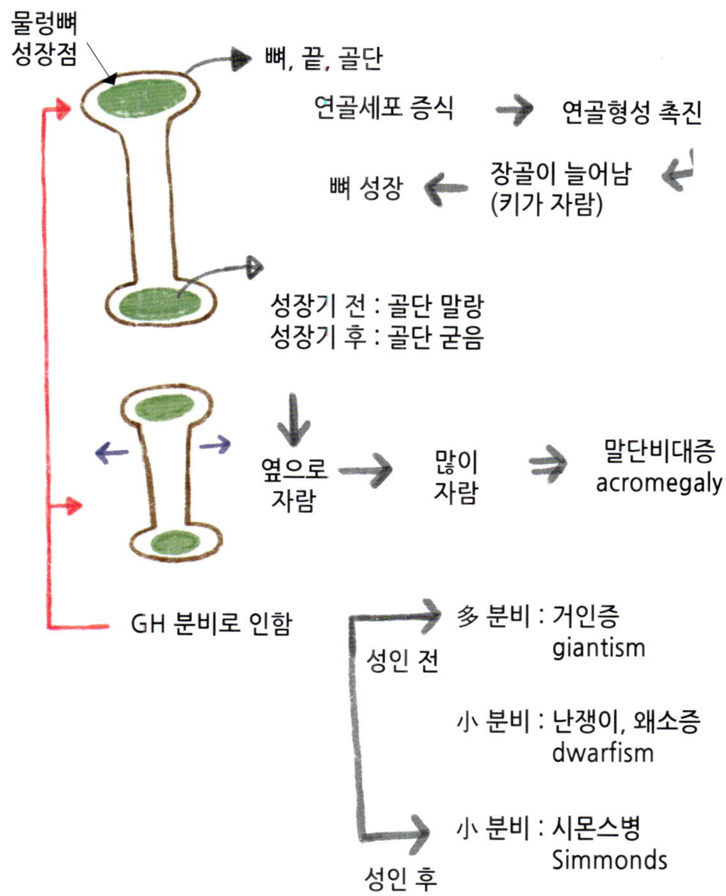

성장기 전 골단은 말랑거리며 골단이 굳으면 자라지 않는다.
성인 후 많이 분비되면 → acromegaly(말단비대증, 광대뼈, 턱 커짐, 손가락 마디가 커짐)

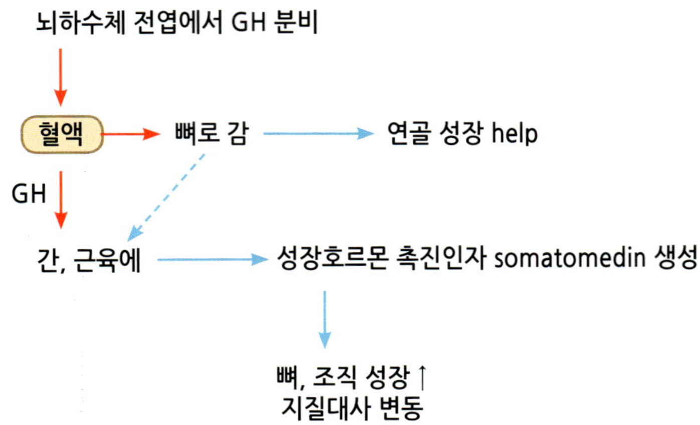

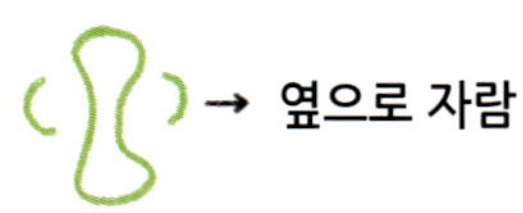

성인 후 결핍 → simmond's disease(시몬스 병)

GH는 모든 세포의 성장에 관여한다.

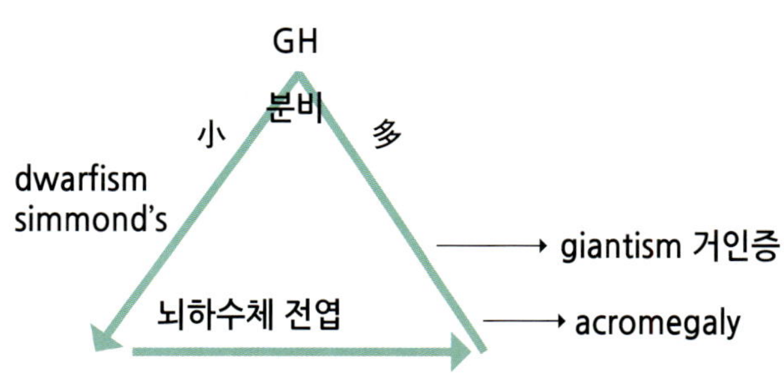

② LTH Hormone(PRL)

젖 분비 자극 호르몬, 유선을 형성하는 호르몬으로 Prolactin이라고도 한다.

임신 중 또는 젖을 먹이는 엄마의 젖샘 분비를 촉진하고 유지하게 하는 호르몬이다. 분비량이 너무 많으면 배란기와 월경을 하지 않게 되며 여자의 유방에서 젖이 나올 수 있다. 출산한 여성이 아기에게 젖을 물려서 아기가 젖꼭지를 빠는 행위를 하면 신경자극이 되어 프로락틴 방출 억제 호르몬의 생산을 중단시켜 뇌하수체 전엽의 프로락틴 생산이 가능하게 한다. 프로락틴은 유선을 자극하여 모유를 생산하게 하며 모유를 아기에게 먹이면 LTH 분비를 계속적으로 자극하여 젖분비를 촉진하게 된다. 즉 이 호르몬은 젖샘을 발육시키고, 젖분비를 촉진하고 유지시키는 역할을 한다.

유선발육 ←(영향) estrogen, progesteron, GH, prolactin, 갑상선, 부신피질 등의 공동 작용으로 일어남 → 월경주기 중, 임신 중에 나타나며 prolactin이 가장 중요하다.

임신 중 → prolactin 많이 분비, 유방확대, 유즙촉진 → 월경 안함

↓

a. 유즙분비 촉진

발달된 유선에서 유즙분비 촉진

↓ ↑

임신된 산모 유방이 커짐

임신 5주부터 유즙이 분비되지만 임신 중 유즙이 안 나오는 이유는 → estrogen, progestrome 다량 분비되기 때문이다.

출산하면 → estrogen, progestrome 분비 중단되어 유즙 분비, prolactin 분비 지속 → 난소주기 억압 → 성선자극 호르몬 분비 억제 → 배란이 지연된다.

b. 모성본능 작용

c. 황체의 퇴축을 억제한다.

↰ 성호르몬(난소)의 작용

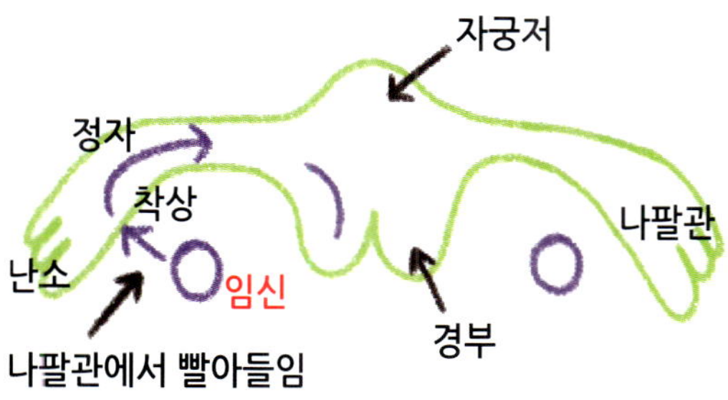

난소는 28 ~ 30일 마다 양쪽 중에서 난자가 복강 내로 탈출 → 나팔관으로 들어감 → 배란이라고 한다.

난소 안에는 난포(원시난포 → 성숙난포까지 존재)가 존재한다. 일생 동안 400개가 성숙난포로 됨 → 1인 여성

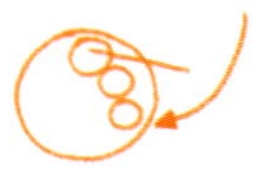

순서에 의해 다 자라면 난자가 떨어짐

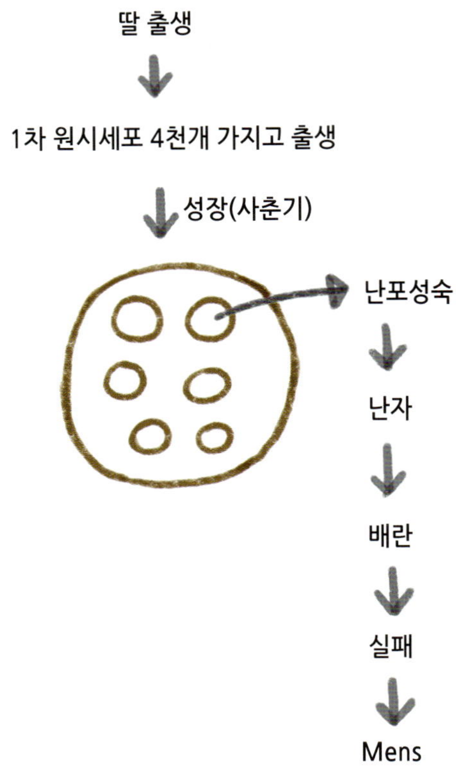

난자가 자라는 동안 estrogen 호르몬이 분비된다.(여성 호르몬은 여성을 여성스럽게 만들어 주고 배란을 준비한다)

정자를 만나서 착상이 되도록 자궁벽을 두텁게 만든다. 정자를 만나면 난포가 황체가 된다. 임신이 되면 황체에서 임신 지속 호르몬 pvogestroone이 나오게 된다.(10달 동안)

프로락틴은 성숙한 난포를 황체로 만들며 유선을 크게 해주고 황체가 퇴축(못쓰게 됨)되는 것을 도와주어 태아가 크도록 도와준다.

황체가 퇴축되는 것은 → 놀란 경우 → 뇌하수체에서 Hormone이 분비 안되고 프로락틴 분비가 안된다.

임신이 안되면 → 정자를 못 만나면 난자가 퇴축하고 Menstruration를 하게 된다.

남

FSH가 자극 → 정소, 발육, 성장

LH → 정소

정소간질세포 자극

testosterone 분비 → 수염, 남성화 지속

여

③ 뇌하수체 전엽의 성선

FSH가 난포 자극

→ 난소 발육(원시난포를 성숙난포로)

FSH 역할(배란준비) — FSH가 분비자극

난포는 난자를 키움

난자가 자라는 동안 estrongen H 분비촉진

피하지방이 두꺼워짐

난포에서 떨어짐

난포가 황체로 변함 ← ④ LH — LH가 자극

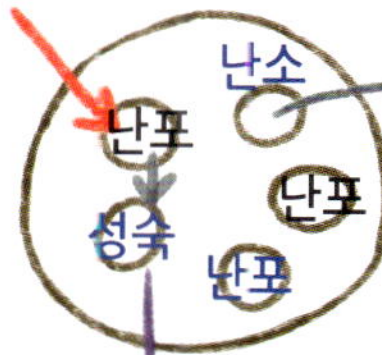

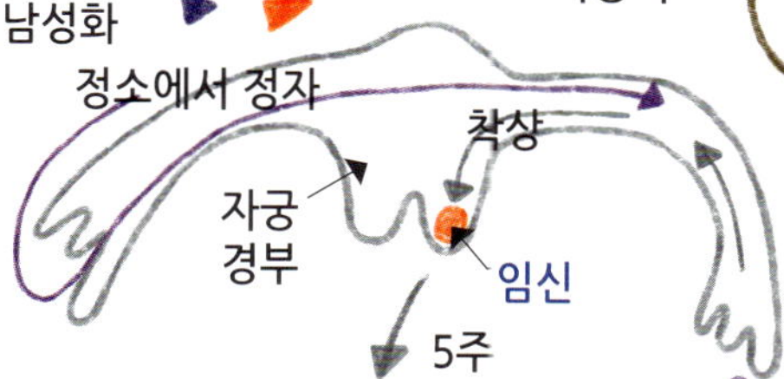

↓ 5주

progestron 많은 분비

황체 형성 Hormone

↓

임신 지속 progesterone 분비

나팔관에서 빨아들임 (배란)

estrogen (유즙×)

progestron 많은 분비

자궁 수축 억제로 아기가 자랄 수 있도록

prolactin은 유선 크게,
황체 퇴축 방지
황체에서 임신 지속 H progestrone 분비
(10달 동안)

↓

출산 시 9개월 ~ 10개월 사이
oxytocin(자궁수축제) 분비(多)

↓

혈관 수축, 혈압↑
옥시토신 주사 多 투여 → 진통 多

↓

출산 → 산모는 갑상선 H Thyroxin 저하 → 미역국으로 Thyroxin 보충

↓

아이에게 모유를 먹이는 동안
protactin 분비(유즙 분비)

↓

난소주기 억압

↓

성선자극 H 분비억제 → 배란지연 → 무월경

정자를 만나지 못한 난자 → 3일 후 사멸, 난자퇴축

FSH와 LH를 성선자극 Hormone이라고 한다.

⇓

남자 → 정소
여자 → 난소 를 지배하는 Hormone

estrogen Hormone 역할 : 여성을 여성답게, 배란준비

⇑

FSH의 자극으로 분비된다. FSH는 estrogen 분비를 촉진한다.

분비되면

난소에 작용, 난포를 자극하여 난포의 발육성숙을 촉진 → 난자로 키움(여), 원시난포 → 성숙난포로 만들어 배란 준비시킨다.

정소의 간질세포를 자극하여 정자를 성숙, 정세관의 발육을 촉진(남), 남성의 남성화를 유지하는 역할을 한다.

LH : 여성의 월경주기에서 배란을 유도하는 호르몬으로 Gonadotrophin releasing hormone이 방출되면 난포가 터져 난자가 방출된다.

배란을 촉진하기 위해 터진 난포를 황체로 만든다.

황체에서 프로게스테론이 나오게 되어 자궁내벽에서 자라서 임신에 적합한 환경을 만들게 되어 임신이 지속되도록 한다.

남성에게도 Gonadotrophin releasing hormone 영향을 받아서 남성 호르몬인 testosterone이 분비하도록 한다.

폐경기 : 여성이 나이가 들면서 자연적인 신체적 변화과정으로 난소가 노화되어 배란이 불가능해지고 1년간 생리가 없으며 여성호르몬의 생산이 더 이상 되지 않는 것을 말한다.

estrogen 분비가 중단되고 estradiol 호르몬이 여성다움을 유지하게 된다.

③ 갑상선 자극 호르몬(TSH)

뇌하수체 전엽에서 분비되는 호르몬으로 갑상선에 작용하여 갑상선 호르몬의 생성과 분비를 유도한다.

갑상선 호르몬이 몸 안에서 방출되기 위하여 갑상선 자극 호르몬이 필요하다.

갑상선 자극 호르몬은 갑상선 호르몬을 만드는데 사용되는 아이오딘 이온이 잘 들어오게 하고 티록신과(thyroxine) 삼요드티로닌(triiodothyronine)의 합성을 도와주며 갑상선 호르몬이 혈액으로 방출되도록 촉진한다.

④ 부신피질 호르몬(ACTH)

뇌하수체 전엽에서 분비되는 호르몬으로 부신피질을 자극하여 스테로이드계 호르몬의 합성과 분비를 자극하는 것을 주요작용으로 한다.

ACTH는 코르티손 등 부신피질 호르몬을 매개로 하여 결합조직의 대사 이상을 조절하며 스트레스를 받으면 중추신경계를 통해 이 호르몬 분비가 많아진다.

ACTH는 부신피질 호르몬을 지배하며 부신수질은 지배하지 않는다.

B. 중엽에서 분비되는 호르몬

멜라닌세포에 작용하여 멜라닌 합성을 촉진하며 멜라닌을 확산시켜 피부를 검게 하는 등의 체색변화에 관계하는 호르몬이다.

멜라닌세포자극 호르몬(MSH, melanocyte stimulating Hormone)

↓

melanine을 분비하는 세포를 자극한다. melanine 분비를 촉진하는 Hormone

melanine 분비촉진 → 여름에 많이 분비된다.

햇빛에 노출되면 많이 분비됨

↓

피부 까맣게 탐(세포를 죽이지 못하도록 하기 위함)

멜라닌세포자극 호르몬에 의하여 피부색, 눈동자, 털, 머리색을 결정한다.

ex) 여름에 피부가 탄다. → 므든 세포를 죽이지 못하도록 까맣게 탄다.

자외선 : 모든 세포를 죽임

피부색, 눈동자, 털, 머리카락, ……

C. 후엽에서 분비되는 호르몬

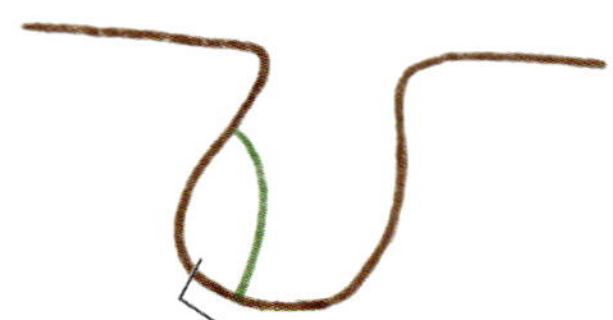

① oxytocin

㉠ 자궁수축제, 만삭시 9 ~ 10개월 때 진통을 하는 동안 대량으로 혈중에 많이 분비되어 자궁수축 작용을 하여 출산을 도와주거나 분만 후의 자궁이완출혈에 도움이 된다.

자궁 7cm가 700배로 늘어난 근육을 이 호르몬에 의해 수축한다.

자궁수축 호르몬으로 성교 시에도 oxytocin 분비량이 증가한다. → 자궁 수축유발, 정자를 난관에 도달토록 자궁 수축운동 유발한다.

㉡ 유두가 자극을 받을 때 즉, 모유수유를 할 때 옥시토신이 분비되어 젖이 만들어진 것을 유선으로 배출시킨다.

② 항이뇨호르몬(ADH, Antidiuretic Hormone)

우리 인체내에 적당한 수분함량을 유지하도록 하는 항상성 유지에 관여하며 바소프레신이라고도 한다.

수분이 부족하면 혈관내의 혈장 수치가 줄어들고 농도가 높아지는 변화를 감지하면 항상성 유지를 위하여 항이뇨호르몬을 분비한다.

신장에서 오줌을 만들어서 밖으로 배출되는 물을 재흡수하여 몸 안의 수분함량을 높이는 역할을 하며 항이뇨호르몬이 집합관에 작용하여 집합관의 상피세포를 투과시켜 혈관으로 들어가도록 한다. 밖으로 배출되는 오줌의 양은 줄어들고 혈액의 농도는 낮아지며 혈관이 팽창하게 된다.

또한 항이뇨호르몬은 혈관근에 작용하여 혈압을 높인다. 항이뇨호르몬의 분비가 적은 경우 저혈압이 될 수도 있으며 요붕증에 걸리게 된다.

요붕증은 신장에서 항이뇨호르몬의 작용을 감지 못하여 고나트륨혈증, 다뇨증, 다갈증의 증상을 가져올 수 있다.

항이뇨호르몬은 항이뇨작용, 혈압상승 작용, 부신피질자극, 호르몬 분비촉진, 혈당상승, 관상동맥 수축을 하는 역할을 한다.

이뇨호르몬(ADH, Antidiuretic Hormone)

└→ 오줌을 적게 만들도록 함

신장 → 사구체(여과가 많아짐) → 신세뇨관 능동 재흡수 & 분비

↓ 오줌량 많아짐 (사구체)

↓ 오줌량 적어짐 (신세뇨관)

혈액량 감소

↑

ADH 많이 분비 → (수분 재흡수 ↑)

ADH 적게 분비 → 오줌량 많아지고, 이뇨현상 → 요붕증

(수분재흡수 ↓)

↓

혈액량 증가

항이뇨호르몬의 분비조절은 체액의 삼투압 농도 변동에 따라서 일어난다.

★ 뇌하수체 Hormone이 다스리는 장기

TSH	ACTH	GH	FSH, LH
↓	↓	↓	↓
갑상선 자극 Thyroxin	부신피질 자극 Hydrocortisol H Aldosteron H Cortisol H estradiole H Androgen H	뼈	생식기관 성선자극 H estrogen progesterone
LTH	**MSH**	**oxytocin**	**ADH**
↓	↓	↓	↓
유선, 유방	피부 steroid H		신장

Ⅱ. 갑상샘(Thyroid gland) - 호르몬 두개

목 앞 중앙, 식도와 기관 앞쪽에 위치한다.
무게는 약 20g 정도이며 갑상샘의 뒤쪽에는 부갑상샘이 위치한다.
갑상샘은 20 ~ 40개의 소엽으로 이루어져 있다.
cell metabolism(세포대사)에 관여한다.(세포분열 → 세포찌꺼기가 나갈 때까지)

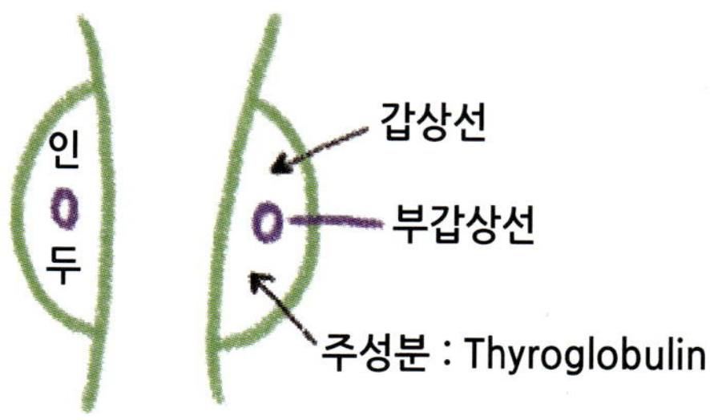

Thyroxine이 혈액 속으로 들어감 ← Thyroxine + 단백질 결합체

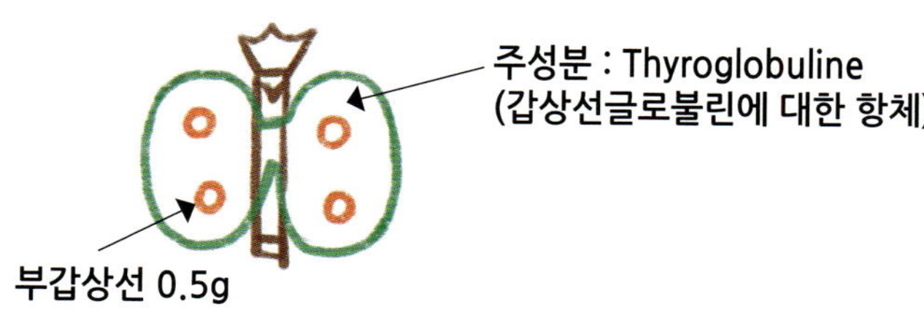

갑상샘에서는 갑상샘호르몬과 칼시토닌을 만들고 분비하며 갑상샘호르몬은 신체 대사를 유지하고 칼시토닌은 뼈와 신장에 작용하여 혈중 칼슘 수치를 낮추어주는 역할을 한다.

갑상선에서 분비되는 호르몬은 타이로닌이라는 아미노산 2개와 요오드로 되어 있으며 요오드 4개를 갖는 갑상선 호르몬을 티록신이라고 부르고 요오드가 4개라는 의미에서 T_4라고 하며 요오드 3개로 된 갑상선호르몬은 T_3라고 부른다.

뇌하수체 전엽의 TSH 지배, TSH 자극

↓ 분비

① 갑상샘 Hormone ← Thyroxin

T_4(티록신 Thyroxine) – 갑상선에서 분비되는 호르몬. 세포의 대사를 증가시키고 갑상샘 기능저하증의 치료에 사용되며 에너지 생성을 증가시키고 성장발육을 촉진시킨다. 간과 신

장에 있는 효소에 의하여 요오드 하나가 제거되어 T_3(트리요드타이로닌)로 바뀐다.
T_3는 강력한 활성형 호르몬이다. 대부분 T_4에 의하여 생산이 된다.
갑상선 호르몬은 태아기 때부터 필수적인 호르몬으로 출생 후 소아의 전신 성장 발달을 촉진시킨다.
소아에게 분비 NO → 발육부전병(cretinism, 선천성갑상선기능저하증)
성인에게 분비 NO → 점액수종(Myxedema)
성인에게 분비 多 → Basedow's disease(갑상선기능항진증) or 갑상샘중독증, 갑상샘 커짐, 식욕 ↑, 체중 ↓, 안구돌출증(갑상선 기능 항진)

갑상선종
갑상선 전체 비대
↱ 갑상선기능항진
Iodine 결핍 → 갑상샘 호르몬 미생산
출산시 Iodine 결핍 → Iodine이 많이 있는 미역국 → Iodine 보충됨

1개의 Thyroxine 1개 만들려면 Iodine(요오드 옥소) 4개가 필요 ⇒ T_4
ex) 미역(산모), 다시마, 해산물, 정제되지 않은 소금
1개의 Thyroxine 1개 + Iodine 3 ⇒ Triiod thyronin T_3
T_4가 T_3 보다 3배 큼, T_3가 혈액 내로 빨리 들어갈 수 있음
순환하는 갑상선 호르몬은 Thyroxine이 95%이며 요오드가 결핍되면 갑상선 호르몬이 만들어지지 않는다.
요오드 부족 → 갑상선 전체 비대 → 갑상선종 endemic goiter
thyroxine 일정양 유지 → 뇌하수체 전엽에서 분비되는 갑상선 호르몬 지배

② calcitonin 분비 → 표적기관은 골격

calcitonin은 뼈를 튼튼하게 해주고 뼈를 만든다.
Ca^{++}대사에 관여, 칼슘의 체내 농도를 조절하는 호르몬, Ca^{++} 흡수에 관여

뼈 – 인산칼슘 ＞ 으로 구성
탄산칼슘

우리 몸의 칼슘의 99%는 뼈에 있고 1%가 혈액에 녹아있다. 칼시토닌과 파라트로몬(Parathyroid)은 혈액 중의 칼슘을 조절하는 호르몬으로 혈액에 칼슘이 많아지면 혈액속

에 있는 칼슘을 골세포 만들게 하여 뼈를 튼튼하게 한다. 파라트로몬은 혈중에 칼슘이 부족하면 골세포에서 칼슘을 꺼내어 혈액에 녹아 흐르게 한다.

골절이 되면 칼시토닌이 조골세포를 만들어서 뼈가 재생이 되도록 하여 주고 파라트로몬은 골절된 뼈의 부스러기를 녹여준다.

칼시토닌은 갑상선에서 파라트로몬은 부갑상선에서 분비한다.

↓

뼈에 Ca^{++}이 저장되도록 함

(혈액에 Ca^{++}이 많을 경우 calcitonin이 분비되어 뼈에 Ca^{++} 침착, 혈중농도 ↓) → 부갑상선의 Parathyroid 분비 → Ca^{++} 흡수 촉진(비타민 D가 필요) → 혈중농도 ↑, Ca^{++} 농도 ↑

칼시토닌 부족 → 신장결석, 담석증, 골다공증

칼슘은 흡수가 중요한 작용을 한다.

모든 세포에는 흥분과 수축으로 → 뼈를 움직인다.

수축과 이완에 칼슘 필요, 칼슘이 없으면 수축과 이완을 못하게 된다.

Ⅲ. 부갑상선(Parathyroid gland)

갑상샘의 뒤쪽에 위치한 내분비기관으로 부갑상샘 호르몬을 만들고 분비한다. 부갑상샘 호르몬은 뼈에 작용하여 칼슘의 흡수를 촉진하고 신장에 작용하여 칼슘의 재흡수를 촉진하여 비타민 D의 합성을 도와준다. 부갑상샘 호르몬은 혈중 칼슘 농도를 증가시킨다.

Parathormone(혈중의 Ca^{++} 농도 조절) 호르몬이 나오며 calcitonine과 길항 작용을 한다. 뼈 속의 Ca^{++}을 유지시켜 혈액 중 Ca^{++} 농도를 높이고 세뇨관에서 Ca^{++}의 재흡수능력 촉진한다.

부갑상선 호르몬의 촉진과 억제는

Ca^{++} 농도가 높아지면 분비 억제

Ca^{++} 농도가 낮아지면 분비 촉진

〉 길항작용

↑ 유지하는 것

부갑상샘 호르몬은 뼈에서 혈액으로 칼슘의 흡수를 촉진시키고 위에서 칼슘의 흡수를 촉진시킨다. 콩팥에서는 칼슘의 분비를 감소 → 인산염 분비를 촉진 → 혈중 칼슘의 농도를 증가 → 혈중 인산염의 농도를 감소시키는 역할을 한다.

즉 Parathyroid 호르몬은 혈중에 Ca^{++}이 부족하면 뼈에서 꺼내어 혈액에 일정량을 보충한다.
Parathyroid 호르몬 다량 분비 ⇒ 뼈에서 Ca^{++}을 다량 꺼내어 뼈가 녹음 ⇒ 고칼슘증

혈액 내 Ca^{++} 다량 → calcitonin이 Ca^{++} 뼈에 저장하지 않고
⇒ 혈액 내 Ca^{++} ↓, 혈중농도 ↓

혈액 내 Ca^{++} 소량 ⇒ Parathyroid가 Ca^{++}을 뼈에서 꺼냄 ⇒ 혈액으로 보냄, 혈중농도 ↑

Vitamin D가 부족하면 경구 투여해야 하며 Vitamin D는 장상피 세포에 작용하여 칼슘 및 인의 흡수를 촉진, 뼈로부터 칼슘, 인을 유리시키며 칼슘과 인은 생명현상에 중요하다.
Vitamin D 부족하면 ⇒ 소장에서 Ca^{++} 섭취율이 낮아진다.
(소아) 구루병(뼈에 Ca^{++}이 침착)
(성인) 골연화증(osteomalacia)

① 칼슘의 역할

Ca^{++} 농도 ↑ → 반사작용 ↓, 변비, 식욕감퇴
Ca^{++} 농도 ↓ → 신경세포의 Na^{+} 막의 투과도 ↑, 운동신경 흥분성 ↑, 골격근 강한수축
Ca^{++}은 혈액응고, 골격과 치아형성, 유즙생산에 관여하게 된다.

② 인(phosphous)의 역할

신장에서 여과된 무기인의 85 ~ 90%는 근위세뇨관에서 재흡수된다.
인은 Ca^{++}과 함께 골격근 형성에 관여하고 체액의 pH 유지, 대사과정에서 에너지 이동에 관여하게 된다.

★ calcitonin과 parathyroid는 길항작용(상호작용)으로 혈액 내 Ca^{++} 유지

parathyroid 호르몬 분비저하 → 저칼슘증 → 신경성 자극 → 근육의 경련과 강축 동반한 강직증 → tetany(저칼슘혈증에서 나타나는 테타니병)

★ parathormane Hormone 과량분비

혈중 Ca^{++} 농도 과도하게 ↑ → 뼈는 물러짐

골절 부위 → 섬유조직으로 대체, 골격체의 감퇴, 허약, 탈칼슘증(decalcification), 고칼슘증(hypercalcemia)

뼈 골조직에서 Ca^{++}가 많이 나와 골다공증

오줌으로 Ca^{++} 배설 증가 → 신석(renelstone)

★ parathormone hormone 분비 저하

저 칼슘혈증(hypocalcemia) → 신경성 자극

근육의 경련과 강축을 동반하는 강직증 → 테타니병(tetany disease)

calcitonin은 혈중 Ca^{++} 농도 감소시키는 역할 → 표적기관은 골격, Ca^{++}의 유리를 억제

calcitonine과 parathoromone은 상호 반대 작용으로 혈액 내 Ca^{++} 균형을 유지한다.

혈중 Ca^{++} 농도 증가 → calcitonin 분비 → 칼시토닌이 혈중 Ca^{++} 낮춤

calcitonin은 혈액 내 Ca^{++}의 안정된 균형을 유지한다.

임신 중 태아 Ca^{++} 수요가 증가하면 → 모체로부터 뺏어 혈중의 Ca^{++} 농도 ↑ → 뼈가 물러지는 것을 막기 위해 calcitonin 분비 증가, 모체의 뼈를 Ca^{++} 부족으로 보호 역할을 한다.

Ⅳ. 부신(Adrenal gland)

신장 위에 위치한 내분비 기관으로 글루코크르티코이드, 염류코르티코이드, 남성호르몬, 카테콜아민을 만들고 분비한다.

부신피질에서는 글루코크르티코이드, 염류코르티코이드와 남성 호르몬을 만들고 분비한다. 글루코코르티코이드는 스트레스나 자극에 대한 우리 몸의 대사와 면역 반응을 조절하고 염류코르티코이드는 알도스테론이라고 하며 혈압, 혈액량, 전해질 조절에 관여한다. 부신수질은 에피네프린과 노르에피네프린을 만들고 분비하는데 이는 혈압조절에 중요한 역할을 한다.

에피네프린은 물질대사 촉진, 심장혈관운동 항진 노르에피네프린은 스트레스에 대한 반응을 나타낸다. 혈관조직이 풍부한 장기로 신장과 전혀 다른 피질(cortex)과 수질(medulla)로 구성되어 있으며 기능 또한 다르다.

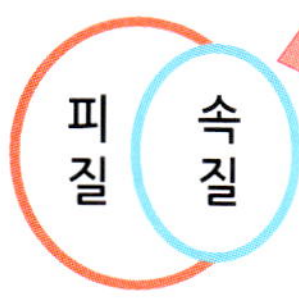

뇌하수체 ACTH의 지배를 받는다.

① 부신피질(adrenal cortex)

부신의 바깥쪽을 둘러싸고 있으며 3개의 층으로 구성되어 있고 각 층마다 각각 다른 호르몬을 분비한다.

스테로이드 steroids 계통의 화합물이다.

steroid Hormone – 부신피질에서 생성한다. 스테로이드 호르몬은 면역조절과 항염증 효과를 가지고 있으며 인체의 단백질과 지방을 분해하고 에너지를 만드는 역할을 한다.

㉠ mineral 대사 Hormone(무기질코르티코이드)

대표적 염류 피질 호르몬은 Aldosterone

안지오텐신 Ⅱ에 의한 지배를 받으며 인체의 전해질 양을 조절하는 인자로 체내에 존재하는 물과 이온의 양을 조절하여 적당한 체내환경을 만들어 준다.

신장의 Aldosterone

└→ 신세뇨관의 Na 능동흡수 및 칼슘의 배설을 촉진하여 체내 수분의 양을 조절한다.

ⓐ aldosterone 분비 촉진

세포외액(ECF)의 Na 농도 저하, K 농도 증가, 세포외액량 감소

ⓑ aldosteron 분비 촉진물질

- angiotensin Ⅱ

신장사구체 구심성 소동맥에 유입되는 혈류량, 혈압, 혈중 Na 농도 ↓

→ renin 분비 → angioten sinogen 분해 → angiotensin Ⅱ 생성

→ 폐에서 angiotensin Ⅱ로 전환, 강력한 혈관수축 물질, 말초 혈관에 작용, 부신피질에서 aldosterone의 합성 분비 촉진

• K

혈류 K^+ ↑ → 부신피질 사구대 세포자극 → aldosterone 분비

혈류 K^+ ↓ → H^+와 교환하여 알칼리증 유발

ⓒ aldosterone의 기능

신장의 원위세뇨관과 집합관 상피세포에 작용하여 Na^+ 재흡수(능동), K^+ 배설촉진, 세포외액과 혈장량을 적절히 유지한다.

• aldosterone 분비가 항진되면 원위세뇨관과 집합관의 Na^+ 재흡수, 세포외액 증가, 혈류량증가, 혈압상승, 부종을 일으킬 수 있다.

• aldosterone 분비가 감소되면 Na^+ 결핍, 혈중 K^+ 농도 증가, 세뇨관에서 Na^+ 재흡수 감소, 세뇨관에서 삼투압 증가, 오줌에서 수분손실 ↑, K^+ 증가로 골격근 약화, 피로, 구토, 식욕부진, 수분배설 증가로 저혈압이 올 수 있다.

• aldosterone : 신세뇨관에서 소변량을 줄이고 Na은 능동흡수를 하며 H_2O의 수동운반에 관여하여 H_2O를 흡수하도록 한다.

ⓛ 당질 코르티코이드(코르티솔, 코르티손)

항염증성 코르티코이드에 포함되며 탄수화물을 간에서 글리코겐으로 저장하고 단백질과 지질에서 당질을 만드는 역할을 한다.

cortisol이 대표적으로 소량의 cortison(코르티손), corticosterone이(코르티코스테론) 있다. cortisol은 지방, 단백질, 당질의 대사에 관계하는 호르몬이다.

지방질과 단백질을 분해하여 당질을 만드는 역할을 하고 체내에 저장되어 있는 당질을 혈액 속으로 배출하는 역할을 한다.

단백질 → 당질로 전환

당질대사 [cortisol / Hydro cortisol] → 당이 흡수되도록 도와준다.

↓

당분녹임 → Hydrocorti 항염작용(염증에 多)

당내에서 ATP 만들려면 Cortisol Hydrocortisol 필요, 항염작용

Cortisol 과다분비 → 쿠싱증후군

ⓐ cortisol의 분비 조절

부신피질 자극 호르몬(뇌하수체 전엽)에 의해 분비 조절

신체적 손상, 정신적 불안, 스트레스 → 간뇌 → 신피질유리 호르몬 분비 → 뇌하수체 문정맥 → 뇌하수체 전엽 → 부신피질 자극호르몬 분비를 하도록 자극 → 부신피질에서 cortisol 분비 촉진

ⓑ cortisol의 기능

– 아미노산 동원, – 지방 동원, – 포도당 신생

ⓒ cortisol 과다증

근무력증, 근육 발달미숙, 피부 얇아짐, 얼굴몸통비대, 목이 가늘어짐, 하복부 적자색 줄무늬, 골다공증, 여드름, 다모증, 우울증,

정신이상 및 당뇨 + 고혈압인 쿠싱 증후군

ⓓ cortisol의 부족

결핵, 자가면역에 의한 염증, 암 전이, 부신피질 파괴로 기능 저하, 에디슨병

당질대사 [cortisone dehydro : 탈수

Hydro(물 H_2O)

당분녹임 → Hydrocorti 항염작용 : 염증에 많은 작용.

당내에서 ATP 만들려면 cortisone, Hydro 필요, 항염작용

㉢ 성호르몬

부신피질에서 분비되는 성호르몬이다. 남성에게는 Androgen(남성 H)이 분비되며 여자인 경우 안드로젠 호르몬 분비가 많은 경우 다모증이 올 수 있다. 여성에게는 에스트로겐 호르몬을 분비한다.

ⓐ 남성 Hormone – Androgen

남자의 생식계의 성장과 발달에 영향을 미치는 호르몬으로 남성의 정소 또는 부신피질과 여성의 난소에서 분비된다. 생식기관이나 성적 발육의 유지를 하며 뼈조직에서 단백질의 증가, 땀과 피지샘의 활동, 적혈구 세포 재생에 관여하게 된다.

피부에 작용 시 피지가 증가하여 여드름이 생기게 되며 안드로겐이 증가하면 수염, 털, 겨드랑이털 등이 증가하게 된다.

ⓑ 여성 Hormone – estradiol

에스트로겐 중 가장 강력한 여성에 주로 존재하는 성호르몬이며 난소에서 분비되는 스테로이드 호르몬으로 여포 호르몬이라고도 한다. 여성에게만 분비되는 것이 아니고 남성에서도 생성이 된다. 여성은 에스트라디올로 변환이 된다.

에스틸디올은 생식기능에 막대한 영향을 주며 뼈에도 영향을 미치고 난소에서도 분비되지만 부신피질에서도 생성이 된다.

남성에게 많이 분비되는 경우 남자들은 젖가슴 나오고 젖 몽우리가 생긴다.

남자 or 여자에게는 Androgen, estradial이 적절하게 있으며 둘 중 많으면 중성이 된다. estradial은 폐경기에 작용하여 분비가 많아진다.

→ 난소기능 상실되면 estrogen hormone이 안나오게 되어 여성들의 갱년기에 남성화가 되지 않는 이유는 estradiol이 더욱 많이 나와 여성을 유지하는 것이다.

② 부신수질(adrenal Medulla)

생명에 필수적인 호르몬을 분비하며 내분비 세포에서 아드레날린(에피네프린)과 노르아드레날린(노르에프네프린)을 생성하며 생체 내의 기능에 관여하게 된다.

스트레스를 받으면 ⇒ 교감신경 ⇒ 부신수질 에피네프린 또는 노르에프 네프린 ⇒ 신경의 자극에 반응한다.

- 심장 → 심장의 박출량 ↑ (혈압상승)
- 뇌 → 경각심 ↑
- 혈관수축과 혈관이완

아드레날린(에피네프린)과 노르아드레날린(노르에프네프린)은 외부로부터의 스트레스 등에 대항할 수 있도록 신체를 준비시키고, 아드레날린은 혈관을 팽창시켜 심장의 운동을 증가시키고, 노르아드레날린은 혈관을 수축시킨다. 또한 간에 저장된 글리코겐이 분해되도록 자극하여 혈당을 올려서 심장의 관상동맥을 팽창시킨다. 위험에 대처하는 경우 골격근육이 팽창하면 피부, 점막, 신장 등의 혈관은 수축을 한다.

부신수질의 크롬친화세포종이라는 종양이 생기면 아드레날린과 노르아드레날린이 증가된다.

Ⅴ. 췌장(Pancreas gland)

췌장은 후복막에 위치하며 소화효소와 호르몬을 분비한다.

무게 70g ~ 120g 정도 되며 길이 12 ~ 15cm, 췌두(head), 췌체(body), 췌미(tail)로 구성되어 있다. 두부는 십이지장과 총담관 하부쪽과 붙어있고 체부(몸통)는 위의 뒤쪽과 대정맥과 대동맥 앞을 지나간다.

췌관에서 십이지장으로 소화효소가 1일 평균 700mg 정도 흘러들어 간다.

췌장액은 단백질 분해효소, 지방 분해효소, 탄수화물 분해효소로 췌장 안에서는 비활성화된 상태로 있다가 췌장에서 나가면 활성화되어 소화효소의 역할을 한다.

- 외분비 : 소화액인 췌액을 분비한다. 조직 or 세포에서의 분비물질이 몸 밖으로 나가게 되며 아밀라아제, 트립신, 리파아제를 분비한다.
- 내분비 : 조직 or 기관에서 분비하여 혈관 안으로 혈액을 따라 이동하여 몸 안에서 작용하며 Langer han's island 췌미에 많다.

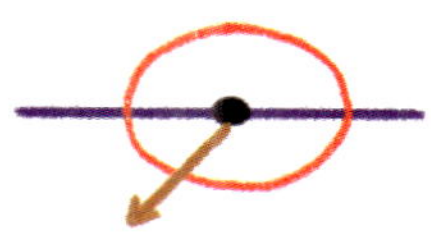

혈관 안으로 분비

- 랑게르한스섬에서 나오는 분비물 : α세포-glucagon 분비, β세포-insulin 분비 (길항 작용으로 당대사를 조절한다.)
  γ세포-somatocin 분비
  (글루카곤, 인슐린 분비억제, 탄수화물 억제)

β세포의 인슐린 ⇒ 고혈당에 의해 분비가 촉진

β세포는 포도당 ⇒ 글리코겐이나 지방으로 변환 ⇒ 식후 상승되는 혈당조절 작용 ⇒ 말초에서 포도당이 이용되는 것을 촉진

α세포의 글루카곤 ⇒ 저혈당에 의해 분비가 촉진 ⇒ 간에서 글리코겐을 분해 ⇒ 혈당을 상승시키는 작용

글루카곤이 간에 작용 ⇒ 말초 조직으로 포도당을 내보냄 ⇒ 인슐린은 말초 조직에서 포도당이 이용되는 것을 촉진시킴

① 인슐린 표적기관 : 골격근, 지방조직, 간

인슐린이 세포에서 세포막의 포도당에 대한 투과성이 높아지면 ⇒ insulin은 세포로 하여금 포도당 섭취 및 사용량을 증가시켜 ⇒ 포도당 대사를 증가시키고 ⇒ 혈액 내 포도당 농도 감소 및 간 외에 당원질 저장량을 증가시킨다.

포도당 섭취, 사용량 많이 하는 곳 : 골격근, 심장근, 평활근, 간, 백혈구, 지방조직, 자궁세포

인슐린 주된 작용 : 포도당, 아미노산, 지방산 등의 세포막 이동 촉진 ⇒ 세포 내에서 당질형성 ⇒ glycogenesis와 단백질 합성, 지방형성, lipogenesis를 촉진 ⇒ 혈당값을 감소시킴, 혈당량 조절

glucagon(당분 ↑)
insulin(당분 ↓) 〉 일정량 유지(길항 작용)

insulin과 glucagon은 길항 작용을 한다.

★ 길항 작용(Antagonir actin)

인체는 일정한 기준치 상황에 따라 높아질 수도 낮아질 수도 있다.
일정한 조건을 유지하기 위하여 서로 반대 작용을 하는 것을 말한다.

ex) 혈압 120 ~ 80 유지

혈당의 양을 조절 : glucagon(당분 ↑), insulin(당분 ↓)
(혈액의 당분) ↓
↓ 일정한 양 유지(길항 작용)
혈당치

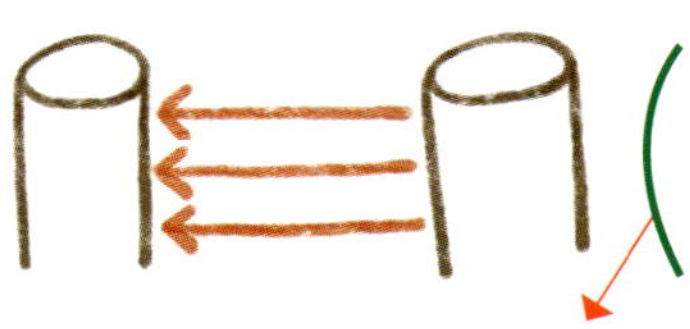
소장에서 소화된
당분 100% 흡수,
신장에서 100% 흡수
만들어진 당분 → glucagon(에너지를 만든다)

혈액 내 당분이 높아지면 ⇒ 세포가 사용(ATP, CO_2, H_2O를 만든다)
미토콘트리아가 만든다.
↖ 인슐린이 사용하도록 한다.

반드시 insulin이 있어야 세포가 사용할 수 있음 ⇒ 인슐린을 사용하고 남은 것은 조직에 저장, glucagon으로 만듦 ⇒ 세포사용 ⇒ 당분이 낮아지고 인슐린이 혈액에 당분을 일정량 유지하게 된다.

glucagon 많게 되면 ⇒ 지방으로 만듦(지방세포)

② insulin의 포도당 대사

소장에서 흡수된 포도당 → 간으로 → 간세포에 확산 → glucagon 합성 → 간에 저장 → insulin은 glycogen 분해 or 당 신생과정 억제 → 간 내의 glycogen 저장량 증가, 포도당 → 근육, 간에 glycogen 형태로 저장

인슐린은 간에서 지방, 단백질이 ⇒ 포도당 전환되는 것을 억제한다. ⇒ glycogen 생성에 관여한 효소 활성 증가 ⇒ glycogen 분해 활성억제 ⇒ 간 내의 glycogen 저장량 증가 ⇒ 혈당치 저하

포도당 농도 ↑ → insulin 분비 → 혈당량 낮춤

혈당량이 과도하게 감소 → 저혈당

혈당량이 결핍 ⇒ 당이 배설되어 영양결핍, 당뇨

③ insulin의 지방대사

간에 glucagon 합성 후 나머지 → 포도당이 지방산으로 → 지방조직에 저장

insulin 부족 → lipase 활성화 → 저장된 지방 분해 → 지방산 농도 ↑, 과혈당에 의한 당뇨

insulin 과다 → 에너지원만큼 소비

나머지는 지방질로 전환 → 세포비만 → 비만 → insulin 효과 ↓, 당뇨병 유발(오줌에 당)

④ insulin의 단백질 대사

단백질 → 아미노산으로 분해 흡수

insulin은 아미노산 중 valine(발린), tyrosin(타이로신), insulin(인슐린), leucine(류신)이 능동운반으로 세포로 이동 → 단백질 생산 촉진

glucagon → 포도당 → 혈액에서 사용 → 근육의 glucagon은 epinephrine(부신수질)에 의해 분해 → 지방세포에 작용 → 단백질과 아미노산, 지방 → 포도당 전환 → 인슐린이 당을 사용하도록 해야 하는데 인슐린이 부족하면 혈액 내 당분이 높아지고, 혈액에서 당을 전부 사용 후 남지 않으면 오줌으로 배출이 안 되지만 인슐린 부족으로 당을 사용하지 못하면 오줌으로 당이 배출된다. ⇒ 당뇨병

⑤ 저혈당 hypoglycemia

포도당 부족에 의한 랑거한스섬의 과잉반응

탄수화물 흡수에 대하여 인슐린 과다 분비로 일어난다.

⑥ 글루카곤

주작용 : 부신수질에서 분비되는 epinephrine과 같이 혈당을 증가시킨다.

아미노산에 의하여 혈액 내 포도당 농도를 높이며 간에서만 이루어진다.

당원질의 분해 촉진 ⇒ 당신생 증가 ⇒ 혈당값 ↑ ⇒ 지방분해 ↑ ⇒ 지방산으로부터 케톤체 생산 ↑ ⇒ 세포들에 에너지원 공급

ⓐ glucagon : 간의 glycogen은 저장된 포도당을 혈액으로 방출
근육의 glycagon은 epinephrine에 의해 분해

ⓑ 지방세포에 작용

ⓒ 단백질과 복합지방 분해 → 아미노산과 지방분자를 포도당으로 전환

somatostatin : 췌장의 랑게스한섬, 뇌의 시상하부, 소화관의 내분비 세포 등에서 분비되는 호르몬으로 소화기관의 분비를 억제하거나 성장호르몬의 분비를 억제 또는 다량의 포도당, 아미노산일 때 분비되는 인슐린, 글루카곤 분비를 억제하는 역할을 한다. ⇒ 저혈당억제

대량의 포도당, 아미노산이 있을 때 분비 ⇒ insulin과 glucagon의 분비억제, 저혈당 억제

Ⅵ. 성선호르몬

생식샘에서 성호르몬을 생산한다. 남자에서는 고환이 여자에서는 난소가 이에 해당된다. 고환은 뇌하수체의 지배를 받아 남성호르몬을 만들고 분비한다. 남성호르몬은 남성 생식기의 발달과 이차성장의 발현에 관여한다. 난소는 뇌하수체의 지배를 받아 여성호르몬을 만들고 분비하는데 여성호르몬은 여성생식기의 발달과 유방발달과 같은 이차성장의 발현에 관여한다.

1. 남성호르몬

- 정소에서 주로 생성되고 부신피질에서 소량 분비되며 남성호르몬을 통틀어 androgen이라고 한다.
- testis : 생식세포인 정자를 만들고 sexual gland(성선) ← 남성호르몬 분비 → 밖으로 배출
- 태아 때 정소가 배 안에 있다가 출산 후 고환으로 정소가 내려온 것을 정낭이 보호해 주며 정소를 정낭의 주머니에 담아놓는다.
- 복강 내로 내려오는 것 : 정소 하강
- testis 하는 일 : 정자생성, 성장발육, 남성호르몬 testosterone 만들며 온도에 민감하다.
- 남성 H의 합성과 분비에는 뇌하수체 전엽에서 분비되는 황체형성(LH) 작용이 필요하며 FSH, LH 분비 → 정소 발육을 촉진한다.
- Testosterone은 적혈구 생산도 증가시킨다.
  ↳ 성욕↑, 성적활동 자극
- estrogen은 정자 형성에 관여
  ↳ 정자 생산 및 보호역할 담당

2. 여성호르몬

- ovary에서(난소) 주로 분비된다.
- 여성 H → estrogen, progesterone
- ovary : 난자를 성숙하게 하고 estrogen 분비하는 sex gland 황체 H을 만든다.
- 뇌하수체에서(전엽) 여포자극호르몬(FSH) 황체형성 H(LH) 분비
- FSH를 받아 난소 여포 성숙

↙ ↓

남자는	estrogen 분비
정자	↓
생성	LH 작용 → 난자를 → 황체로 만듦
발달	(progesterone)
여자는	LTH : 유선 형성, 유즙 분비
난자성숙	oxytocin : 자궁 수축, 분만을 도움

★ estrogen(난포자극 호르몬)

- 임신 기간 시 태반에서도 분비된다.
- 주요기능 : 난포자극 → 난자성숙촉진 → 생식조직의 크기와 양 증가 → 배란 촉진, 질에 젖산 생성, 임신기간 동안 prolactin 분비 억제(젖분비), 유방과 골반을 크게(근 수축력 강화) 한다.

★ 황체호르몬 proyesterone

- 황체(LH)에서 분비, 임신유지 상태를 만든다.
- estrogen 작용을 협동
- 수정란이 착상되기 쉬운 상태로 유지
- 수정란 유지 보호, 임신 시 oxytocin의 자궁근 감수성 저하, 유산 방지
- 출산 후 prolactin 분비 촉진 → 유즙 분비
- progesteron 분비 증가 → 체온 증가

★ 태반호르몬 placenta hormone

- 태반에서 분비되는 호르몬 : estrogen, progesterone, androgen, 당질 corticoid ⇒ 융모성성선 자극 호르몬
- 임신 3개월 동안 : estogen, progesterone 분비로 임신 유지 → 태반 발달

Chapter 08

신경계 (Nervous System)

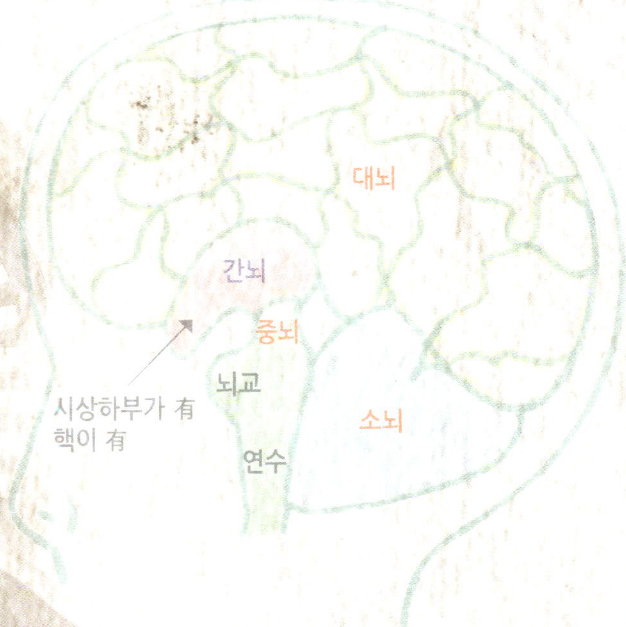

Chapter

08 신경계 (Nervous System)

인체를 구성하는 세포는 일정한 조건에서 기능을 수행하는 생명조건을 유지하기 위하여 인체 내외부에서 일어나는 많은 정보를 수용하고 종합 분석하여 세포활동을 조절한다. 수많은 세포의 활동을 조절함으로써 신체 활동을 상황에 따라 조절 통제하는 것이 신경계이다. 즉 신경계는 뉴런들의 모임이며 인체 각 기관의 내적, 외적 환경 적응의 조절기관이다.

① 중추신경(central nervous system)

중추신경계는 뇌와 척수로 구성된다.

핵이 있으며 온몸에서 발생한 정보를 받는다.(수용)

말초신경계에서 보내준 정보를 모아서 분석, 판단하여 결론에 따라 명령을 말초신경계에 보내주어 인체가 적절한 반응을 일으킬 수 있도록 한다.

② 말초신경(peripheral nervous system)

말초신경계는 신체 내외에서 발생된 정보를 중추신경계인 뇌와 척수에 전달한다. 말초신경계는 체성신경계인 12쌍의 뇌신경과 31쌍의 척수신경이 중심이 되는 자율신경계(교감, 부교감)로 구분된다.

즉 말초신경계는 5감(시각, 청각, 후각, 미각, 촉각) 정보를 CNS(중추신경계)에 보고 하고, CNS로부터 명령을 전달받아 실행한다.

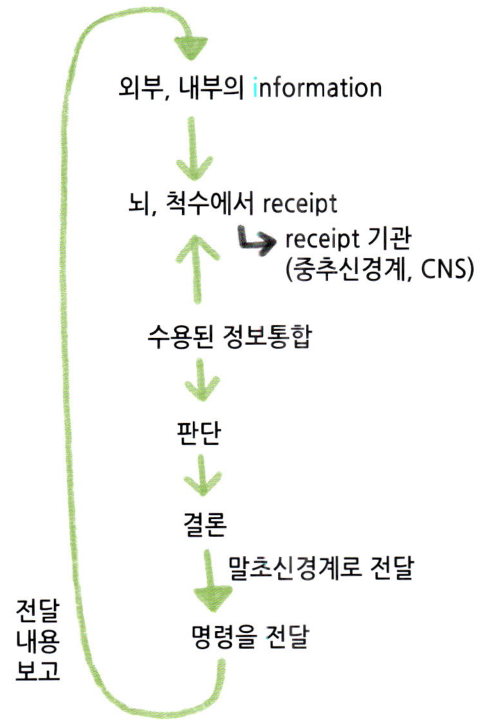
외부, 내부의 information
뇌, 척수에서 receipt
receipt 기관
(중추신경계, CNS)
수용된 정보통합
판단
결론
말초신경계로 전달
명령을 전달
전달
내용
보고

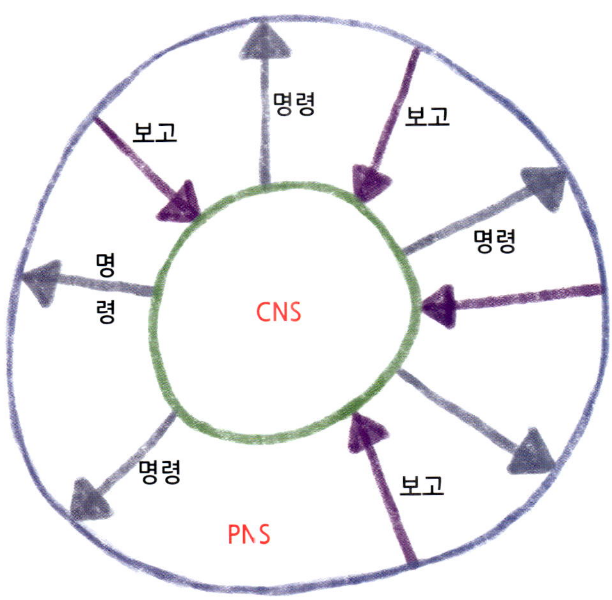
명령
보고
보고
명령
명
령
CNS
명령
보고
PNS

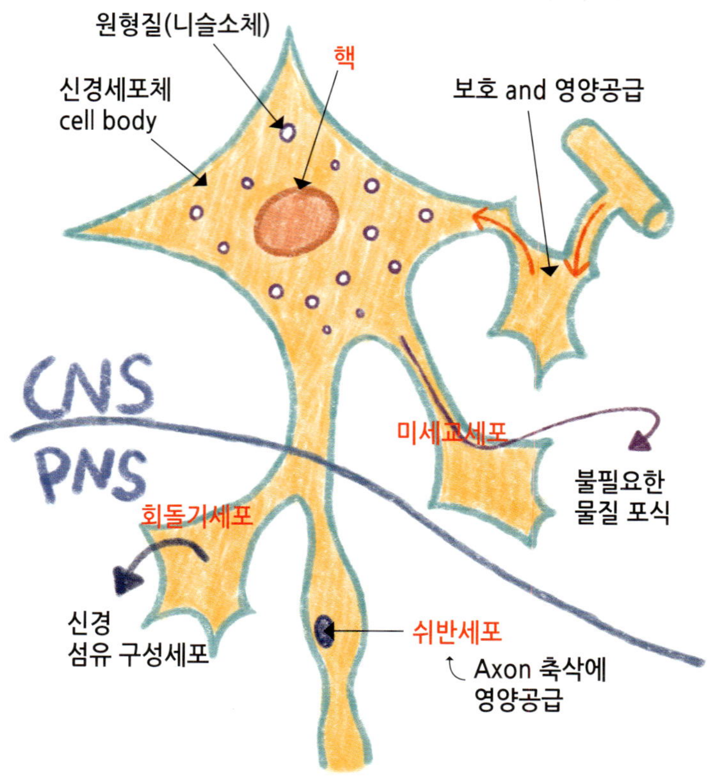

신경세포 사이에 지지 and 영양을 주는 보조세포를 신경교세포라 하며 Neuroglia, glia cell 으로 구성되어 있다.

① 뇌척수신경 : 핵의 위치에 따라

뇌에 핵이 有 ⇒ 뇌신경

척수에 핵이 有 ⇒ 척수신경

② 자율신경 : 신경섬유 start 부위에 따라

흉추, 요추에서 시작 ⇒ 교감신경

경추, 미추에서 시작 ⇒ 부교감신경

불수위근 : 심장, 내장지배, 민무늬근, 내장신경

교감 : 위급, 긴급 상황에 대처, 심장박동↑, 혈압↑, 혈중 포도당↑, 신체의 활발한 운동을 하게 된다.

부교감 : 편안, 안락히 만듦, 소화배설↑, 에너지원 축척을 한다.

CNS는 감각신경섬유(sensory nerve 정보수용), 운동신경섬유(중추에서 받은 명령 전달)를 통한다.

감각신경섬유는 말초 감각신경 분지와 중추신경계를 연결하는 감각전달 신경섬유를 말한다.

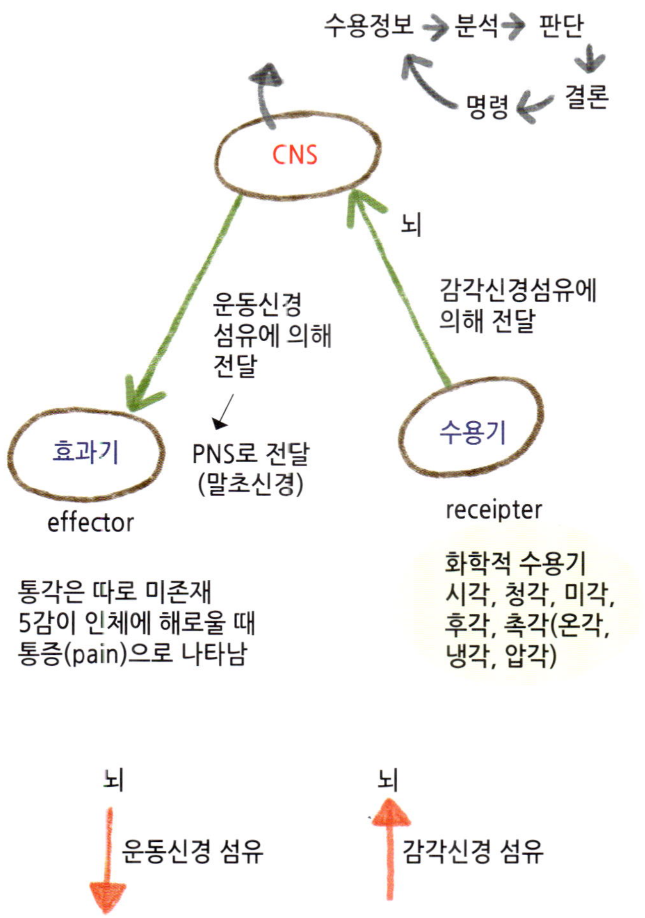

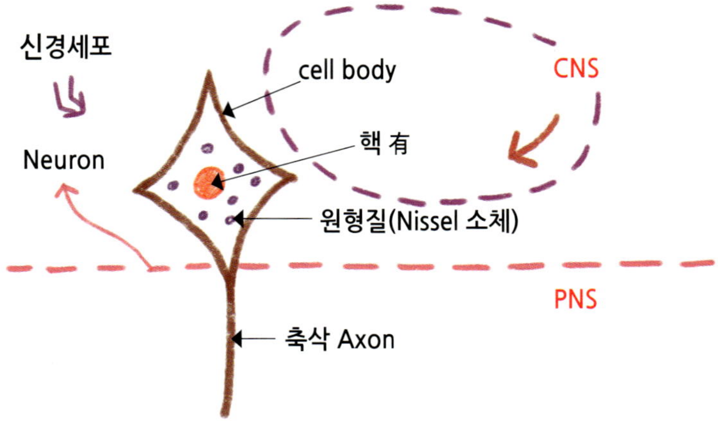

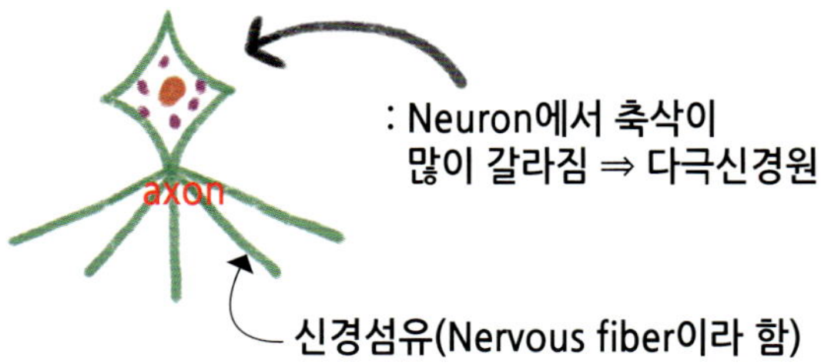

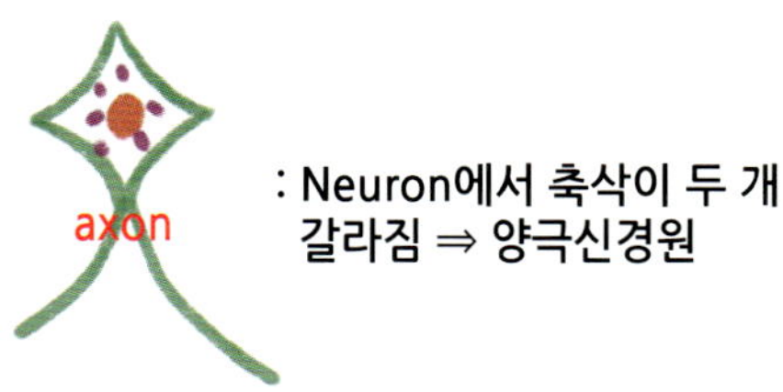

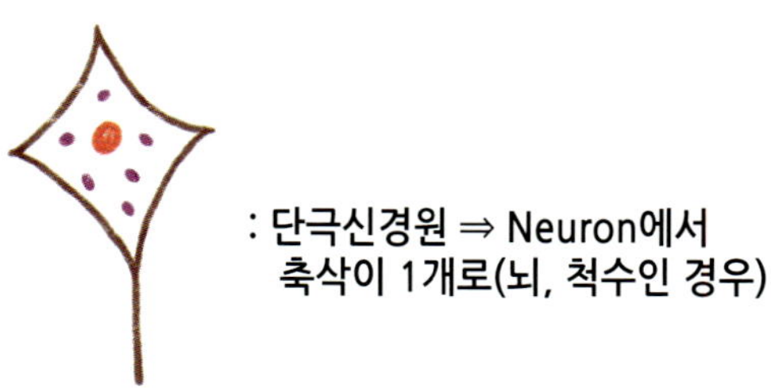

- 신경섬유 : 머리 ~ 발까지 분포한다.
- 예민한 곳 : 신경섬유가 많이 분포되어 있다.
- 둔감한 곳 : 신경섬유가 적게 분포되어 있다.

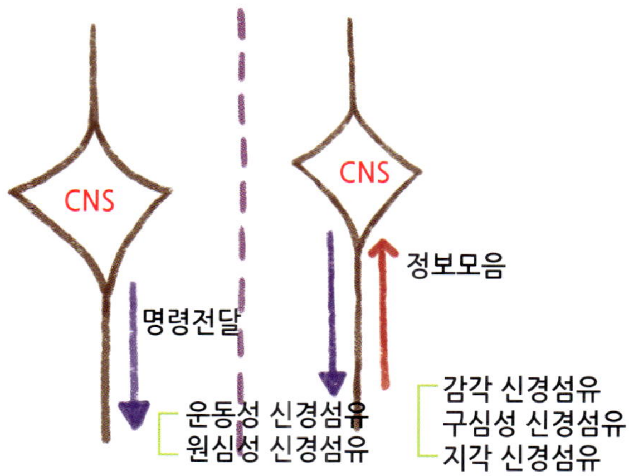
CNS
CNS
정보모음
명령전달
운동성 신경섬유
원심성 신경섬유
감각 신경섬유
구심성 신경섬유
지각 신경섬유

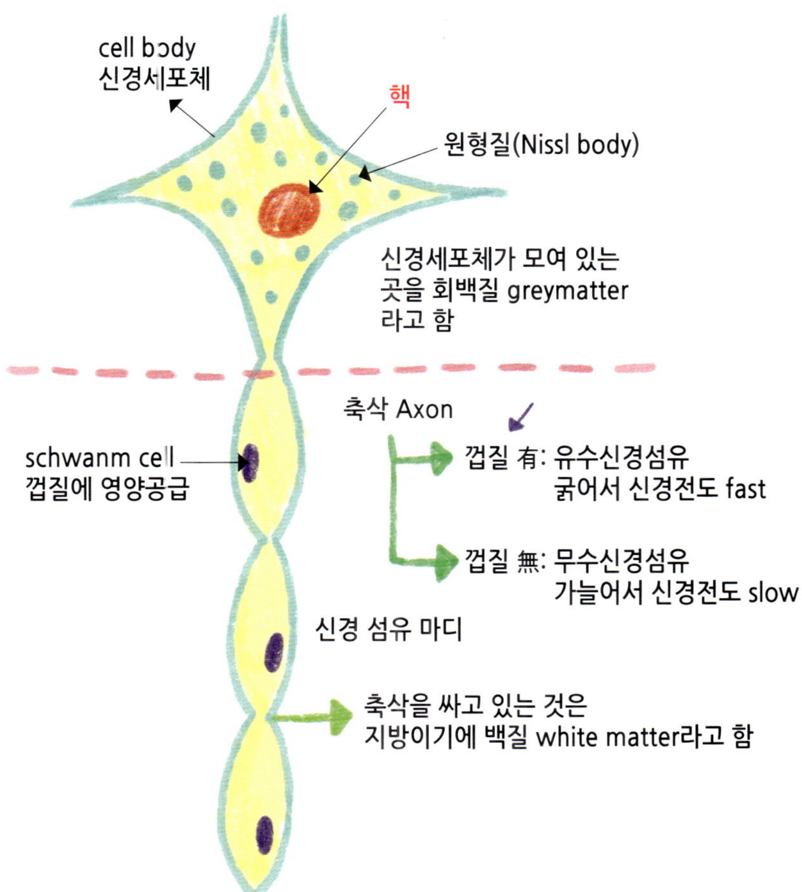
cell body
신경세포체
핵
원형질(Nissl body)
신경세포체가 모여 있는
곳을 회백질 greymatter
라고 함
축삭 Axon
schwanm cell
껍질에 영양공급
껍질 有: 유수신경섬유
굵어서 신경전도 fast
껍질 無: 무수신경섬유
가늘어서 신경전도 slow
신경 섬유 마디
축삭을 싸고 있는 것은
지방이기에 백질 white matter라고 함

I. 중추신경기관과 말초신경기관과의 차이

① 구조적 차이

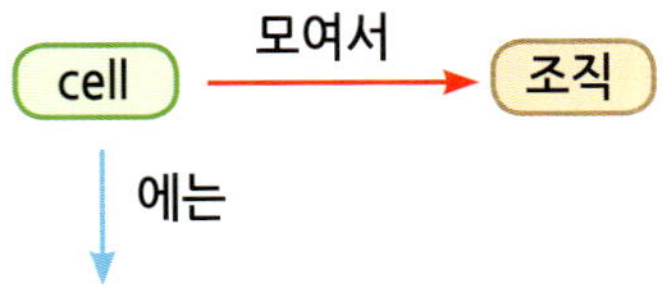

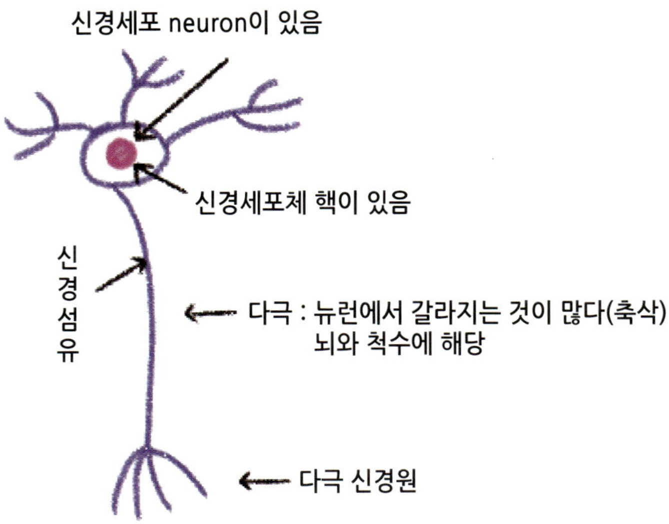

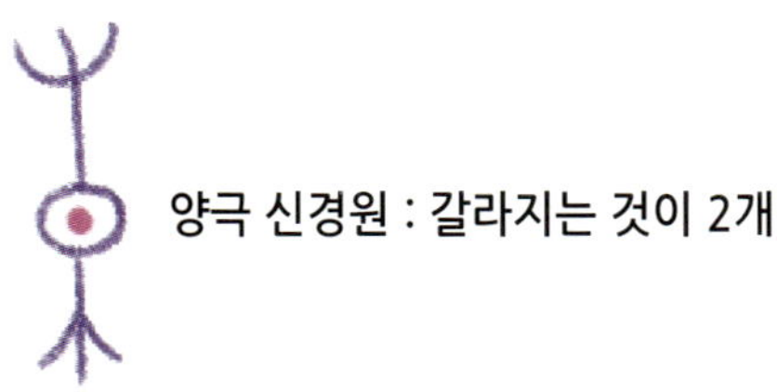

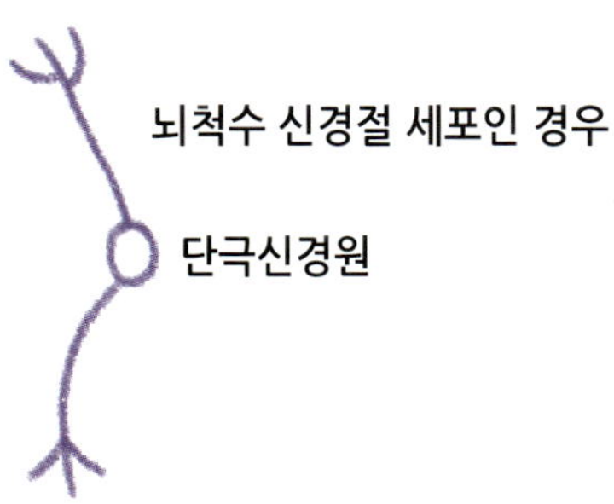

중추신경기관 : 신경섬유에 핵이 있다.
뇌, 척수에 핵이 있다.

말초신경 : 핵이 없다, 신경섬유만 있다.
ex) 시신경, …

② 기능적 차이

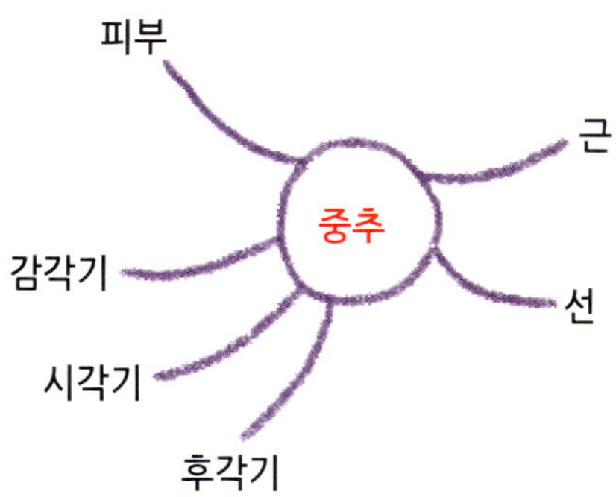

중추신경 : 온몸의 발생정보를 전부 받아서 종합하고 분석 후 판단하여 명령

말초신경기관 : 정보(시각, 청각, 후각, 미각, 촉각)를 중추신경에게 보고하고 중추신경의 명령을 받아서 실행, 정보를 수집하여 보고하며 명령을 수행하는 기관, 즉 행동을 보인다.

5감을 받아들임 → 수용기(recepter)

시각수용기
청각수용기
미각수용기 (온각, 냉각, 압각 →)
촉각수용기
후각수용기
] 화학적 수용기

통각은 따로 존재 하지 않으며 오감이 인체에 해로울 때 통증으로 나타난다.

중추에 보고
중추에서 명령
] → 말초신경계에서 명령 수행

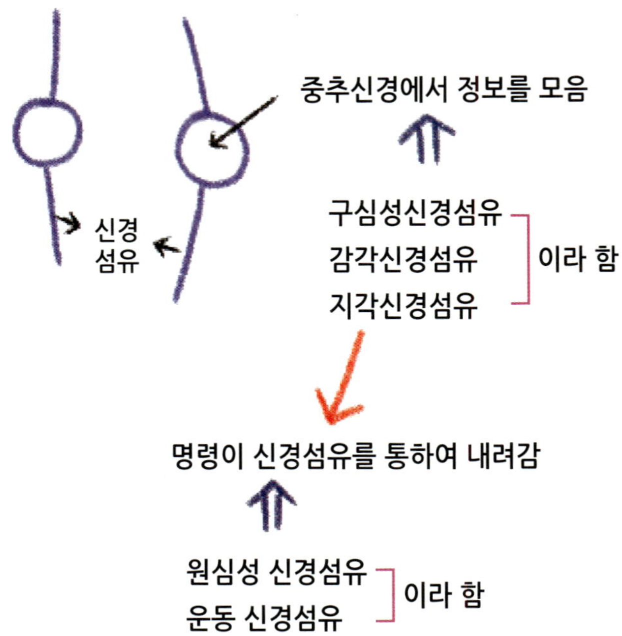

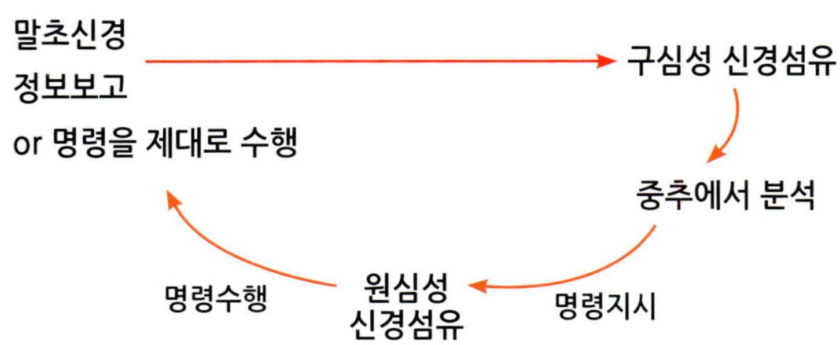

- 신경섬유 : 머리 ~ 발까지 있다.
- 뇌, 척수=핵이 있으며, 약해서 보호해 주어야 한다.
- 신경 세포는 만들어 진 후 세포분열 하지 않으며 신경 세포는 죽으면 재생하지 않으므로 보호해 주어야 한다.
- 신경흥분 : 수용기 → 구심신경 → 반사중추 → 원심신경 → 효과기

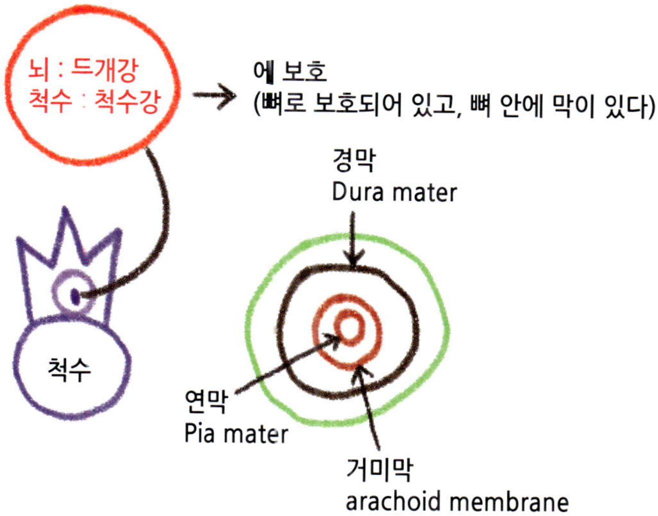

3개의 막으로 구성되어 있으며 거미막 ~ 연막 사이에 뇌척수액이(CSF, Cerebro Spinal Fluid) 들어있다.

II. CNS(Central Nerve System)

우리 인체의 여러 감각기관에서 모아진 신경정보들을 통합하고 조정하는 신경세포로 구성된 뇌와 척수를 중추신경계라고 한다.

Brain(뇌)
Spinal cord(척수) 〉 보호막으로 되어 있음

Skull(두개골)과 연질막(연막) 사이에 두개강이 있다.

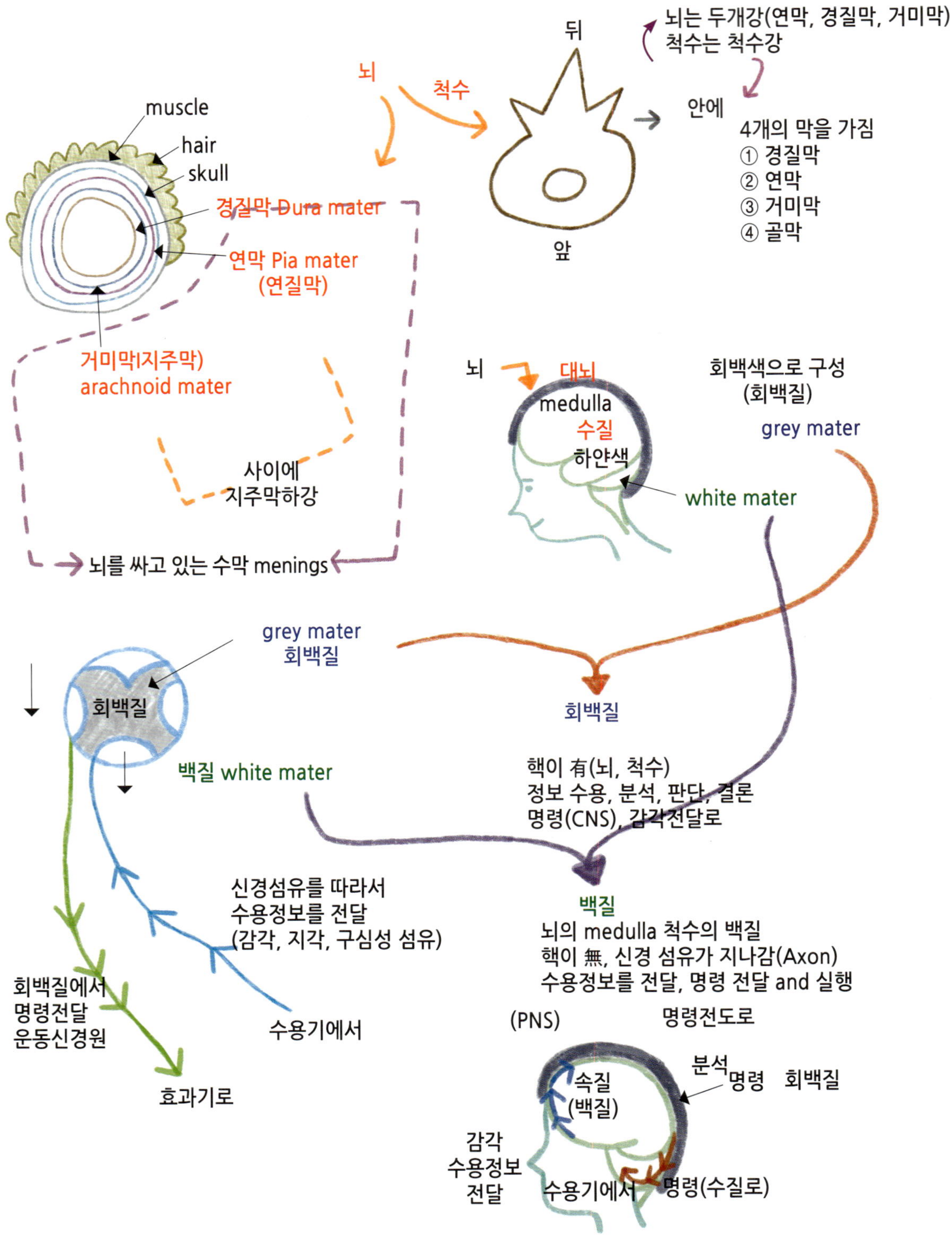
뇌
척수
뒤
앞
뇌는 두개강(연막, 경질막, 거미막)
척수는 척수강
안에
4개의 막을 가짐
① 경질막
② 연막
③ 거미막
④ 골막
muscle
hair
skull
경질막 Dura mater
연막 Pia mater
(연질막)
거미막(지주막)
arachnoid mater
사이에
지주막하강
뇌를 싸고 있는 수막 menings
뇌
대뇌
medulla
수질
하얀색
회백색으로 구성
(회백질)
grey mater
white mater
grey mater
회백질
회백질
백질 white mater
회백질
핵이 有(뇌, 척수)
정보 수용, 분석, 판단, 결론
명령(CNS), 감각전달로
신경섬유를 따라서
수용정보를 전달
(감각, 지각, 구심성 섬유)
백질
뇌의 medulla 척수의 백질
핵이 無, 신경 섬유가 지나감(Axon)
수용정보를 전달, 명령 전달 and 실행
회백질에서
명령전달
운동신경원
수용기에서
효과기로
(PNS)
명령전도로
분석
명령
회백질
속질
(백질)
감각
수용정보
전달
수용기에서
명령(수질로)

뇌와 척수는 모두 척수액 속에 떠있는 상태이며 두개골과 척추뼈에 의하여 보호되어 있다.

뇌는 두개골 안에 위치하고 척수는 척추관 안에 위치하며 후두구멍을 통하여 척수와 연결되며 뇌는 세 겹의 뇌막으로 싸여있다.

척수는 후두구멍에서 허리뼈까지 연결되며 세 겹의 척수막에 쌓여있고 뇌척수액에 의해 보호되면서 뇌의 연수로 연결된다.

중추신경은 많은 신경세포 및 신경아교세포들로 구성되어 있다. 신경세포는 신경세포체와 돌기로 구성되며 가장 긴 돌기를 축삭 또는 신경섬유라고 한다. 중추신경의 내부는 회백질과 백질로 구성되어 있다.

회백질은 신경세포와 수상돌기, 무수신경돌기로 이루어져 생각하는 부분을 담당하고 있다. 백질은 유수섬유와 수초로 이루어져 있으며 회백질 사이를 연결하는 조직으로 정보를 전달하는 통로가 된다.

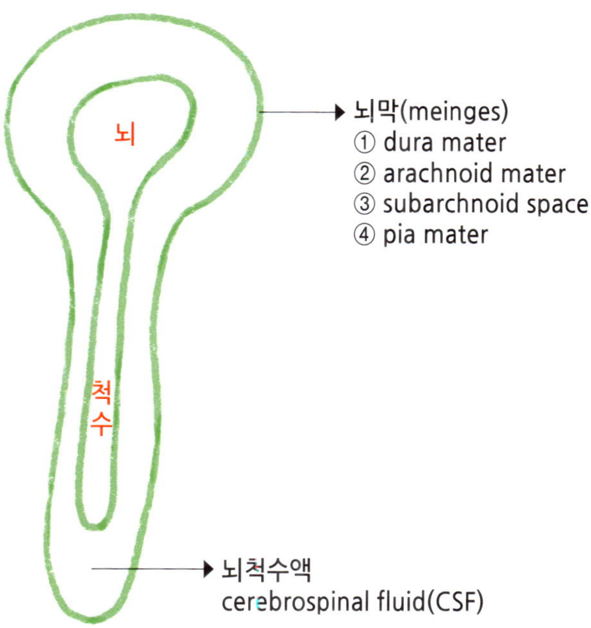

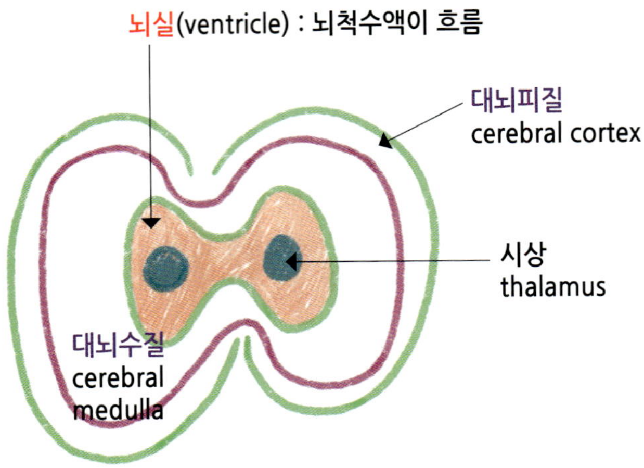

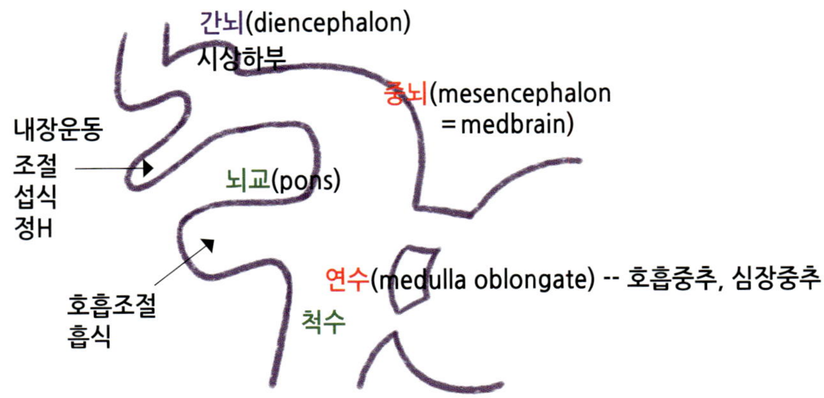

1. 대뇌(Brain)

평균 ⇒ 1,300 ~ 1,600g, 체중의 $\frac{1}{40}$

대뇌

소뇌

연수

뇌교(교뇌)

간뇌

두개골 안에 들어있으며 좌우 반구로 구성되어 있다. 감각, 언어, 운동, 기억 등의 기능이나 자율신경계 조절, 호르몬 생상, 항상성 유지 등의 기능을 수행한다.

① 대뇌(cerebrum)

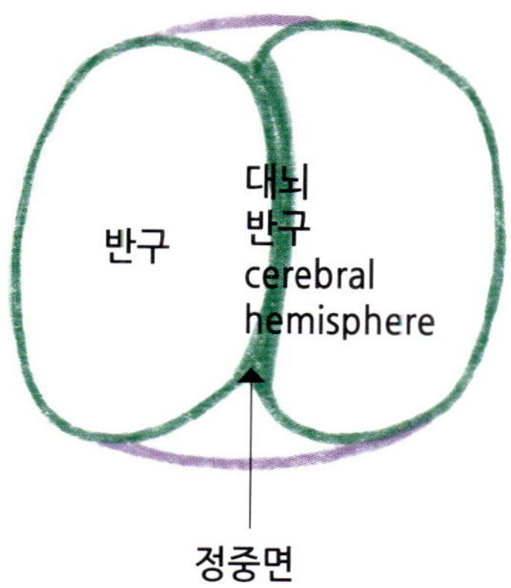

뇌 중 가장 큰 부분 차지
출생 후 2 ~ 3개월 뇌세포 분열

↓

이후
뇌세포 성장(18 ~ 20세까지)

(표면적에 多세포를 담아야 하기에)

주름 多 → 머리 good

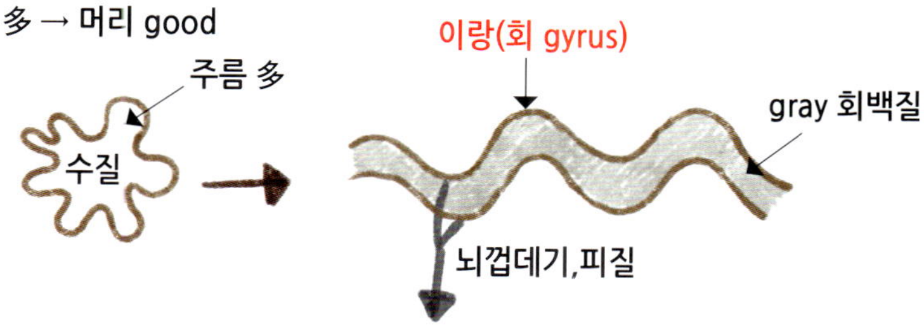

고랑(구 sulcus) or 틈새(염 fissure)

앞 : 운동지배 수의적인 것 다스림
뒤 : 감각지배, 오감분석

미각, 후각 : 전두
시각 : 후두
청각 : 측두

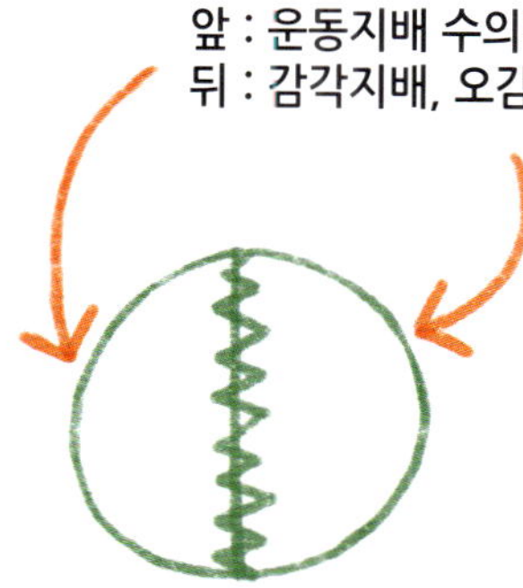

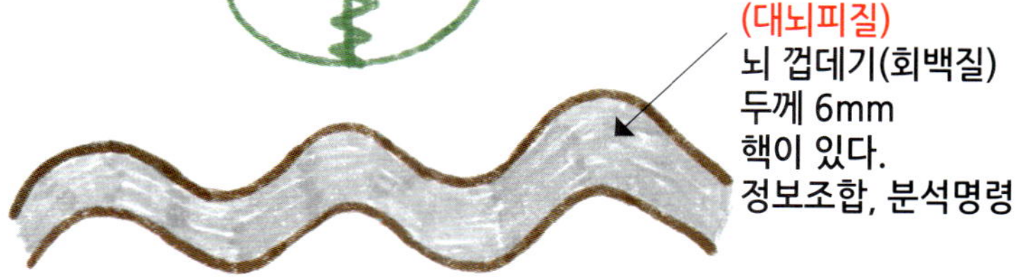

medulla 수질
white mater(Axon)
① 투사섬유 ② 교련섬유 ③ 연합섬유가 있음

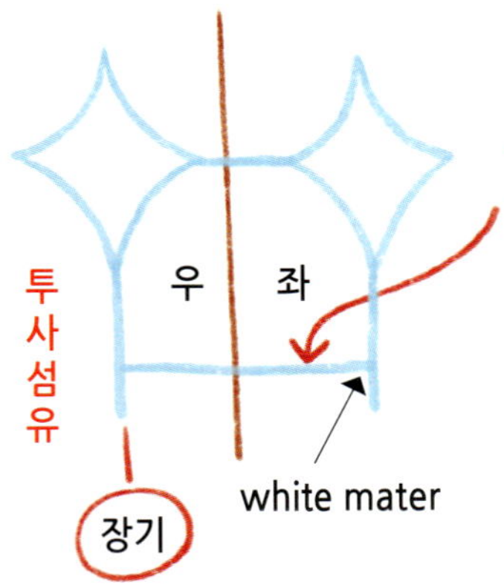

투사섬유 : 핵 ~ 장기까지 내려오는 명령을 하거나 명령을 받는 섬유
교련섬유 : 좌, 우로 연결된 섬유
ex) 손에 물 담금(양손이 같이 느낌), 오른발 들고 왼손들기
연합섬유 : 좌, 우 한쪽만 움직임

연합섬유(assiciation fibers) : 대뇌로 통하는 백질의 신경 섬유 다발
대뇌 피질을 연결하는 신경섬유
ex) 전두엽과 후두엽 사이를 연결

우측은 우측끼리 > 연결됨
좌측은 좌측끼리

ex) 손, 발 우측 올림(연합섬유 작용)

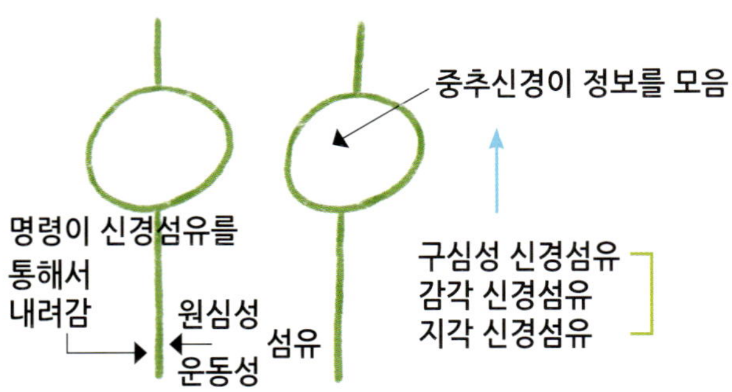

뇌 껍데기 – 피질 : (회백질), 두께 6mm, 핵이 있다.
여기서 모든 일이 일어남 ← 정보조합 분석 명령
뇌속 : 수질(백질), 신경섬유가 많다.

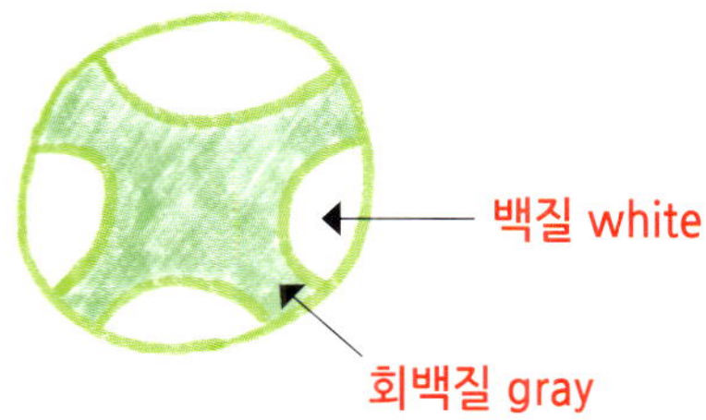

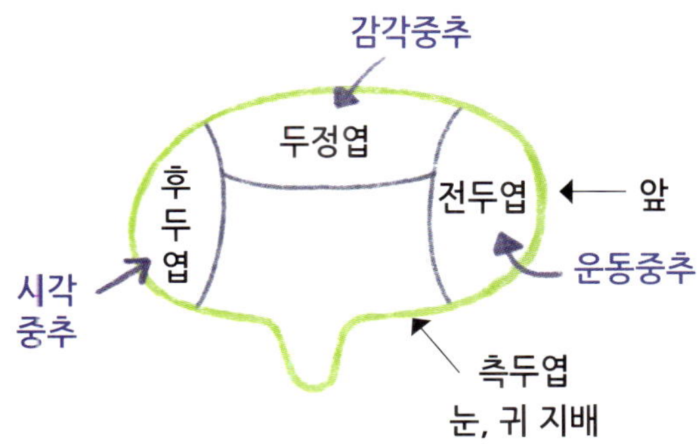

[대뇌반구]

대뇌피질 cerebral cortex → 감각중추, 운동중추, 지각중추, 연합중추 관리 → (명령) (말초신경) 운동섬유

★ 중추기관의 종류

① 감각중추(지각) : 5감

② 운동중추

③ 연합중추 : 전 뇌의 $\frac{3}{4}$ 차지

★ 감각중추(sensory center) : 말초에서 올라간 모든 정보(5감)를 분석한다.

미각, 후각, 시각, 청각의 중추가 대뇌피질에 있다.

글쓰기, 시각 → 후두엽(occiptal lobe)

미각, 후각, 청각 → 측두엽(temporal lobe)

통증, 온도, 촉감 → 두정엽(parietal lobe)

집중력, 언어, 운동 → 전두엽(Frontal lobe)

전체 뇌의 $\frac{1}{8}$ 차지

★ 운동 중추(kinetic center)

- 수의적인 것을 다스림
- 불수위적(민무늬근, 평활근, 내장근)

골격근, 횡문근

전체 뇌의 $\frac{1}{8}$ 차지

> 대뇌의 운동 중추에 의해 수축과 이완 ex) 소화기관

수의운동 중추가 대뇌피질에 있으며 상지나 하지의 반사중추는 척수에 있다.

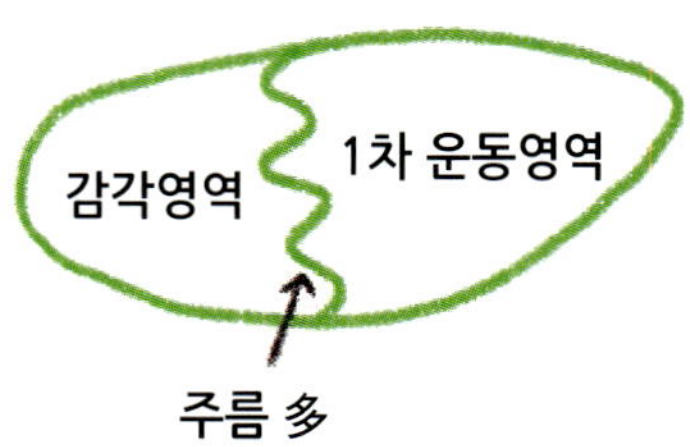

★ 연합중추(association center)

들어온 감각(수축과 이완에 의해) 상태에 따라 적당한 운동을 지배한다.

투사섬유, 교련섬유, 연합섬유가 있다.

언어중추 → 그림, 문자보고 말을 한다.

전체 뇌의 $\frac{3}{4}$ 차지

들어온 감각 → 수축이완에 의해 → 언어중추(그림, 문자보고 말을 함)

★ 지각중추(sense center)

지각중추는 대뇌피질에 존재하여 감각에 관여하고 있으며 후두엽, 측두엽, 두정엽, 전두엽에서 5감을 판별한다.

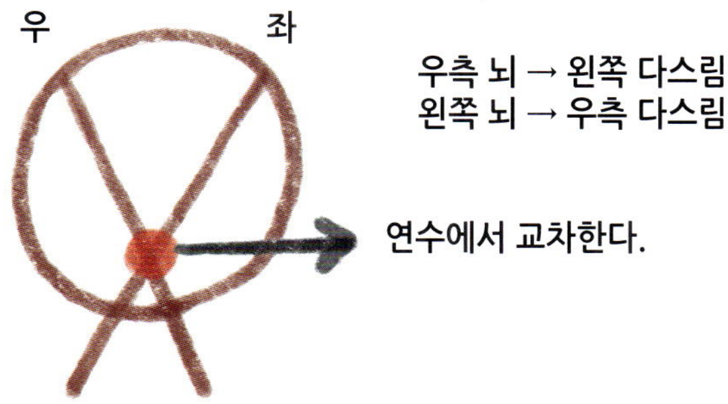
우
좌
우측 뇌 → 왼쪽 다스림
왼쪽 뇌 → 우측 다스림
연수에서 교차한다.

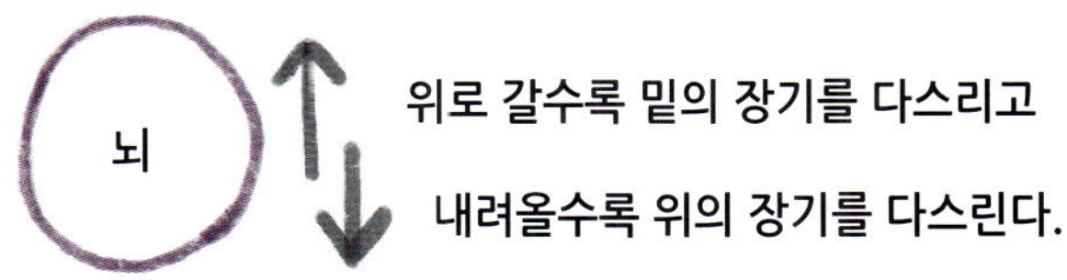
뇌
위로 갈수록 밑의 장기를 다스리고
내려올수록 위의 장기를 다스린다.

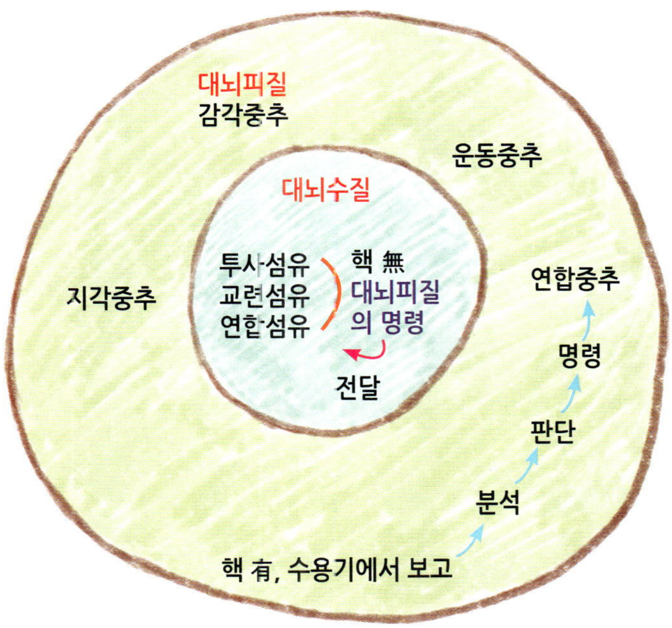
대뇌피질
감각중추
운동중추
대뇌수질
투사섬유
교련섬유
연합섬유
핵 無
대뇌피질
의 명령
전달
지각중추
연합중추
명령
판단
분석
핵 有, 수용기에서 보고

★ 뇌줄기(Brainstem)

좌우 대뇌반구와 소뇌를 제외하며 뇌와 척수를 이어주는 줄기역할을 하는 부위로 중뇌, 뇌교, 연수를 말한다.

- 중뇌는 운동신경, 감각신경, 청각 및 시각 반사중추가 위치한다.
- 뇌교는 얼굴의 감각과 운동을 담당하며 연수의 위쪽과 소뇌 앞쪽에 위치한다. 뇌교는 다른 영역에서 들어온 정보를 소뇌로 연결해주는 역할을 한다. 여러 뇌신경의 연결지점이며 안구운동을 조절하고 청각정보를 뇌에 전달한다.
- 연수는 척수와 이어지는 부분이며 호흡, 맥박 등의 자율신경계를 관장한다.

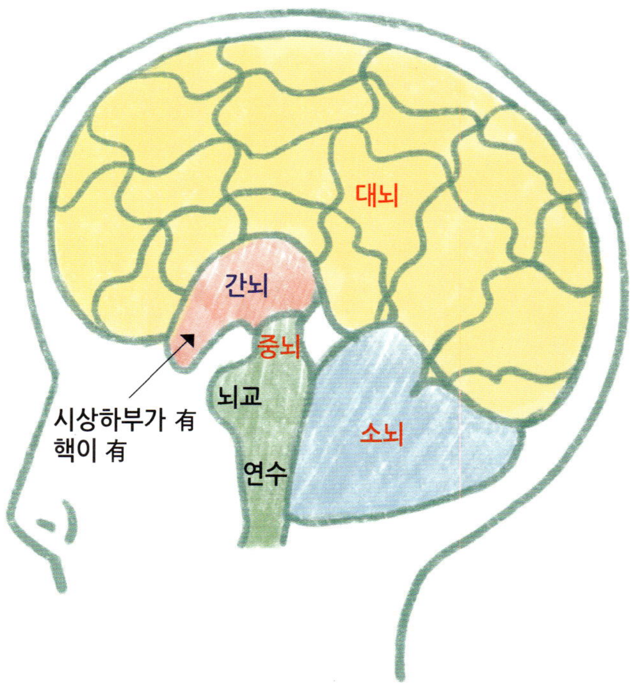

② 소뇌(cerebellum)

대뇌 후두엽 밑에 위치하며 외부에서 감각정보를 받아서 통합하여 운동기능을 조절한다. 대뇌에서 명령된 운동에 대하여 정밀하고 섬세한 운동을 조절한다.(시간과 크기 balance 조정)

소뇌에도 피질과 수질이 있으며 말하는 속도, 근육의 Balance, 운동의 크기, 시간을 유지한다.

소뇌가 망가지면 정교하고 섬세한 운동이 어렵게 된다.

소뇌발달이 안된 경우 ⇒ 말이 어눌, 걸음걸이 이상, 잘 부딪히고 넘어짐

ex) 운동해라(대뇌명령, 시간, 크기 결정 못함)

↓

얼마만큼 속도와 시간 결정은 소뇌에서 한다.

소뇌 전정기관
귀의 반규관 〉 으로 균형, 평형 감각으로 설 수 있다.

③ 뇌교(pons) : 호흡중추

명령 ↓ 흥분

④ 연수(medulla)가 조절

- 흡식중추 : 외늑간근 수축
  내늑간근 이완
  복벽근 이완
  횡경막 이완
- 호식중추 : 외늑간근 이완
  내늑간근 수축
  복벽근 수축
  횡경막 수축

연수는 호흡과 심장을 조절하기 때문에 생명 중추라고 하며 척수와 명확한 경계가 없다. 호흡이나 심장, 혈관운동, 연하, 구토, 재채기, 위액분비를 하며 혈압을 일정하게 유지(승압반사)하는 중추이다.

연수를 생명중추라고 한다.

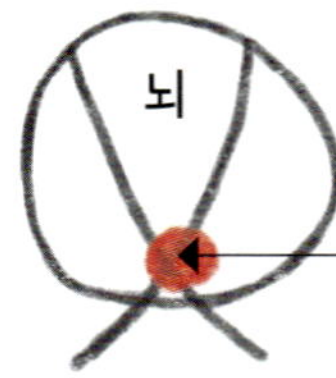

⑤ 간뇌(diencephalic)

대뇌와 중뇌 사이에 위치하며 간뇌는 시상과 시상하부로 구분된다.

간뇌는 감각신호를 뇌에 전달하는 신경세포와 감각신호를 전달하는 역할을 하며 내분비계에 영향을 미친다.

감정뇌(흥분, 긴장, 감정상태 조절)라고도 한다.

교양뇌라고도 함 ← 정보를 받아 감정을 강화 or 억제를 결정한다.

- 시상상부(epithalamus) : 감정 조절에 관여한다. 시상상부의 멜라토닌 분비에 관여한다.
- 시상(Thalamus) : 후각을 제외한 모든 감각 정보를 전달하는 신경섬유가 시상을 통과하여 대뇌피질에 전달한다.
- 시상하부(Hypothalamus) : 자율신경계의 중추이며 말초신경계의 체온 조절, 수분 조절, 호르몬 조절, 정서감정, 성욕, 불수위근 등을 조절하는 역할을 한다.

  뇌하수체를 지배 = 즉 내분비계를 다스림

  ⇓

  내장기관을 다스림

  모든 자율신경의 지배(자율신경의 센터)

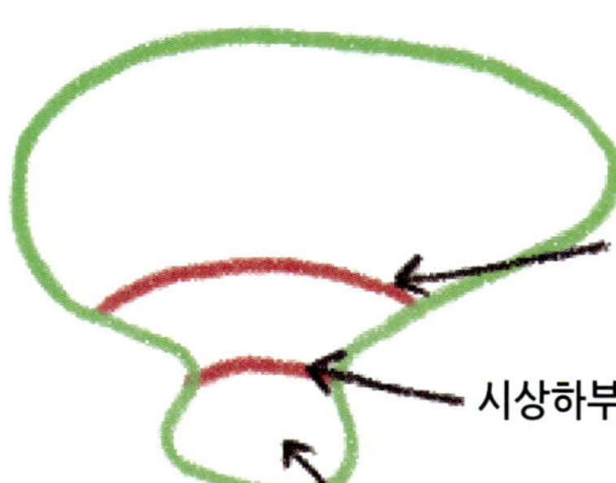

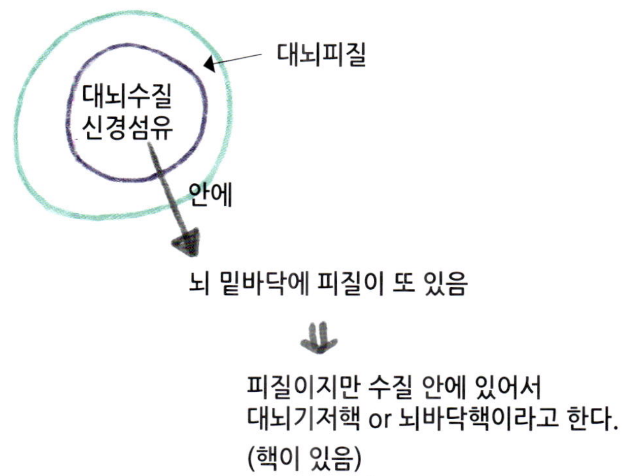

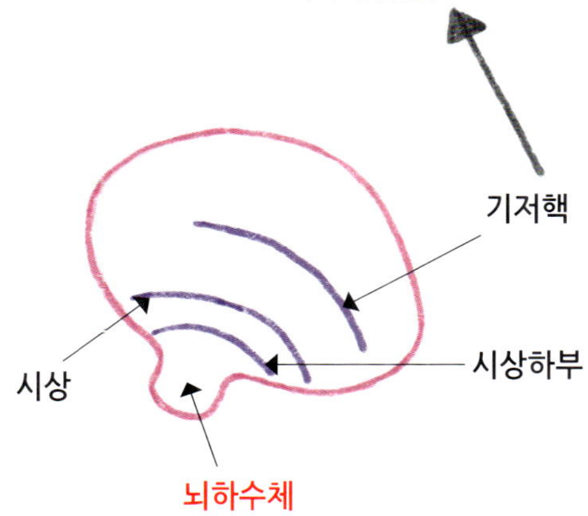

2. 척수(Spinal cord)

척추 내에 위치하는 중추신경으로 운동신경이 포함되며 뇌와 말초 신경계의 중간 역할을 한다. 척수신경 31쌍을 가진다.

목 ~ 허리(허리뼈 1 ~ 2번) 척수로 분류되며 경막 사이에 뇌척수액이 흐르게 된다.

회백질과(안쪽) 백질(바깥쪽)로 나뉘며 회백질에는 신경세포의 세포체가 있고 백질에는 축삭으로 이루어져 있다.

척수에서는 사지의 모든 근육 운동기능을 담당하고 자율신경 기능 및 방광조절이나 항문 조임근을 조절하는 기능을 가지고 있다.

척수 반사궁 : CNS에 속함(헉을 가지고 있음)

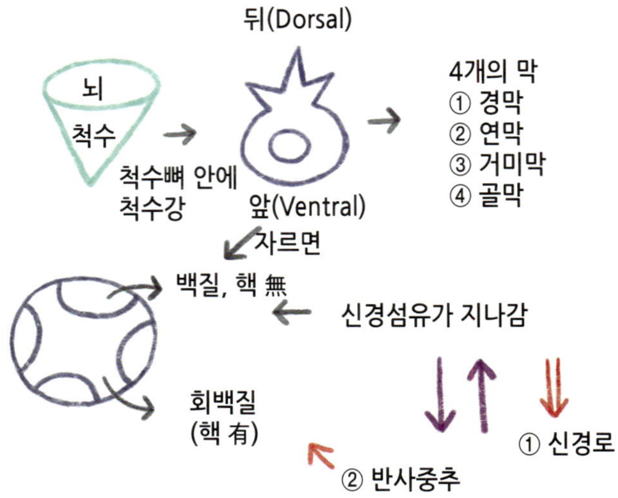

뒤(Dorsal)
뇌
척수
척수뼈 안에
척수강
앞(Ventral)
4개의 막
① 경막
② 연막
③ 거미막
④ 골막
자르면
백질, 핵 無
신경섬유가 지나감
회백질
(핵 有)
① 신경로
② 반사중추

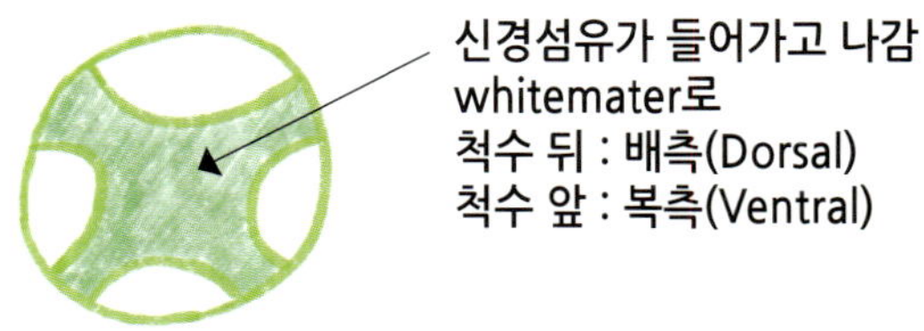

신경섬유가 들어가고 나감
whitemater로
척수 뒤 : 배측(Dorsal)
척수 앞 : 복측(Ventral)

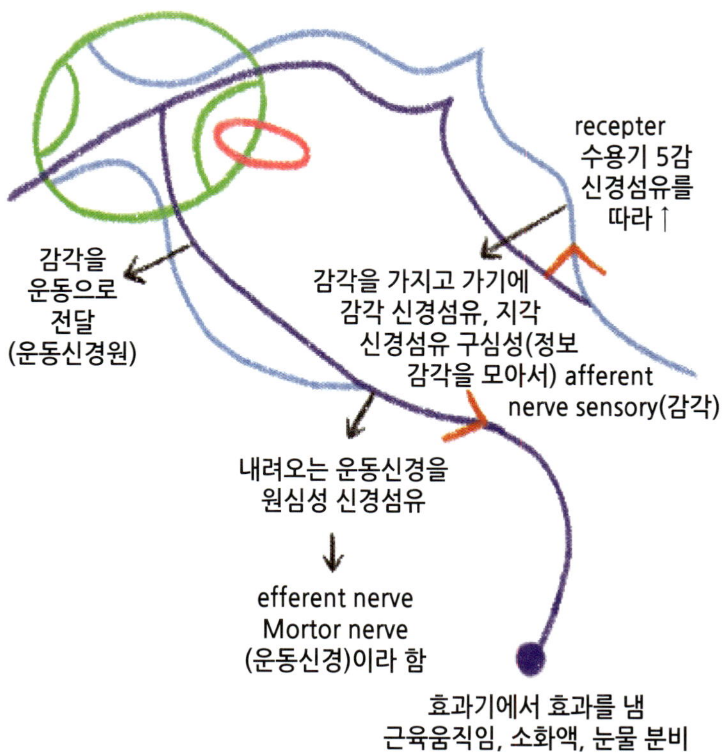

recepter
수용기 5감
신경섬유를
따라 ↑
감각을
운동으로
전달
(운동신경원)
감각을 가지고 가기에
감각 신경섬유, 지각
신경섬유 구심성(정보
감각을 모아서) afferent
nerve sensory(감각)
내려오는 운동신경을
원심성 신경섬유
efferent nerve
Mortor nerve
(운동신경)이라 함
효과기에서 효과를 냄
근육움직임, 소화액, 눈물 분비

synapse : 신경이 만나는 곳. neuron과 neuron이 만나는 곳이며 시냅스와의 연결을 통하여 학습 기억이나 지적능력이 발휘된다. 즉 한 개의 세포는 수 많은 다른 세포와 연결하여 주는 것이 시냅스이다. 시냅스 소포에는 신경전달물질이 들어있으며 다른 세포로 이동할 때 시냅스 소포가 터져서 수상돌기로 이동하게 되는 것이다.

시냅스는 똑같은 명령을 해도 행위는 다르다.

└→ 연합뉴런을 만나서 전혀 다른 반대 명령을 만날 수도 있다.

시냅스에서 신경전달물질이 나와 흥분하게 된다.

⇒ ardrenaline(심장혈관수축 소화기관 억제), 아세틸콜린

ex) 팔을 구부려(대뇌에서 명령)

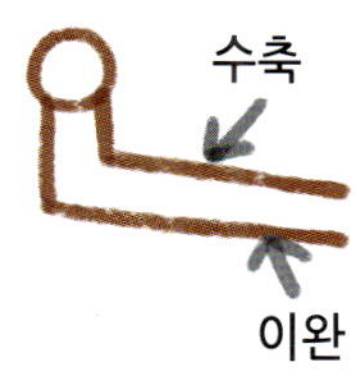

신경은 가는 간격을 두고 떨어져 있음

만나는 곳을 synapse(신경연결)이라 함

척추반사궁 → 뇌

↓

가는 동안 뇌에는 보고하고 척수에서 판단하여 명령을 내림

└→ 척수반사라 함(위급시)

척수반사는 척수를 중추로 무조건 반사작용을 하는 것을 의미한다.

척수 반사궁 : 뇌까지 안가고 바로 명령

효과기가 위험한 것으로부터 피할 수는 있지만 정확하지 않다.

회피반사임 → 위험한 것으로부터 아픈 것으로부터 피함

└→ 뇌에서 정확하지 않기 때문에 억제한다.

척수에서는 정보가 들어오면 척수 반사

ex) 걸음걸이 → 얼만큼 걸어(뇌에서 판단)
(척수에서는)
다리미(뜨거운 것이라고 뇌에서 인식)
뜨거운 것 → 손을 뗌(척수 반사), 뇌까지 가면 뜨겁다고 인식

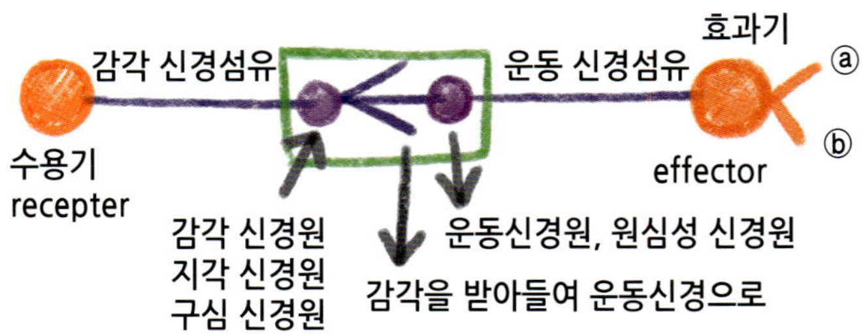

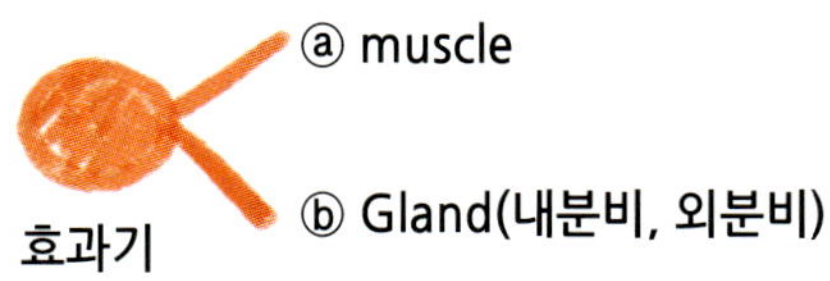

★ 위험반사, 회피반사

효과기가 위험한 것으로부터 피하는 것을 말하며 강한 자극을 받았을 때 나타나는 척수반사를 말한다.

ex) 위험한 것으로부터 아픈 것에서 피함

뇌에서 정확하지 않게 억제한다.

척수에서 정보가 들어오면 척수 반사라고 한다.

Ⅲ. 말초신경계(PNS, Peripheral Nervous System)

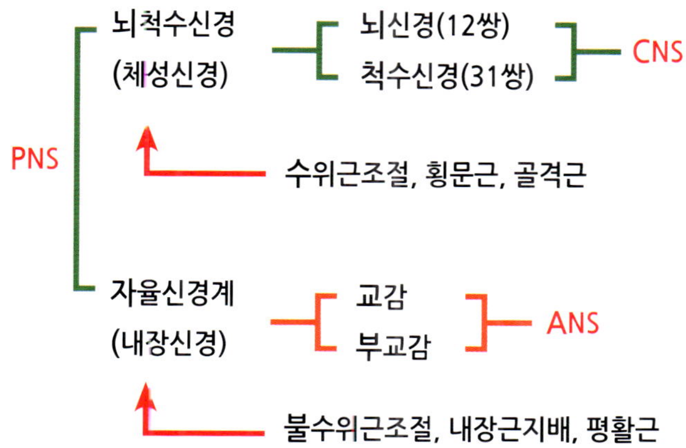

말초신경계에는 감각전달 신경과 운동신호를 전달하는 신경이 있으며 뇌와 척수로부터 전신에 뻗어있는 신경이다. 골격근이나 장기에서 수집된 감각정보를 중추신경에 전달하여 주고 중추신경의 자극을 전달하는 통로기관이 된다. 즉 중추신경계에서 정보를 받고 중추신경계에서 판단하여 내린 결정에 대하여 실행할 수 있도록 하는 기관이다.

말초신경계는 체성신경계와 자율신경으로 나뉘며 자율신경계는 뇌에서 직접 제어하지 않으며 체성신경계는 대뇌의 지배를 받으면서 감각신경과 운동신경을 가지게 된다.

교감신경은 신체가 위급한 상황이 되면 대처하는 기능을 하며 동공확대, 항문과 방광의 조임근 수축, 소화기관 이완, 심장박동수가 증가, 피부 및 소화관의 세동맥 수축으로 인한 혈압의 상승, 땀이 분비된다.

부교감신경은 교감신경과는 반대로 에너지를 보존하는 역할을 한다. 인체가 편히 쉬도록 동공의 수축, 소화기관의 연동운동 증가, 심박동수 감소, 항문과 조임근이 이완된다.

① 뇌신경

중추신경계인 뇌로부터 나오는 말초신경을 말하며 12쌍의 뇌신경이 있다.

뇌신경은 후각, 청각, 얼굴과 혀의 감각 등의 감각기능과 얼굴 표정, 혀가 움직일 수 있는 운동기능 등을 할 수 있다.

1번과 2번의 뇌신경은 대뇌에 위치하고 나머지 신경은 뇌줄기에 존재한다.

대뇌피질에서 명령을 받아서 뇌신경으로 내려오면 얼굴을 움직이거나 얼굴에 관련된 명령이 뇌신경을 통하여 내려오게 되며, 좌우대칭으로 신경을 가진다.

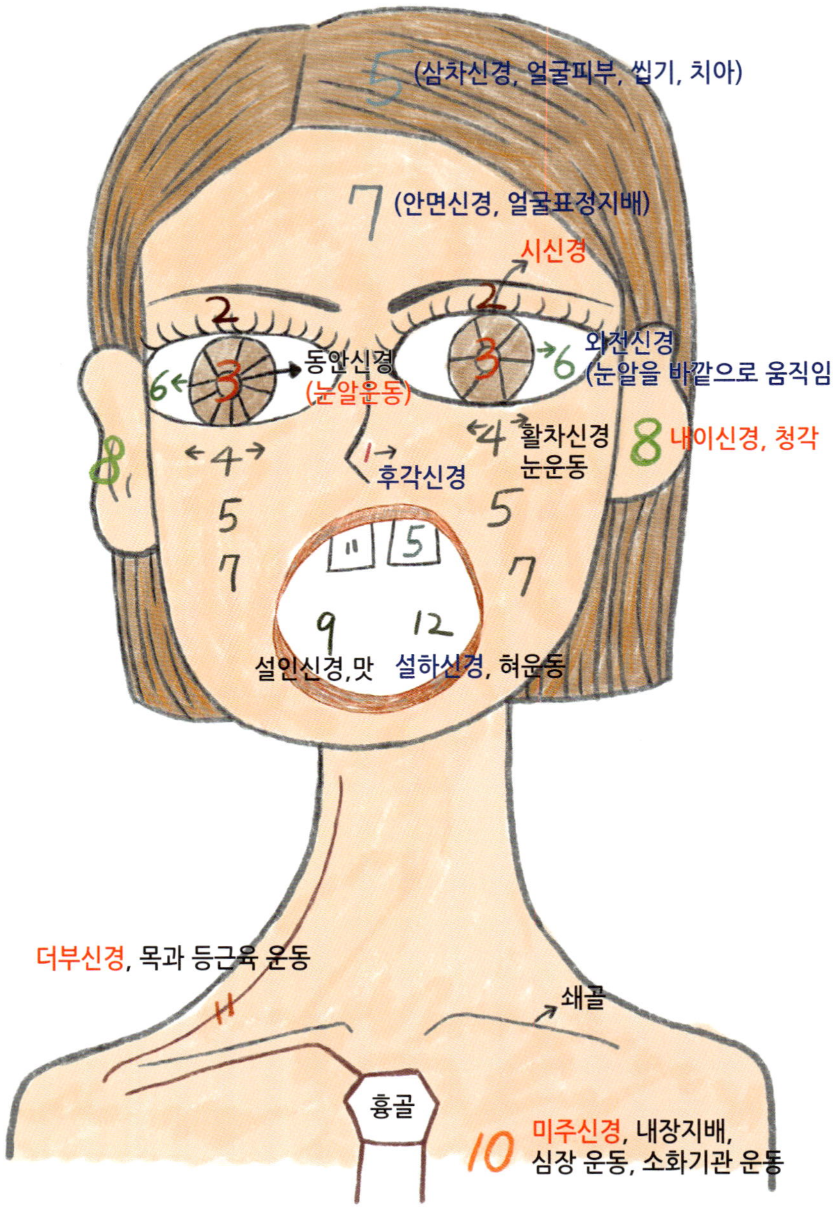

- 제1번 신경(후각신경) : 냄새를 인식
- 제2번 신경(시각신경) : 시각에 관여
- 제3번 신경(동안신경), 제4신경(활차신경), 제6신경(외전신경) : 안구의 움직임

• 제5번 신경(삼차신경) : 얼굴, 코의 점막 감각을 담당
• 제7번 신경(안면신경) : 얼굴 근육의 움직임에 관여
• 제8번 신경(내이신경) : 청각과 인체 균형감각에 관여
• 제9번 신경(설인신경) : 미각과 목 안쪽의 감각, 자율신경 반사를 한다.
• 제10번 신경(미주신경) : 내장근육 운동, 소화기관 운동 등
• 제11번 신경(더부신경) : 목근육과 상부 등근육 움직임에 관여
• 제12번 신경(설하신경) : 혀의 운동

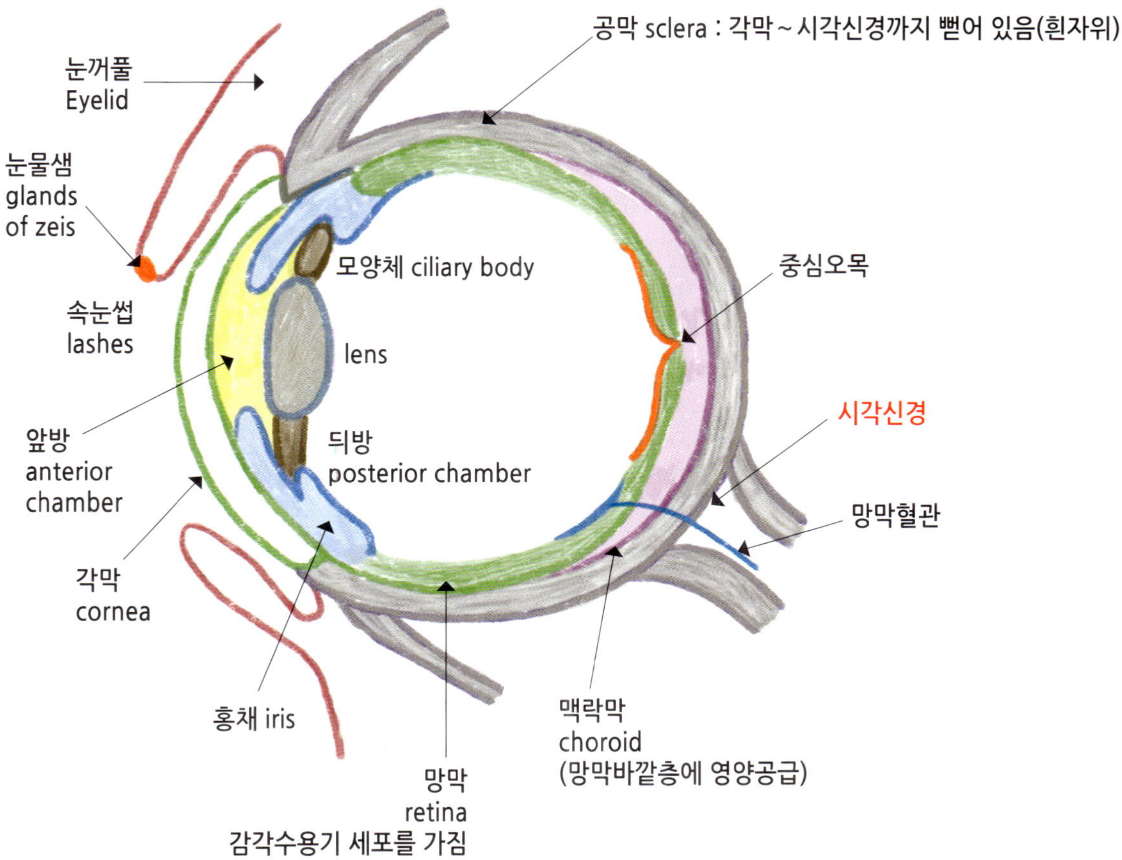

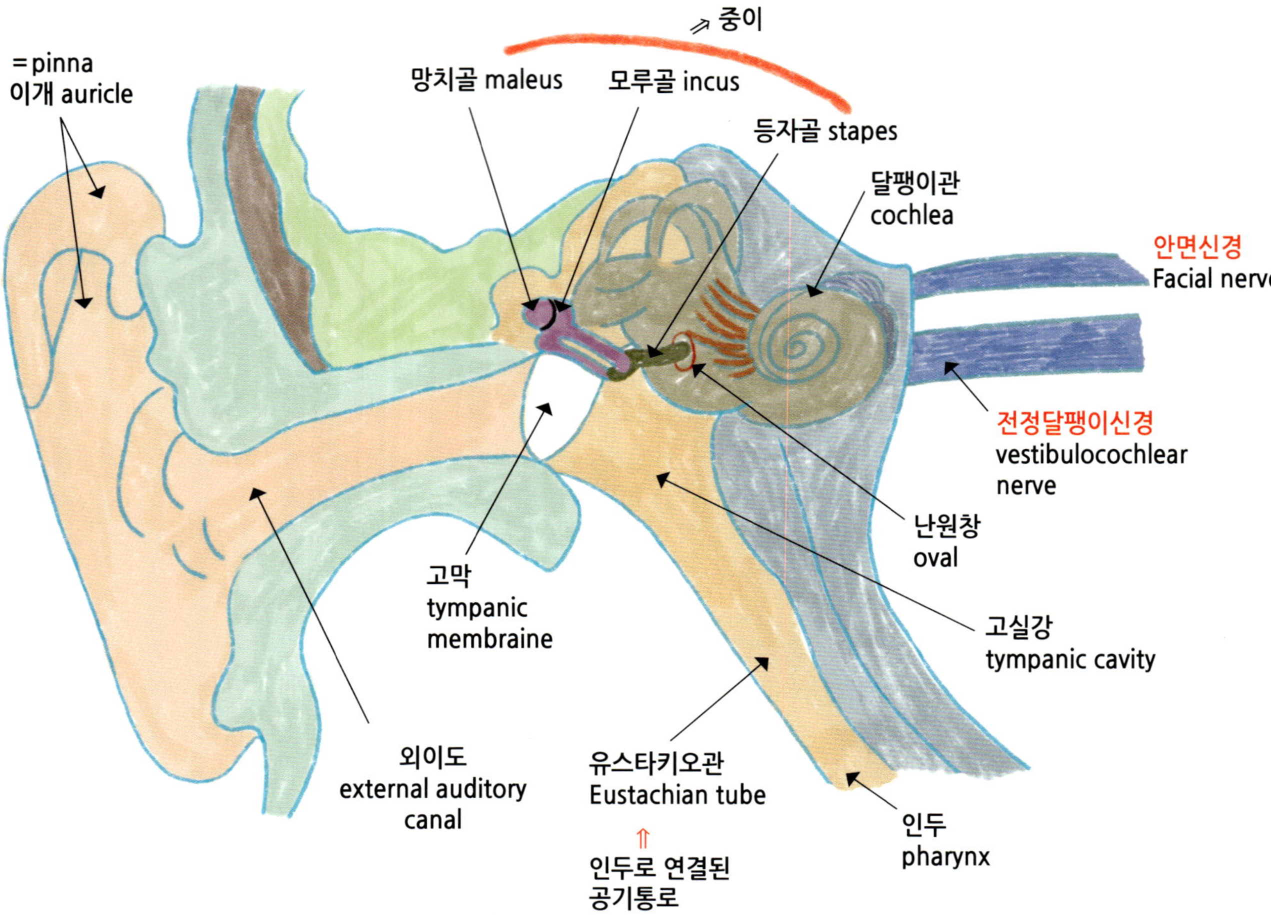

중이
=pinna
이개 auricle
망치골 maleus
모루골 incus
등자골 stapes
달팽이관
cochlea
안면신경
Facial nerve
전정달팽이신경
vestibulocochlear
nerve
난원창
oval
고실강
tympanic cavity
고막
tympanic
membraine
외이도
external auditory
canal
유스타키오관
Eustachian tube
인두로 연결된
공기통로
인두
pharynx

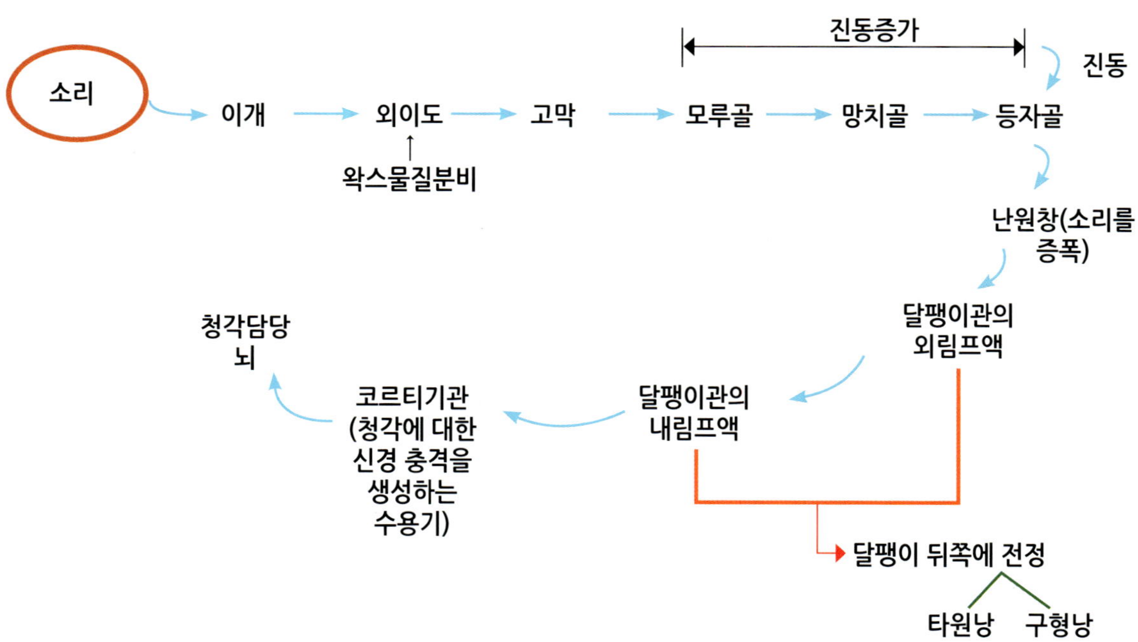

진동증가
진동
소리
이개
외이도
왁스물질분비
고막
모루골
망치골
등자골
난원창(소리를
증폭)
달팽이관의
외림프액
달팽이관의
내림프액
코르티기관
(청각에 대한
신경 충격을
생성하는
수용기)
청각담당
뇌
달팽이 뒤쪽에 전정
타원낭
구형낭

② 척수신경(핵이 척수에 있다)

척수신경	척추뼈
8개	경추 7개
12개	흉추 12
5개	요추 5
5개	천추 5
1개	미추 4
31쌍	33개

경추 ┌ 상완신경 : 손을 움직임
　　 └ 횡경막 : 호흡과 관계

흉추 – 늑간근 신경 : 호흡 시 아플 때

외늑간근, 내늑간근 → 호흡과 관련

요추 – 허리, 복부, 다리, 발가락까지

천추 – 생식기, 방광, 음부신경 지배

③ 자율신경(스스로 다스리지 못함)

길항 작용으로 다스림

ex) 방광의 요 → 수축 : 교감, 이완 : 부교감

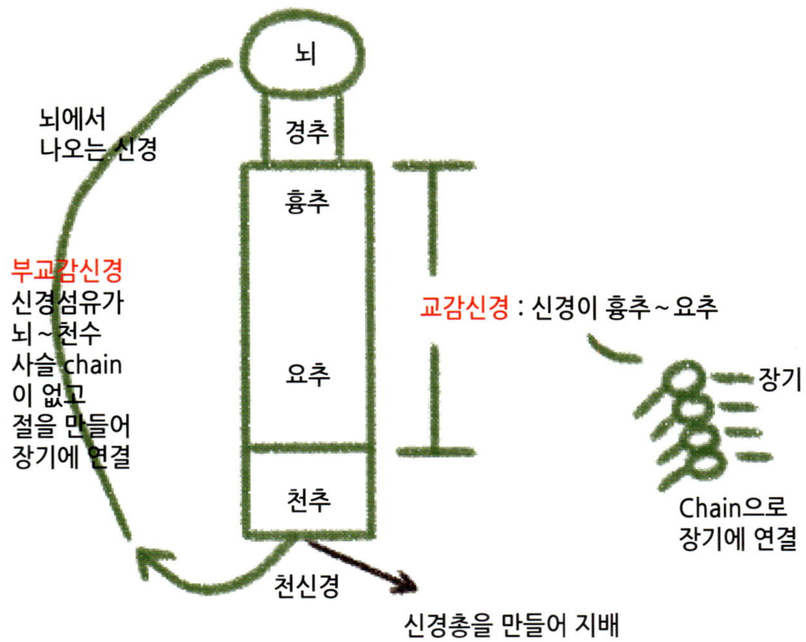

총 : 신경이 갈라져서 모인 것을 말한다.

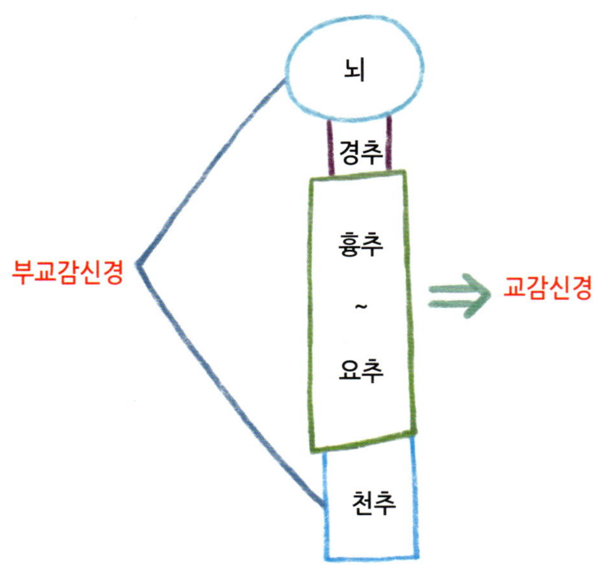

효과기	교감신경	부교감
동방결절 심방	박동수↑ 수축력↑	박동수↓ 수축력↓
관상동맥	확장시킴	수축시킴
골격근혈관	수축시킴	확장시킴
안면혈관	수축시킴	확장시킴
동공	확장시킴	축소시킴
기관지	확장시킴	수축시킴
위, 소장 평활근	이완시킴	수축시킴
위, 소장, 췌장의 분비선	억제시킴	촉진시킴
담낭, 담관	이완시킴	수축시킴
대장근	이완시킴	수축시킴
회맹판괄약근	수축시킴	이완시킴
식도근	이완시킴	수축시킴
타액선	소량분비	대량분비
방광의 배뇨근	이완시킴	수축시킴
남성생식기	사정시킴	발기시킴
자궁	수축시킴	이완시킴
외음부혈관	수축시킴	확대시킴
땀샘	분비촉진	분비하지 않음

Anatomical Pathology

「해부병리학」

Chapter 09

뼈대와 관절

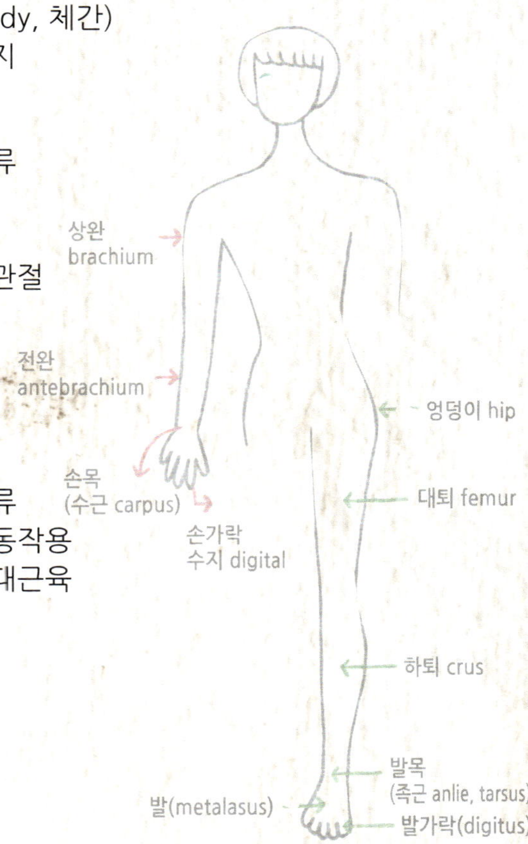

Chapter

09 뼈대와 관절

Ⅰ. 뼈의(Bone) 역할

우리 인체의 뼈는 체중의 약 15%를 차지하며 신체를 지지해주고 골격에 붙어있는 근육수축에 의하여 움직일 수 있다. 인체의 체강을 만들어서 내부장기를 보호해주며 조혈작용으로 골수에서 혈액세포가 만들어지며 칼슘과 인 등의 무기 물질을 저장 후 적절한 시기에 공급하여 준다. 뼈의 성분은 아교질과 석회질이 일정하게 배열되어 나이에 따라 비율이 달라진다.

뼈는 긴 뼈, 짧은 뼈, 불규칙뼈, 공기뼈, 종자골로 분류되며 치밀질과 해면질로 되어 있어 외부 압력에 잘 견딜 수 있도록 한다. 또한 뼈층판 중심에는 신경과 혈관이 지나가는 관(하버스관)이 있으며 골수강과 골외부가 통할 수 있도록 한다. 인체의 뼈는 출생할 때 260개의 골격으로 구성되지만 성장하면서 뼈들이 서로 합쳐져서 성인이 되면 약 206개의 골격으로 된다.

크게 분류를 하면 머리뼈는 동그란 형태를 가지며 뇌가 들어있는 부분으로 뇌를 보호하고 얼굴을 구성하게 된다.

가슴뼈는 늑골과 1개의 흉골로 이루어져 허파와 심장을 보호하고 등뼈는 척추가 모여서 이루어지며(경추, 흉추, 요추, 천추, 미추) 인체를 지탱하게 해주고 척수를 보호한다. 상지뼈는 쇄골, 견갑골, 위팔뼈, 아래팔뼈, 손가락뼈를 말하며 팔을 움직이게 하고 하지뼈는 관골(엉덩이뼈), 대퇴골, 슬개골, 경골, 비골, 발가락뼈 등으로 다리를 움직이게 하여 준다.

인간의 기본구성

⇓

근육과 골격
- 영양공급 ← 소화기관
- 산소공급 ← 호흡기관
- 찌꺼기배출 ← 비뇨기관
- 개체생성 ← 생식기관
- 온도조절 ← 호르몬기관
- 시간, 공간 ← 신경기관

Body (몸통)
- ① 두개골
- ② 안면골
- ③ 흉부골

(①~③ 두부)

- ④ 척추(Body의 중심잡음)
- ⑤ 골반골

Limb (사지) — 팔, 다리

으로 골격을 나눈다.

뼈대구성 → bone(뼈)

cartilage(연골, 물렁뼈)

ligament(인대)

★ bone의 역할

① 몸을 지지 or 균형을 잡아줌

② 운동을 가능하게

③ 장기보호

④ 조혈작용(red bone marrow)

⑤ 무기질 저장 ex) 칼슘

└→ 多 → 분비, 小 → 저장

★ bone의 구성

A. 몸통뼈(Body, 체간)

① 머리 : 두개골(머리통뼈) skull, 안면골(얼굴골)

② 가슴 : 흉골, 늑골(12쌍)

③ 골반 : 치골, 장골, 좌골

B. 상하지뼈(팔다리 뼈대, 체지)

팔, 다리, 손, 발, 뼈

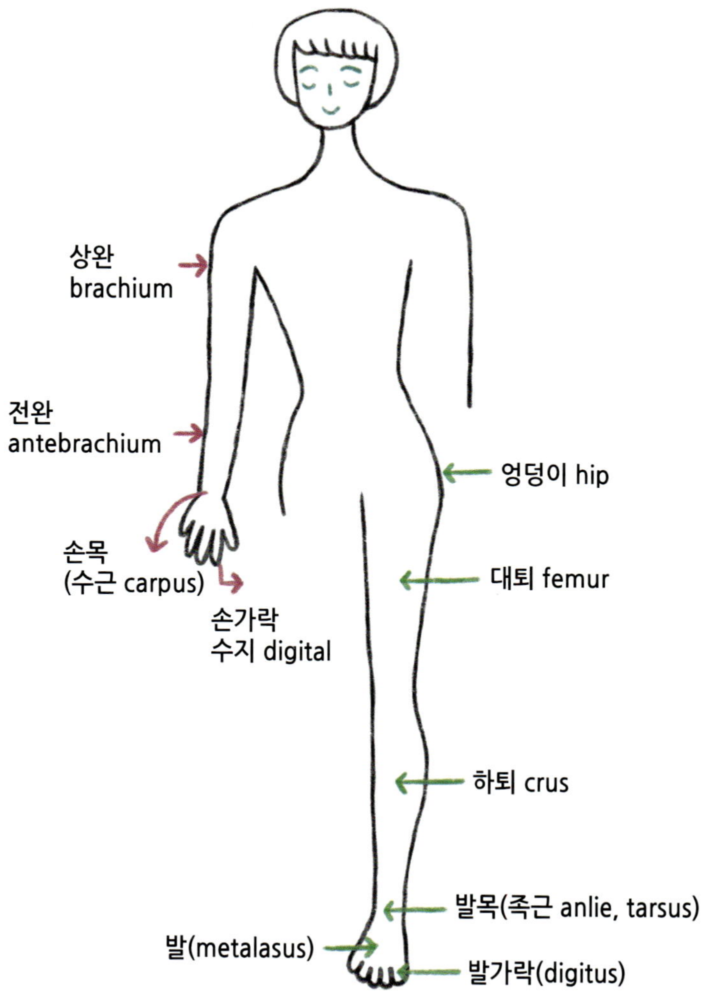

★ bone의 형태에 따른 분류

① long bone(장골) : 대퇴골(femur), 경골(Tibia), 정강이뼈(tibia), 비골(fibula), 상완골(humerus), 척골(ulna), 요골(노뼈, radus), 손발가락뼈(phalanx)

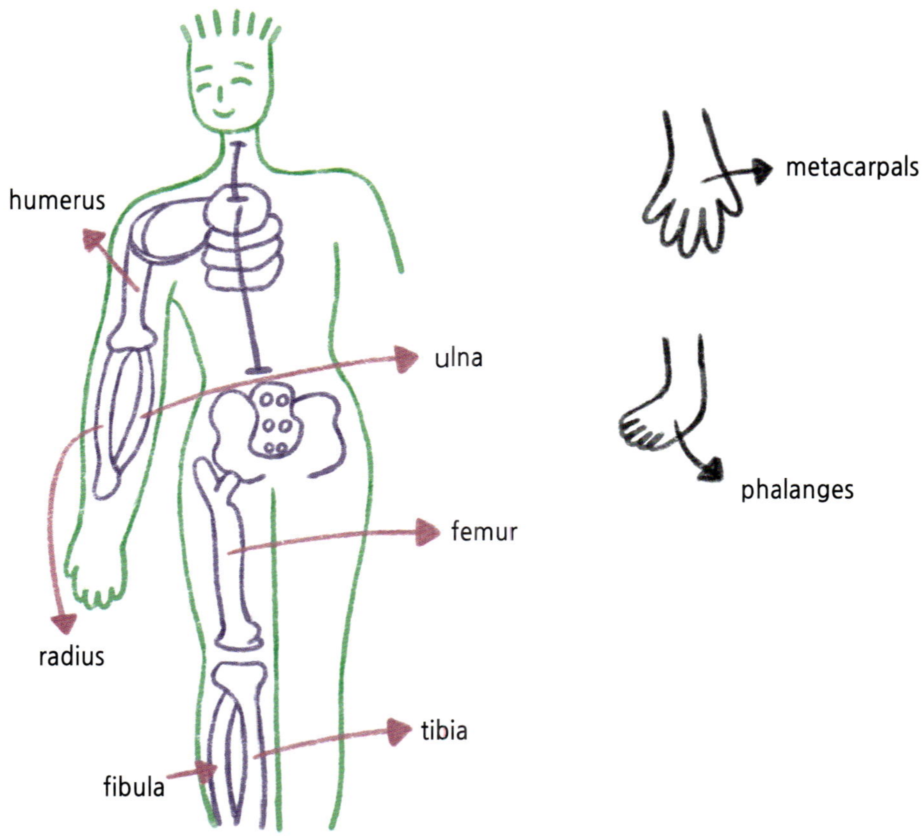

② short bone 단골(짧은뼈) : 손목뼈(수근골 carpal bone) or 손가락, 발가락 마디뼈

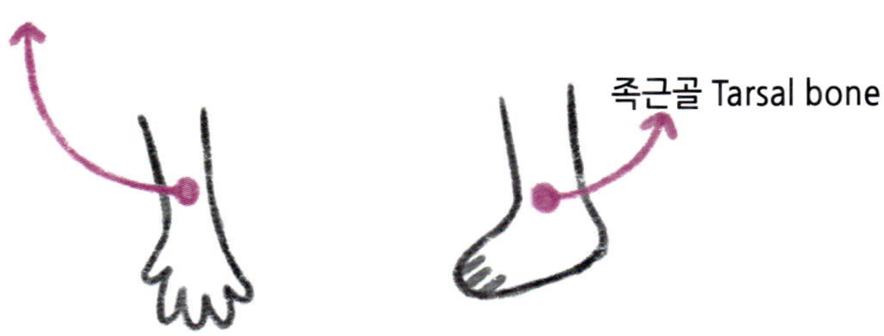

③ flat bone 편평골(납작뼈) : 머리뼈(두개골 skull), 갈비뼈(늑골 rib), 흉골(sternum), 어깨뼈(견갑골 scapula)

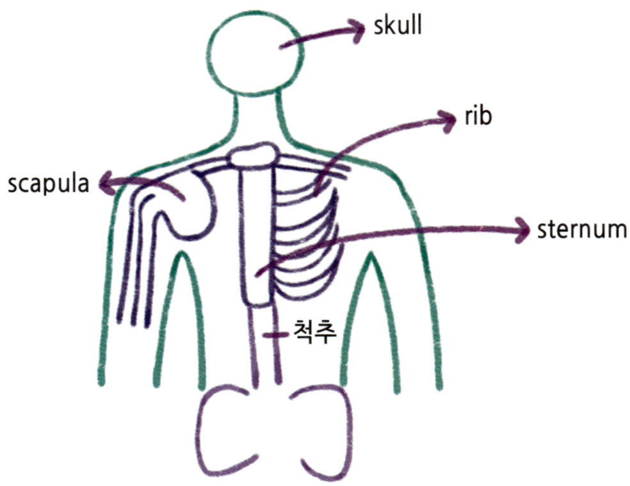

④ irregular bone(불규칙뼈) : 척추뼈(척추골 vertebra), 나비뼈(접형골 sphenoid), 벌집뼈(사골 ethmoid), 엉치뼈(천골 sacrum), 꼬리뼈(미골 coccyx), 아래턱뼈(하악골 mandible)

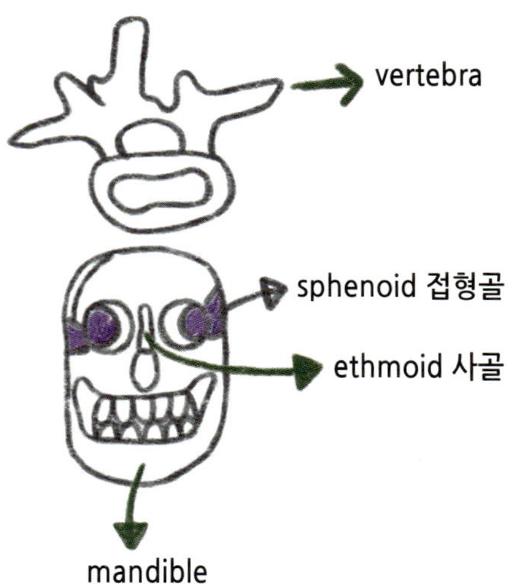

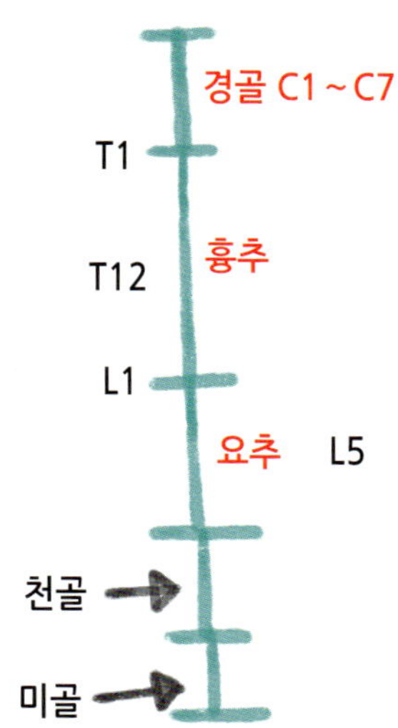

쌍골 or 짝골 : 좌우대칭인 bone

└→ 두정골(마루뼈), 관자뼈(측두골), 아래코선반뼈(하비갑개골, 콧망울 있는 곳), 위턱뼈(상악골), 눈물뼈(누골), 광대뼈(관골), 눈물뼈(누골), 망치뼈(추골, 귀), 모루뼈(침골), 등자뼈(등골), 빗장뼈(쇄골), 어깨뼈(견갑골), 자뼈(척골), 노뼈(요골), 볼기뼈(관골, 엉덩이 hip bone), 무릎뼈(슬개골), 경골(정강뼈), 종아리뼈(비골), 늑골, 골반골, 두개골, 안면골

★ red bone marrow(조혈기능)

머리뼈, 척추뼈, 갈비뼈(늑골), 복장뼈(흉골), 볼기뼈(hip bone)

Ⅱ. 뼈의(Bone) 구성

뼈는 사람의 골격을 이루는 조직으로 유기질 성분이 전체의 35%, 칼슘 등의 무기질 성분은 45%, 수분 20%로 구성된다. 뼈는 칼슘이나 인산염 등의 저장창고가 된다.

뼈의 세포에는 유기질을 합성 및 분비하는 뼈모세포, 완전하게 성장된 뼈 세포, 뼈의 흡수를 촉진하는 뼈파괴 세포가 있다.

뼈의 단단한 정도는 무기질 함량에 따라 다르며 칼슘과 인을 많이 포함하고 있으며 뼈의 강도와 탄력은 무기질과 유기질의 결합에 따라 다르다. 완전히 성숙된 뼈는 겉질뼈, 해면뼈, 뼈속막으로 구성되며 뼈에 따라 구성성분이 다르다.

1. 몸통뼈(Body, 체간)

A. 머리뼈(두개골과 안면골)

두개골은 턱관절을 제외하고는 단단하게 봉합(Suture)으로 결합되어 있으며, 뇌를 간직하는 뇌두개골과 얼굴의 외곽 구조를 형성하는 안면 두개골로 구분된다.

① 머리뼈(두개골, 8개로 구성-두개골, 안면골)

머리뼈는 뇌를 보호하면서 감각기관이 있을 공간을 마련해주며 음식을 씹는 기능을 수행하도록 한다. 뇌머리뼈는 관절운동을 할 수 없고 바닥에는 구멍이 존재하여 뇌와 척수가 연결되도록 한다.

턱관절을 제외하고 섬유관절로 봉합되어 있다.

㉠ 벌집뼈(사골 ethmoidal bone) 1개

코 안(비강 nasal cavity)의 윗부분에 있는 뼈로 코 안을 뇌에서부터 분리하는 역할을 한다.

머리통 앞의 중간부, 코쪽 벽에 위치하며 뇌를 받쳐준다.

㉡ 이마뼈(전두골 frontal bone) 1개

이마를 형성하는 뼈로 출생 시에는 좌우 두 개의 뼈로 구성이 되어 있으며 생후 2년이 지나면 한 개의 뼈로 봉합하게 된다.

㉢ 마루뼈(두정골 parietal bone) 2개

머리의 윗면(뚜껑)을 형성, 머리 맨 위에 위치한다.

㉣ 관자뼈(측두골 temporal bone) 2개

귀 옆 부분, 관자놀이 부분

귀에 붙어 있음

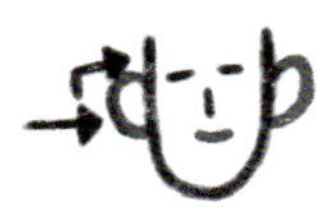

㉤ 뒤통수뼈(후두골 occiptal bone) 1개

머리의 뒤쪽 아래 부분을 감싸고 있으며 머리뼈 공간과 척추관을 이어주는 척구관을 잇는 구멍이 있다.

㉥ 나비뼈(접형골 sphenoidal bone) 1개

귀에서 안을 덮어주는 위치에 있으며 나비 모양의 뼈이다.

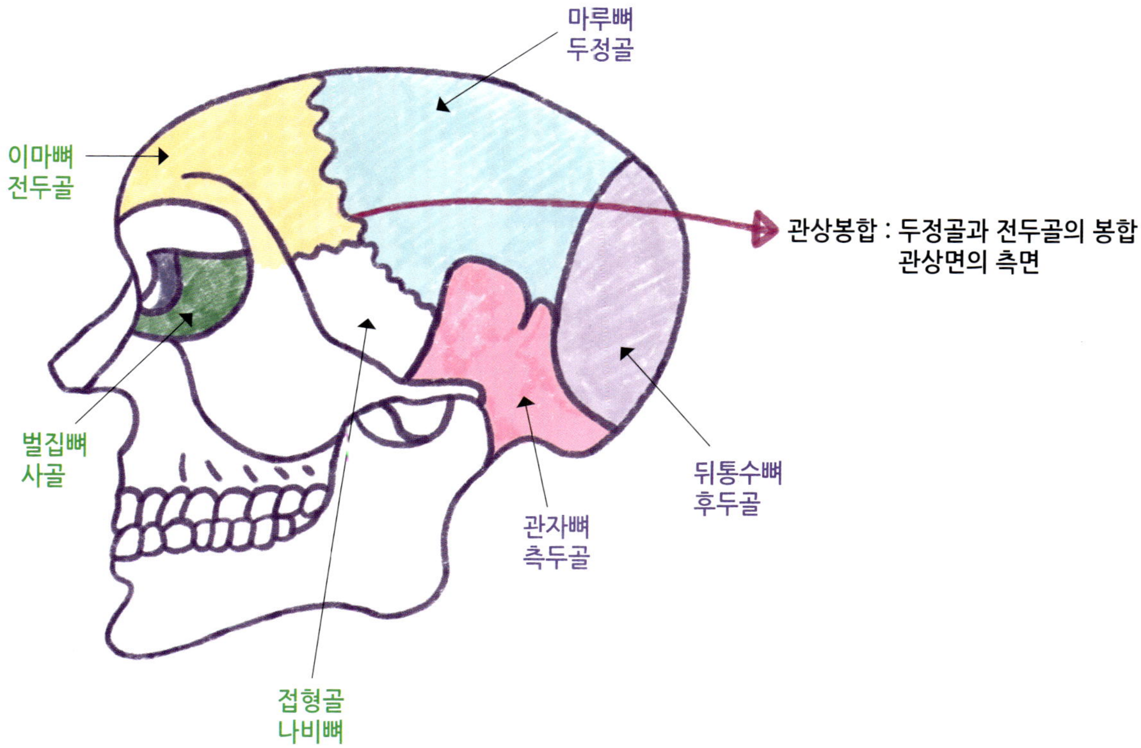

★ 봉합

260개의 bone은 원칙에 의하여 연결됨 → 뼈와 뼈를 연결한 것을 관절이라고 한다.

관절의 종류

- 부동관절 : 움직일 수 없는 관절

  봉합 : 뼈와 뼈를 꼬맨 모양 →

  뼈와 뼈 사이의 섬유성 결합조직으로 연결하며 연결되는 뼈의 명칭을 붙이고 있는 경우가 많다.

  정식 : 심은 것

  치아 → 구개골에 심은 것

- 가동관절 : 움직일 수 있는 관절 ex) 상지, 하지
- 반관절 : 일정한 운동만 움직임 ex) 척추

② **얼굴뼈의 구성-14개 :** 얼굴의 외형을 나타나게 한다.

㉠ 위턱뼈(상악골 maxilla) 2개

위턱 부분에 있는 1쌍의 뼈로 그 속의 비어있는 공간을 상악동이라고 한다.

㉡ 아래턱뼈(하악골 mandivle) 2개

치아를 받쳐주는 역할을 한다.

㉢ 광대뼈(관골 zagomatic) 2개

얼굴 뺨에 튀어나온 부위이며 안쪽에는 신경이 통과하는 구멍이 있다.

㉣ 코뼈(비근골 nasal bone) 2개

코의 앞부분을 형성하며 좌우 2개로 구성되고 이마뼈(전두골)와 위턱뼈(상악골)를 관절한다.

㉤ 눈물뼈(누골 lacrimal bone) 2개

눈을 만들어 주며 눈구멍의 안쪽 벽을 이루며 1쌍으로 구성되어 있다.

위턱뼈(상악골), 이마뼈(전두골)와 벌집뼈(사골)를 관절하고 있다.

㉥ 입천장뼈(구개골 palatine bone) 2개

치아를 보호

L자 모양, 위턱뼈(상악골)와 나비뼈(접협골)를 관절하고 있다.

㉦ 코 선반뼈(하비갑개골 interior conchal bone) 2개

위턱뼈(상악골)에 붙어 있음. 호흡을 가능하게 한다. 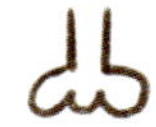

돌기 3쌍 - 위코선반(상비갑개)과 중간코선반(중비갑개)은 벌집뼈(사골)에서 돌출되었고 아래코 선반만 독립된 뼈

㉧ 보습뼈(서골 vomer) 1개

코 중격의 뒷부분 형성한다. 표면은 혈관 및 신경이 지나가는 작은 고랑이 있다.

나비뼈(접형골), 벌집뼈(사골)와 입천장뼈(구개골), 위턱뼈(상악골)와 관절하고 있다.

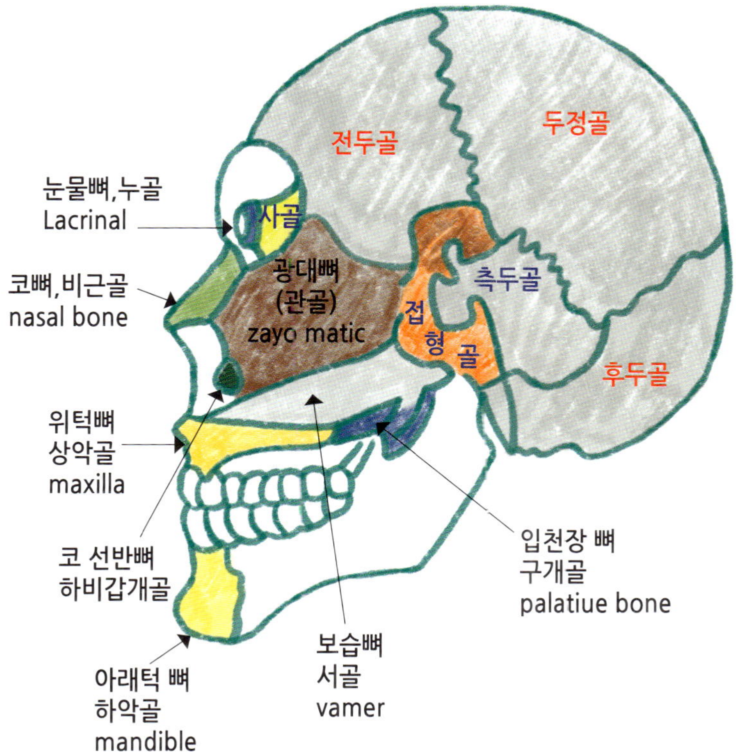
전두골
두정골
눈물뼈,누골
Lacrinal
사골
코뼈,비근골
nasal bone
광대뼈
(관골)
zayo matic
접
형
골
측두골
후두골
위턱뼈
상악골
maxilla
코 선반뼈
하비갑개골
입천장 뼈
구개골
palatiue bone
아래턱 뼈
하악골
mandible
보습뼈
서골
vamer

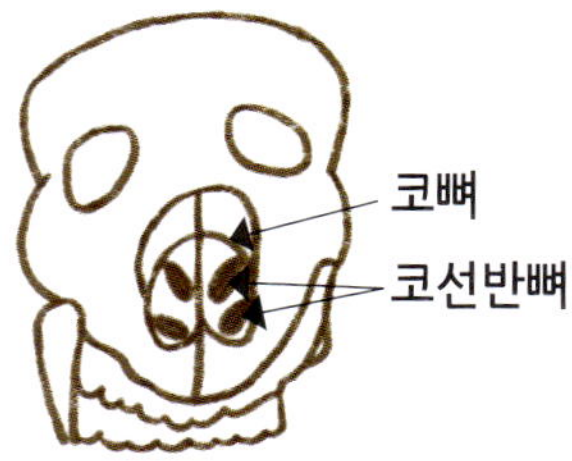
코뼈
코선반뼈

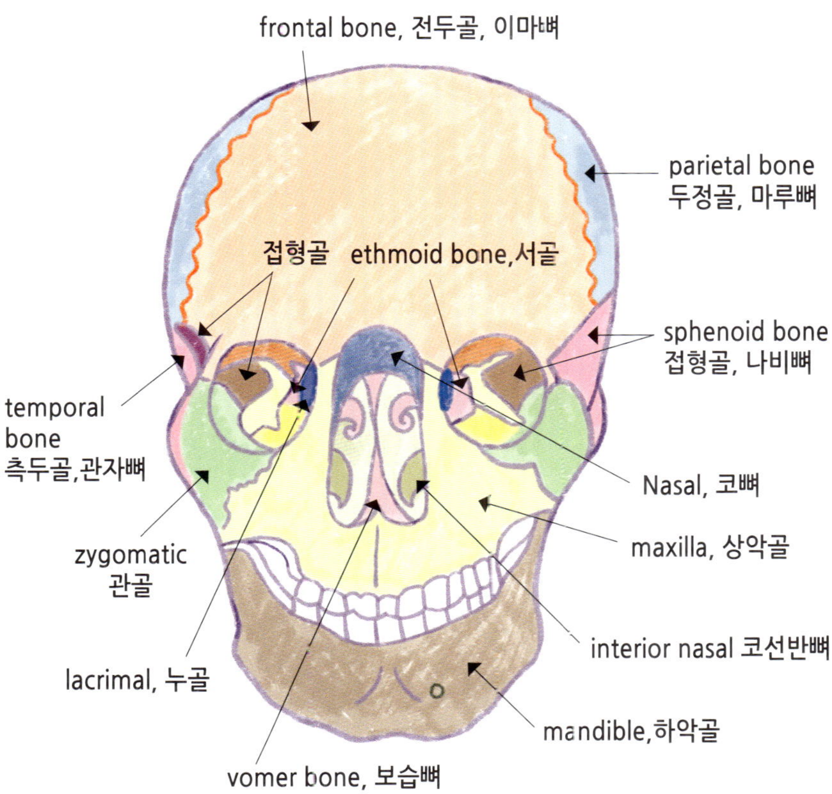
frontal bone, 전두골, 이마뼈
parietal bone
두정골, 마루뼈
접형골
ethmoid bone,서골
sphenoid bone
접형골, 나비뼈
temporal
bone
측두골,관자뼈
Nasal, 코뼈
zygomatic
관골
maxilla, 상악골
interior nasal 코선반뼈
lacrimal, 누골
mandible,하악골
vomer bone, 보습뼈

[앞에서 본 머리뼈]

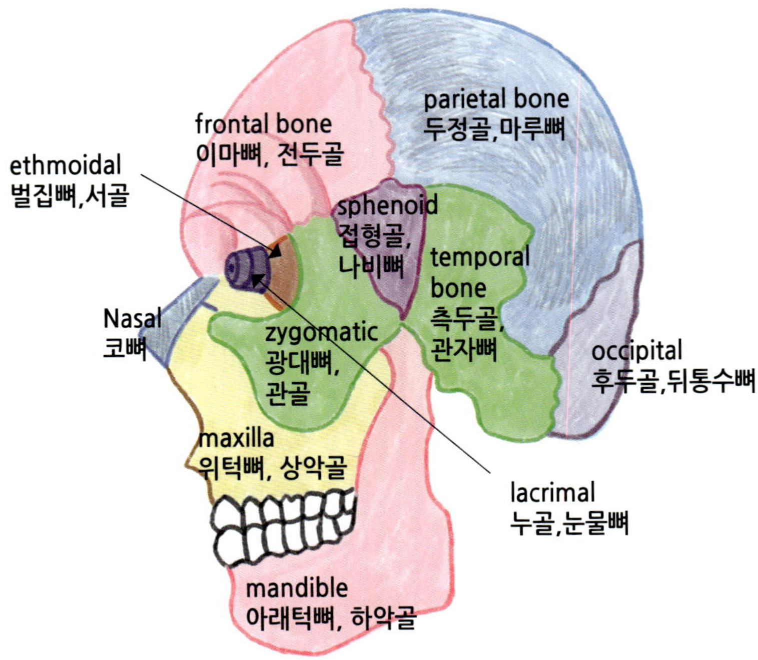

[옆에서 본 머리뼈]

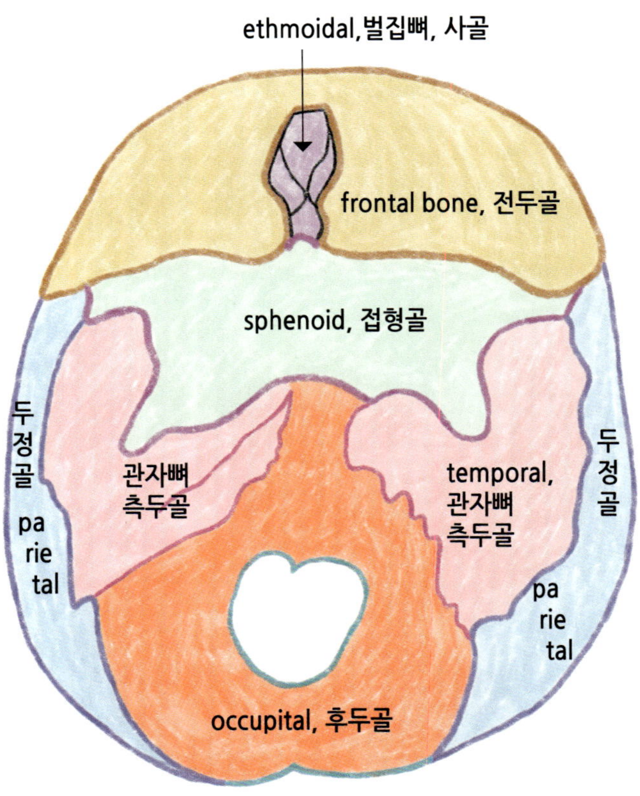

[위에서 본 머리뼈]

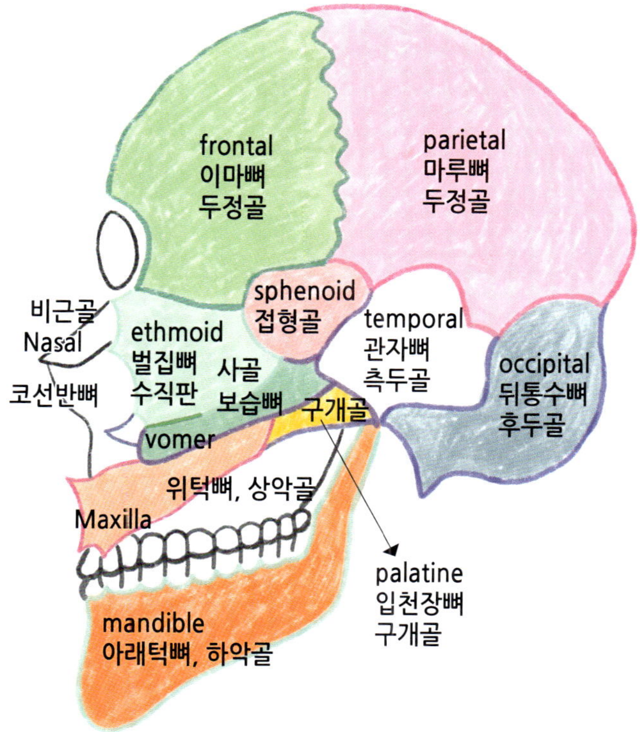

[정중면에서 본 얼굴뼈]

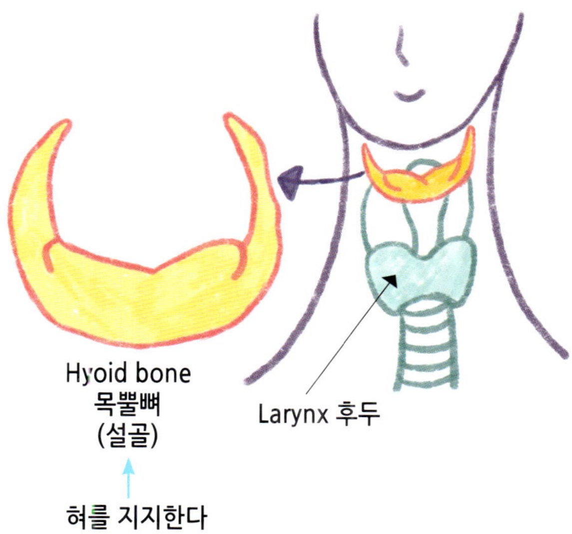

설골은 하악골과 흉골 사이에 있는 U자형 모양을 이루는 뼈로 다른 뼈들과 관절하지 않으며 많은 근육과 인대로 연결되어 있다. 음식을 먹는 것과 발음에 관여하는 신체 부위이다.

★ 신생아

신생아는 생후 1달까지를 말한다.

신생아는 뼈가 미완성 상태로 출생하게 되어 두개골이 완전히 결합되지 않는 상태로 틈새가 벌어져 있다. 정수리 앞쪽에 열린 구멍을 대천문이라고 하고 대천문 뒤에 열려진 구멍을 소천문이라고 한다.

성장하면서 대천문과 소천문이 닫히게 되어 뼈로 메꾸어 진다.

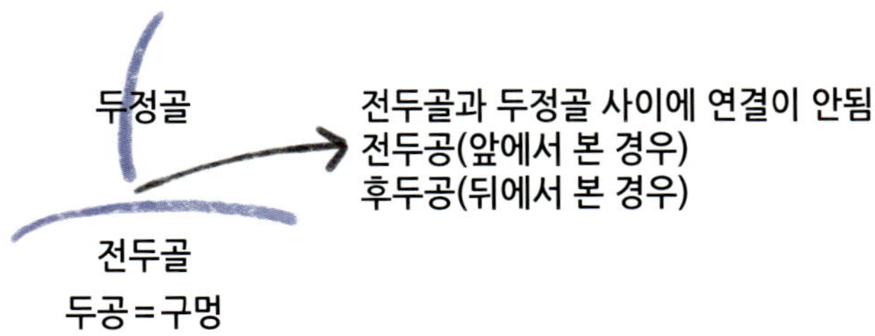

B. 가슴– 흉골, 늑골 12쌍

갈비뼈(늑골 ribs)는 앞을 흉골에 붙어 있어서, 늑골이 가슴에 있어 흉추라고 한다.(1번 ~ 12번) ← 앞부분

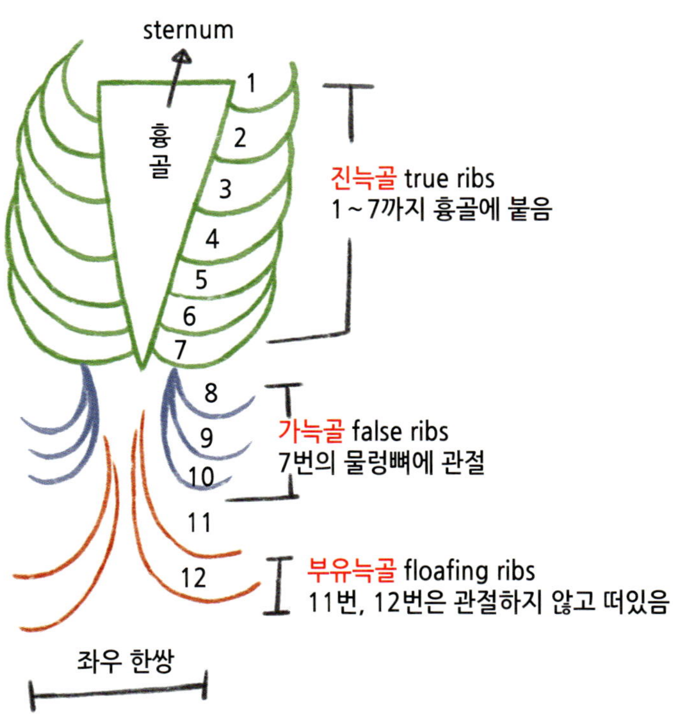

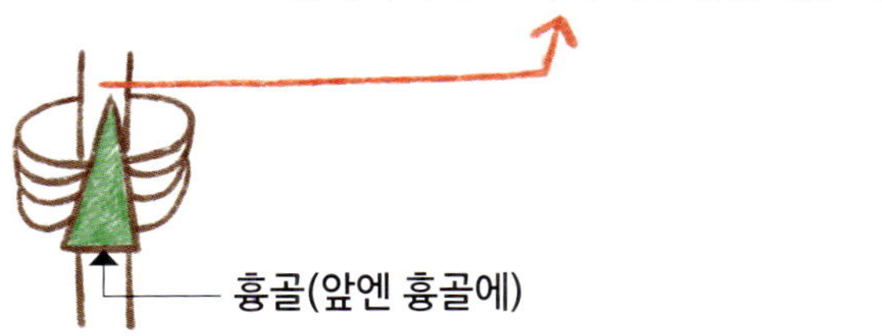

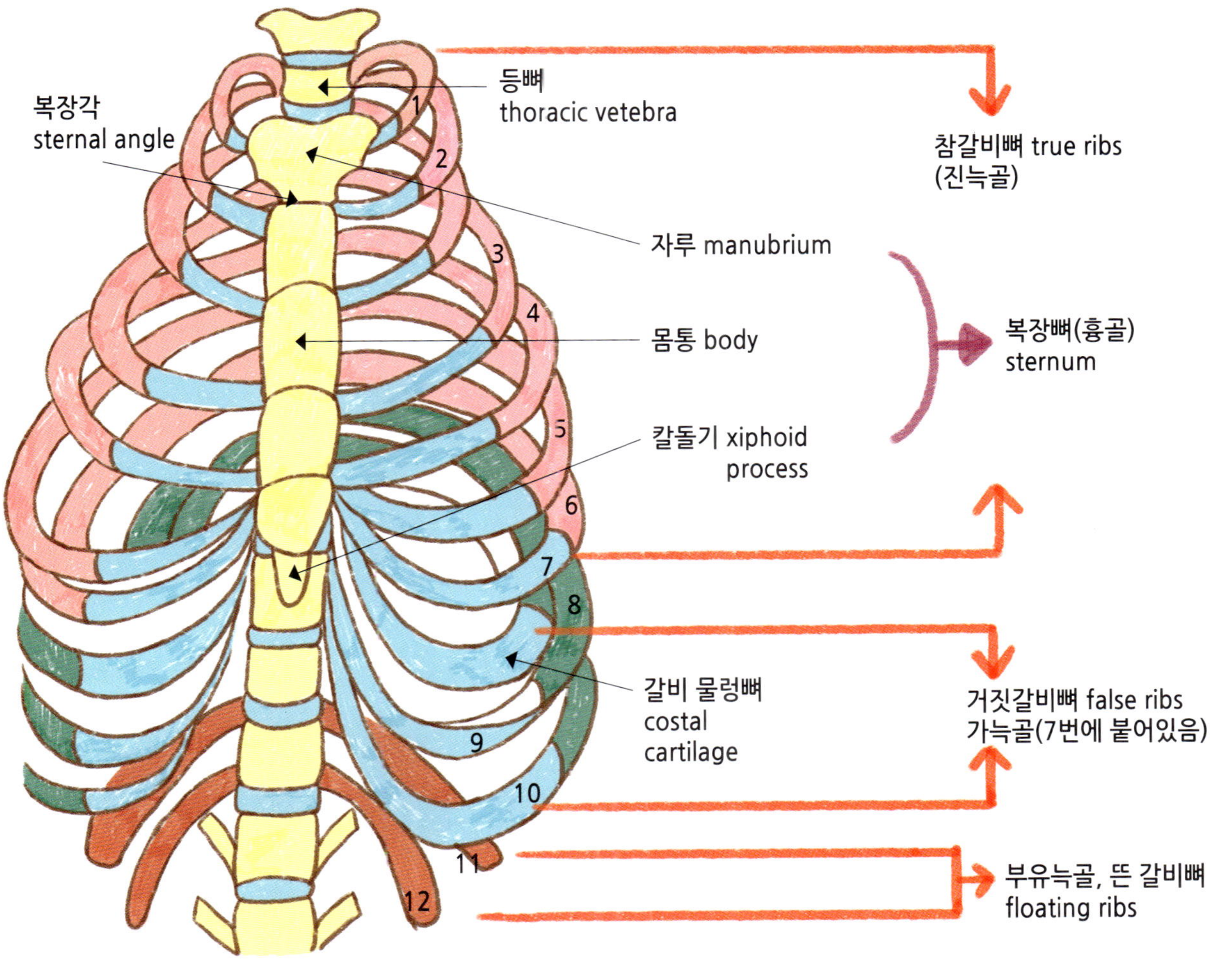

흉골은 칼 모양으로 가슴 한가운데에 위치하며 연골을 통하여 늑골과 연결이 되고 흉곽을 구성하고 물리적인 자극에 의하여 허파, 심장 및 혈관을 보호하는 역할을 한다.

늑골은 12쌍으로 이루어져 있그 흉추와 흉골을 결합하여 흉곽을 이루는 활 모양의 뼈이며 폐, 심장 등 가슴부위의 내장들을 보호한다.

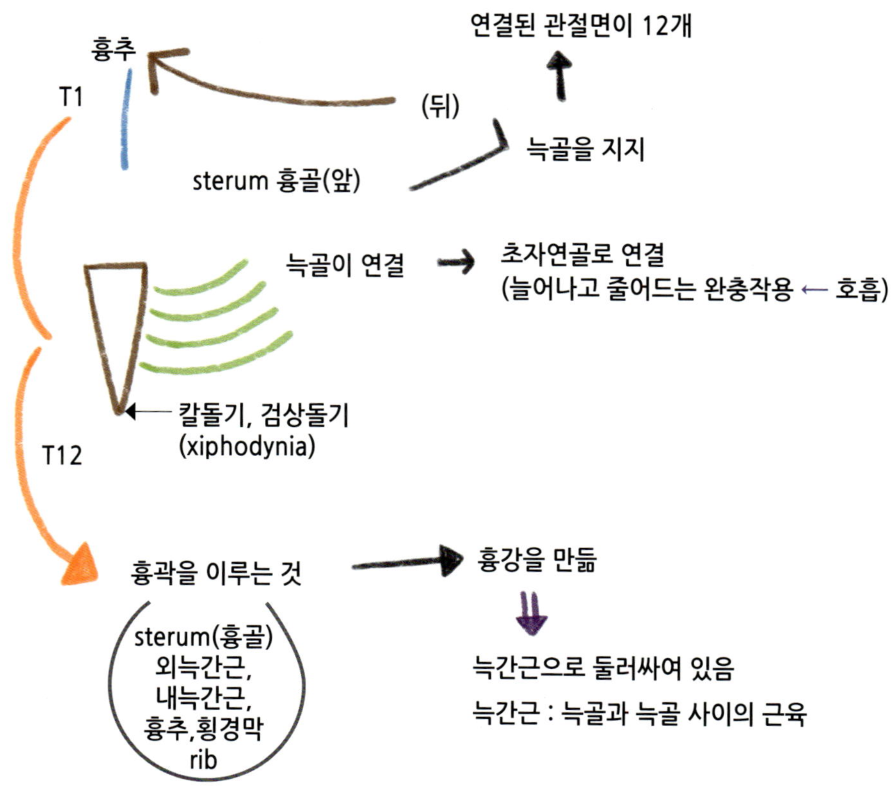
연결된 관절면이 12개
흉추
T1
(뒤)
늑골을 지지
sterum 흉골(앞)
늑골이 연결
초자연골로 연결
(늘어나고 줄어드는 완충작용 ← 호흡)
칼돌기, 검상돌기
(xiphodynia)
T12
흉곽을 이루는 것
sterum(흉골)
외늑간근,
내늑간근,
흉추,횡경막
rib
흉강을 만듦
늑간근으로 둘러싸여 있음
늑간근 : 늑골과 늑골 사이의 근육

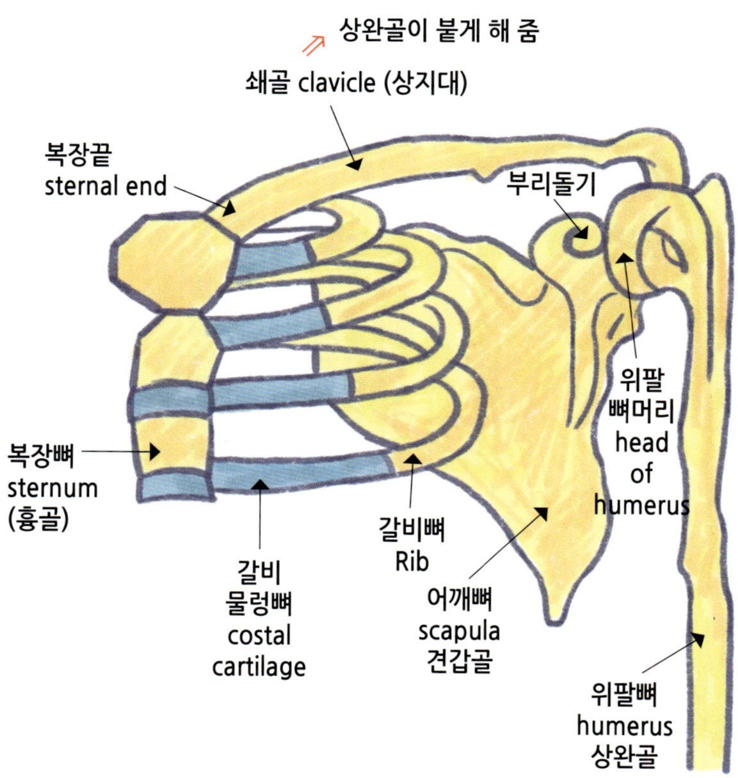
상완골이 붙게 해 줌
쇄골 clavicle (상지대)
복장끝
sternal end
부리돌기
위팔
뼈머리
head
of
humerus
복장뼈
sternum
(흉골)
갈비
물렁뼈
costal
cartilage
갈비뼈
Rib
어깨뼈
scapula
견갑골
위팔뼈
humerus
상완골

쇄골은 복장뼈와 어깨의 끝을 연결해주는 S자 모양의 뼈이다.

몸의 앞쪽에서 몸통과 팔을 이어주는 역할을 한다.

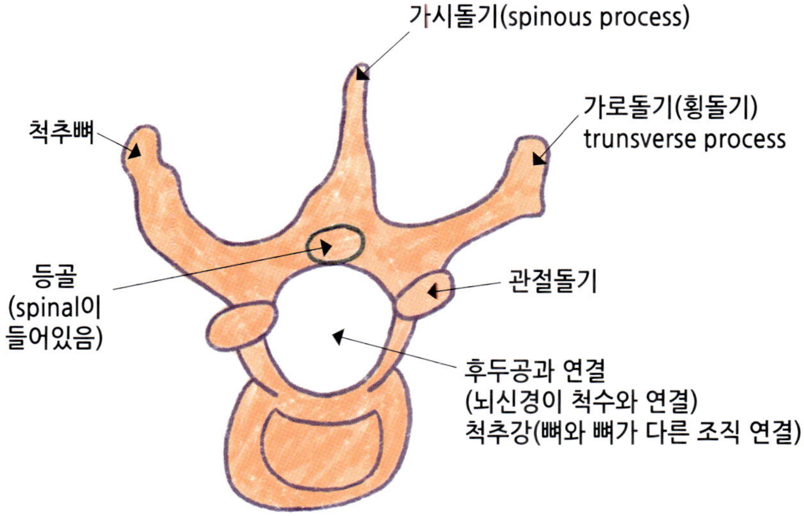

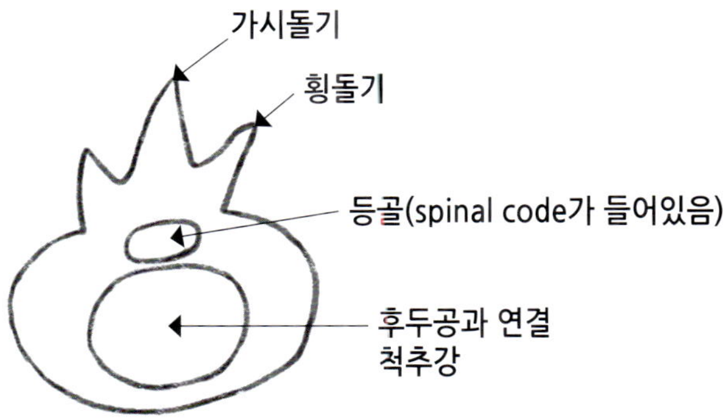

척추는 경추 7개, 흉추 12개, 허리뼈 5개, 천골 5개, 미추 4개로 구성이 되어 성인이 되면 천추 5개와 미추 4개가 각각 하나로 합쳐져서 26개로 이루어져 척추를 형성하게 된다.

척추는 위로는 머리를 받쳐주고 아래로는 골반과 연결하여 준다.

척추는 머리 ~ 골반까지 연결한 중심축이 되며 신체를 지지하고 평형을 유지하게 해주고 척수를 보호하는 역할을 하게 된다.

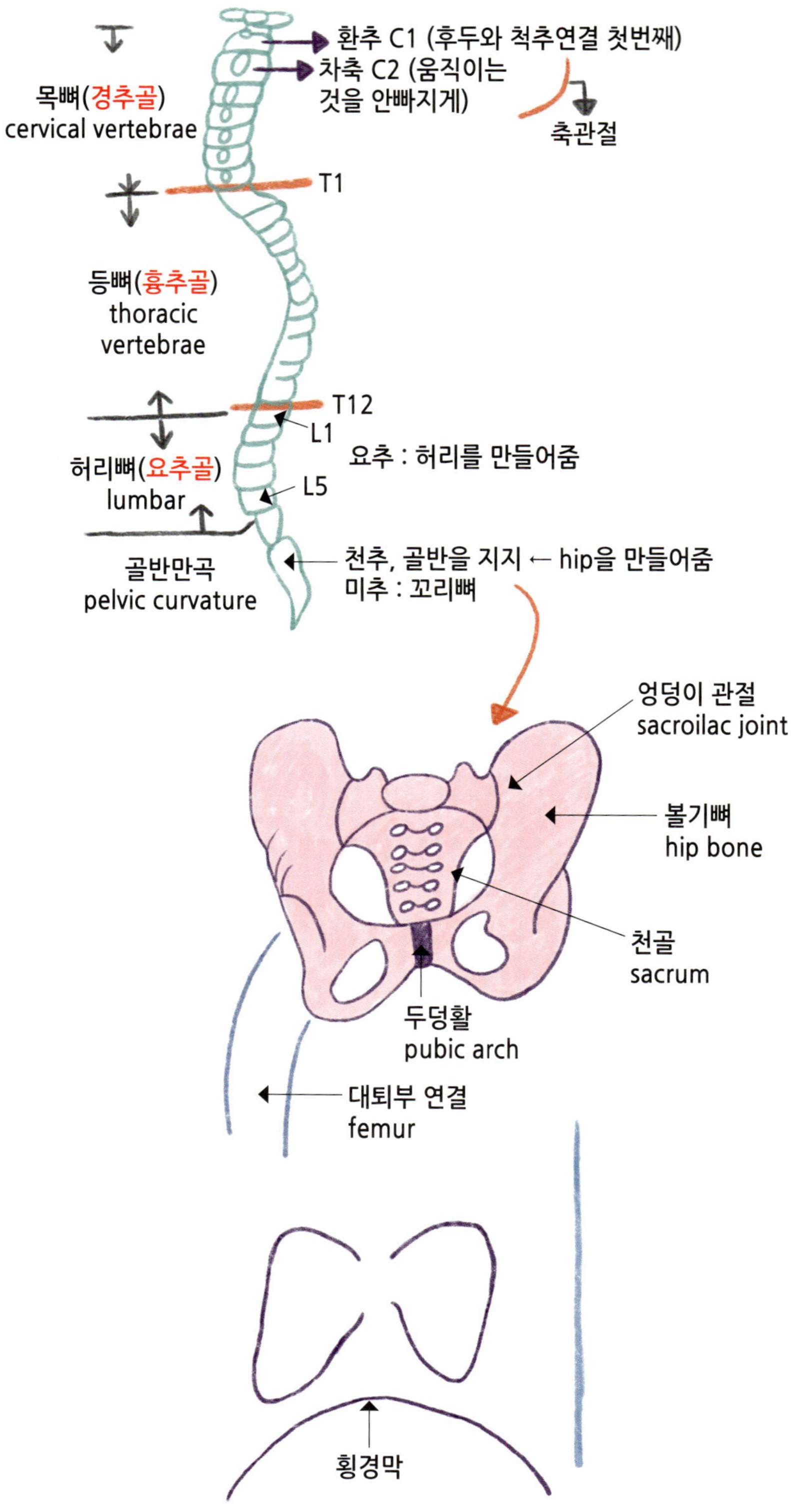
환추 C1 (후두와 척추연결 첫번째)
차축 C2 (움직이는 것을 안빠지게)
축관절
목뼈(경추골)
cervical vertebrae
T1
등뼈(흉추골)
thoracic vertebrae
T12
L1
요추 : 허리를 만들어줌
허리뼈(요추골)
lumbar
L5
골반만곡
pelvic curvature
천추, 골반을 지지 ← hip을 만들어줌
미추 : 꼬리뼈
엉덩이 관절
sacroilac joint
볼기뼈
hip bone
천골
sacrum
두덩활
pubic arch
대퇴부 연결
femur
횡경막

★ 흉곽의 구성

심장 and 폐를 보호

- ① 앞에는 흉골
- ② 앞 ~ 뒤까지 늑골 12쌍
- ③ 뒤에는 흉추 12개(T1 ~ T12)

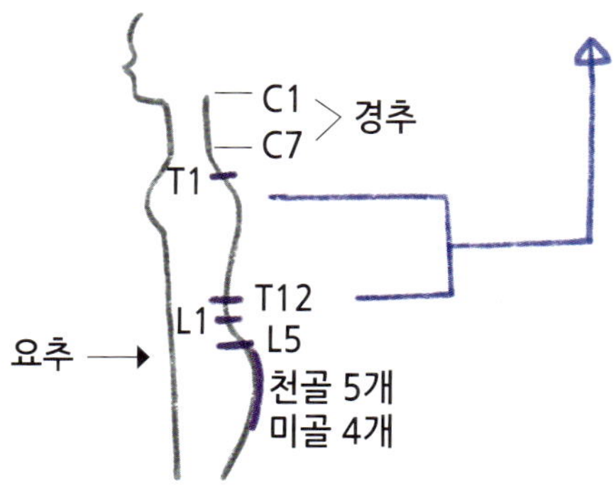

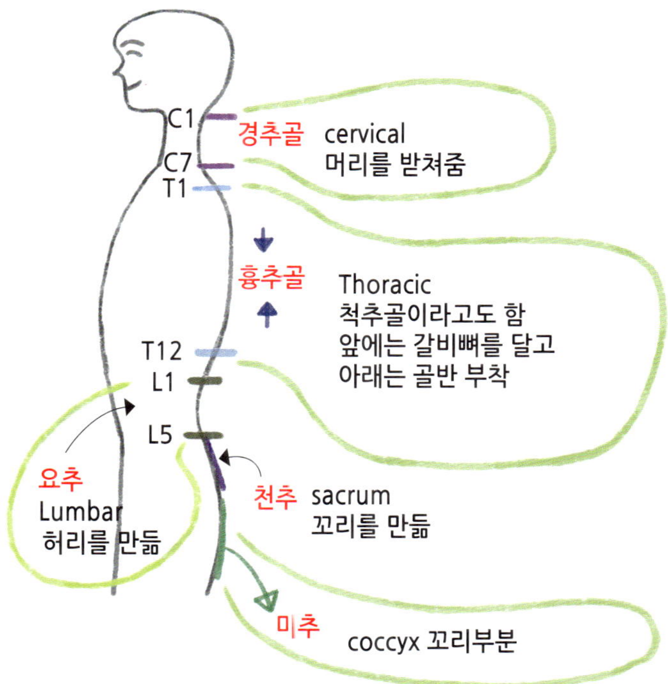

경추 7개

흉추 12개

요추 5개

천추 5개 〉 성인이 되면 관절이 합쳐짐 천추 1개

미추 4개 미추 4개

TOT 33개 TOT 26개

천추와 미추에 골반뼈가 붙어 있음

(주로 천추에) ⇓

골반강

C. 골반 – 장골, 좌골, 치골

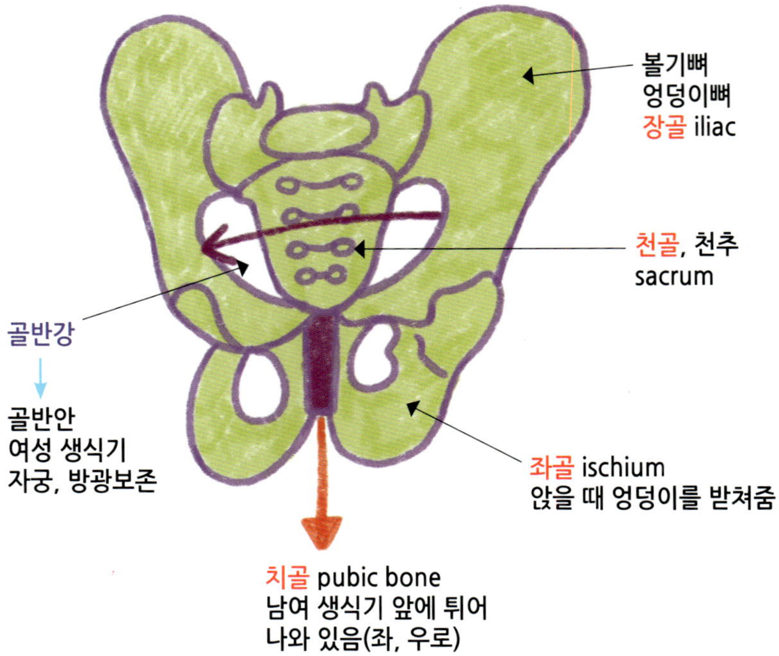

- 골반골 : 장골, 좌골, 치골로 구성된다.

  골반뼈로 남/여 구분하여 보면

  남자 → 골반의 높이가 길다.

  남자가 여자보다 hip이 작음

  여자 → 골반의 넓이가 넓다.

  여자가 hip이 더 큼 ↔

골반은 2개의 볼기뼈와 엉치뼈, 꼬리뼈로 구성이 되며 척추와 다리를 이어주고 척추를 통하여 내려온 체중을 다리에 전달하여 걷도록 한다.

생식기관과 방광 등을 위치하도록 공간을 만들어 주고 물리적 충격에서 보호하여 준다.

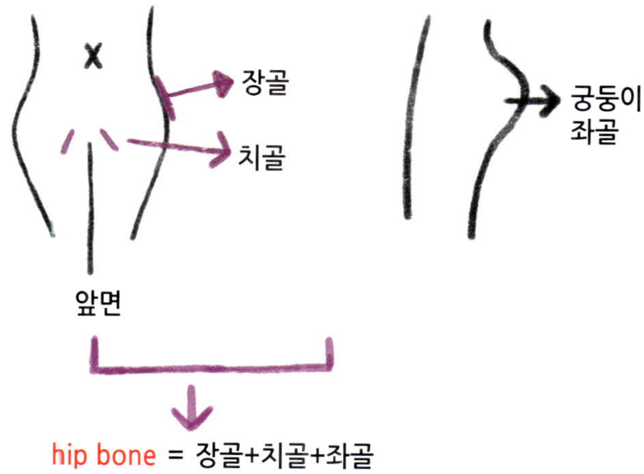

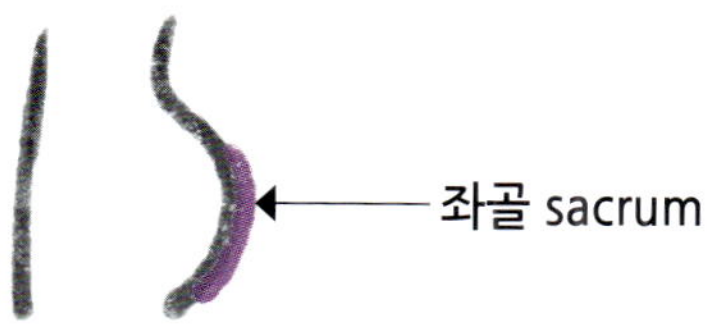

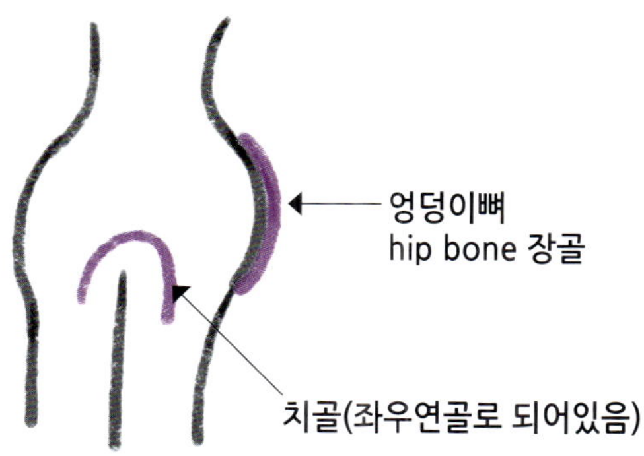

- 장골 : hip joint 대퇴골(femur)이 연결된다.

  남 : 뼈가 굵고 성글다. 골반강이 높다. ↕ 결합각도 90 >

  여 : 뼈가 작고 섬세하다. 글반강이 넓다. ↔ 90<

  ↳ 직강, 자궁, 난소

	여성	남성
천골	넓고 짧음	좁고 길며 천골이 앞으로 나와있음
미골	운동성 有, 곧다	여성보다 운동성 ↓
입구	남성보다 넓으며 타원형	여성보다 좁다
뼈 두께	작고 사이가 넓다	여성보다 크며 사이가 좁다

2. 상지와 하지

A. 상지 : 한쪽에 32개

- 어깨
  - 빗장뼈(쇄골 clavicle) 1개 : 팔이 내측으로 쏠리지 않게 받침
  - 어깨뼈(견갑골 scapala) 1개 : 척추뼈, 갈비뼈, 복장뼈(흉골 sterum)에 연결
- 위팔 – 위팔뼈(상완골 humerus) 1개
- 아래팔
  - 자뼈(척골 ulna) 1개 : 위팔뼈와 구부리는 운동, 몸쪽의 뼈(좌측)
  - 노뼈(요골 radius) 1개 : 손의 엎침, 뒤침 가능, 몸으로부터 바깥쪽(우측)
- 손목 – 손목뼈(수근골 carpal bone) 8개
- 손 – 손허리뼈(중수골 metacarpal) 5개

  엄지는 마디 2개, 주먹을 쥘 수 있다.
- 손가락
  - 첫마디뼈(기절골 proximal phalanges) 5개
  - 중간마디뼈(중절골 middle phalanges) 4개
  - 끝마디뼈(말절골 distal phalanges) 5개
- 상지대 : (빗장뼈)

  경추와 흉추 사이에 붙어 있음
- 견갑골 : 두 팔을 체간에 연결되도록 하며 어깨의 기초를 만들어 주고 넓적한 삼각형 모양을 이룬다.

  등 위쪽에 위치한 1쌍의 뼈로 표면에서 만져질 수 있으며 몸통 뒤쪽과 팔이 이어지도록 한다.
- 상완골 : 어깨뼈와 노뼈와 자뼈를 연결하는 뼈로 어깨에서 팔꿈치까지 이어지는 뼈이다.

  어깨관절과 팔꿈관절을 형성하며 extension, flexion, abduction, adduction, internal rotation, external rotation의 운동기능을 할 수 있다. 팔꿉관절에서는 extention, pornation, supination, flexion의 운동기능을 한다.

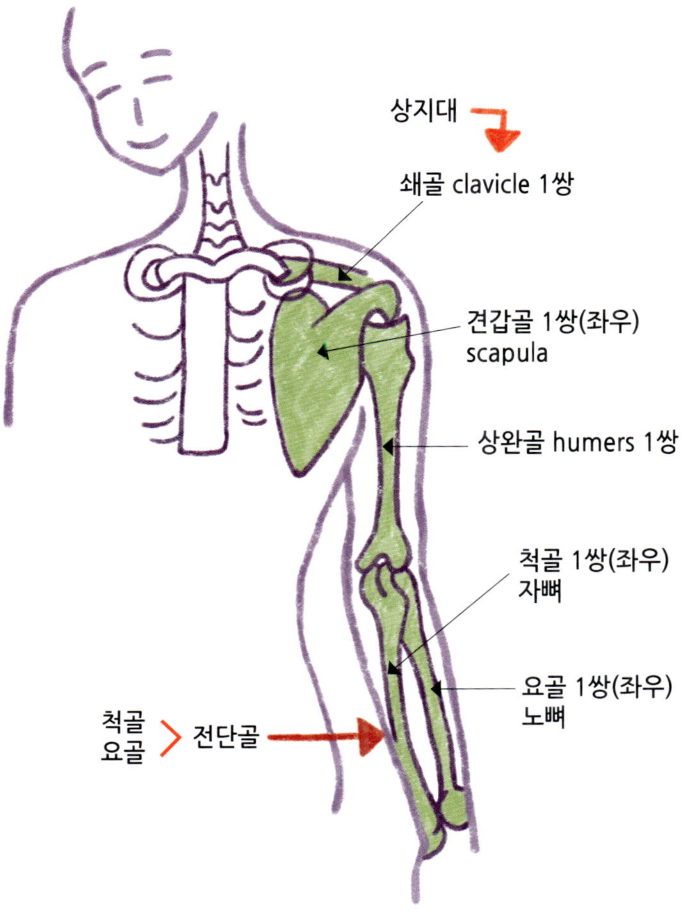

- 자뼈 : 전완을 구성하는 2개의 뼈 중에서 아래팔의 안쪽에 위치한다.
- 노뼈 : 전완을 구성하는 2개의 뼈 중에서 어래팔의 바깥쪽에 위치한다.

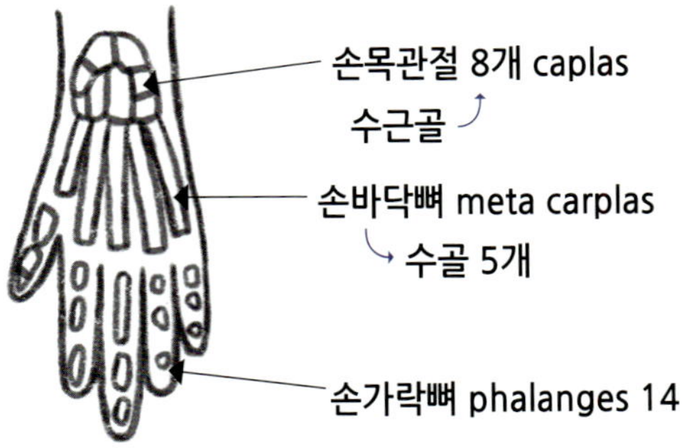
손목관절 8개 caplas
수근골
손바닥뼈 meta carplas
수골 5개
손가락뼈 phalanges 14

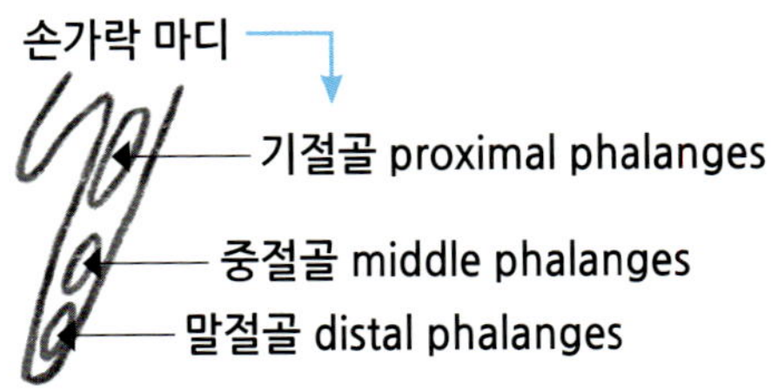
손가락 마디
기절골 proximal phalanges
중절골 middle phalanges
말절골 distal phalanges

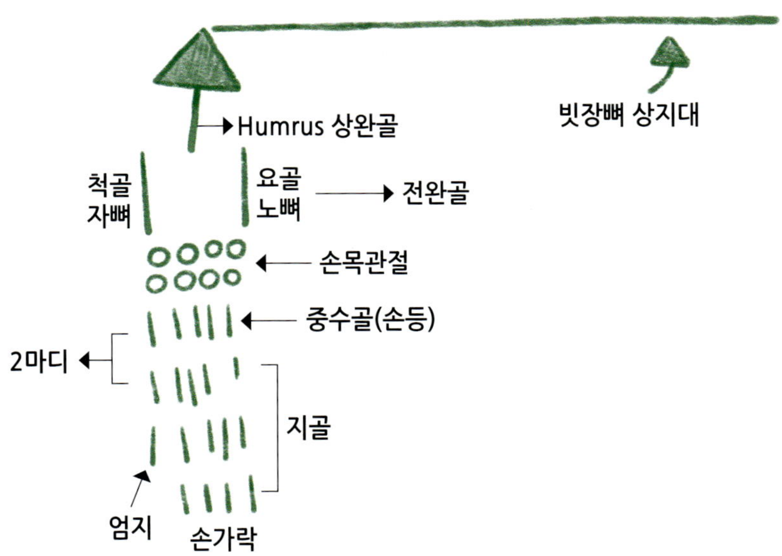
Humrus 상완골
빗장뼈 상지대
척골
자뼈
요골
노뼈
전완골
손목관절
중수골(손등)
2마디
지골
엄지
손가락

● 어깨뼈를 만들어 주는 것 : 쇄골, 견갑골, 상완골

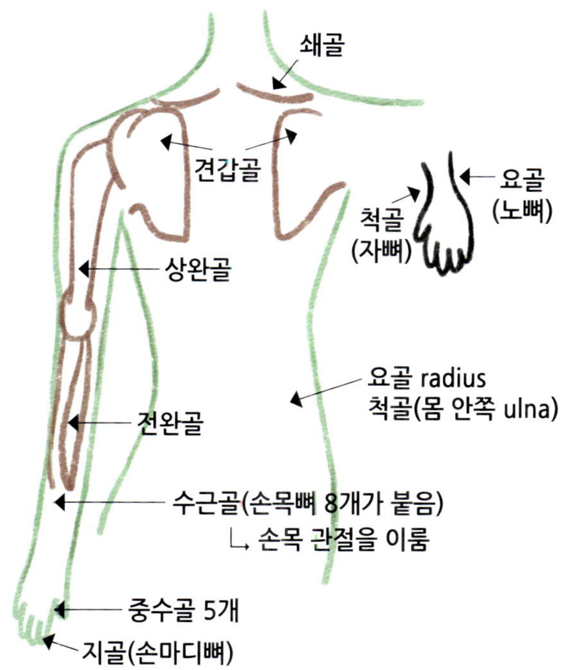

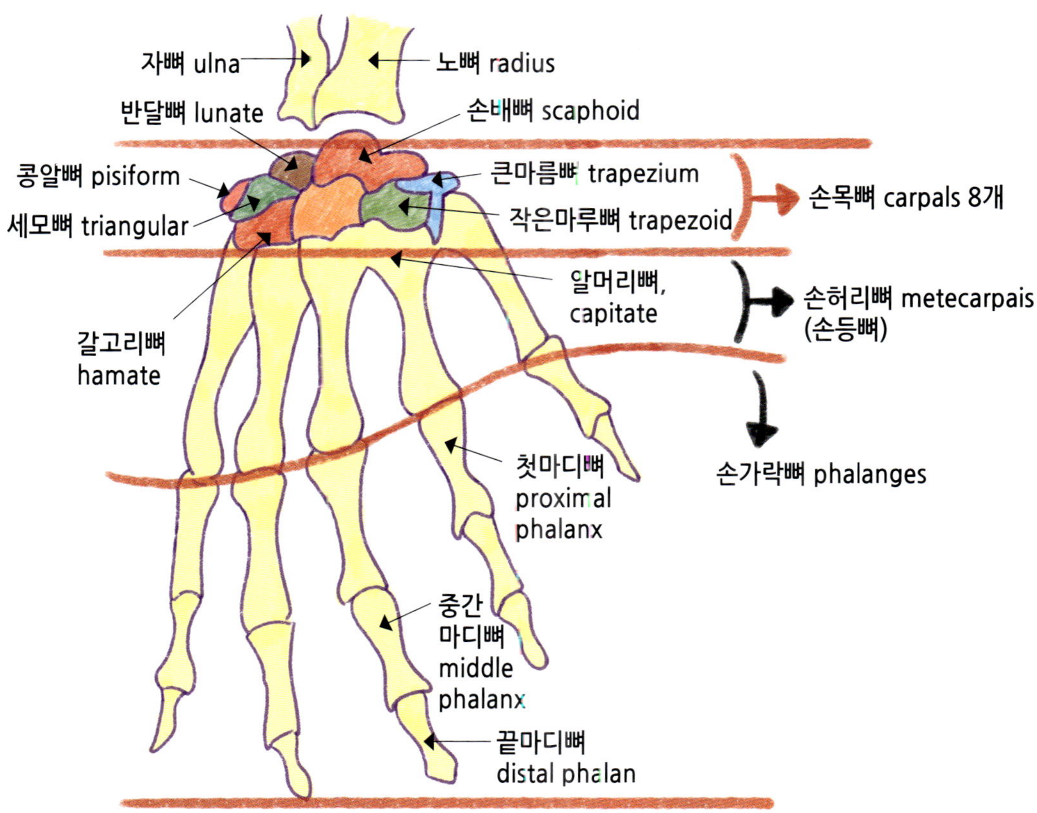

B. 하지 : 한쪽에 31개

- 대퇴골(넙다리뼈 femur)
- 슬개골(무릎뼈 pafella)
- 하퇴골(정강이뼈 tibia)
- 비골(종아리뼈 fibula)

족근골(발목뼈 tasal bone) 7개

종족골(발허리뼈 metatarsal) 5개

발가락 첫마디 → 기절골 proximal phalages

중간마디 → 중절골 middle phalages

끝마디 → 말절골 distal phalages

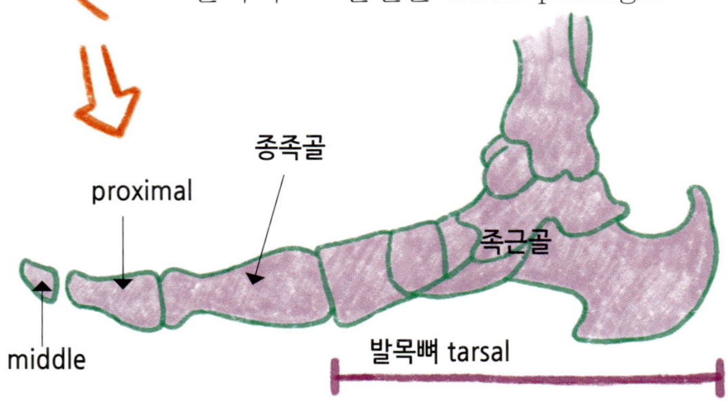

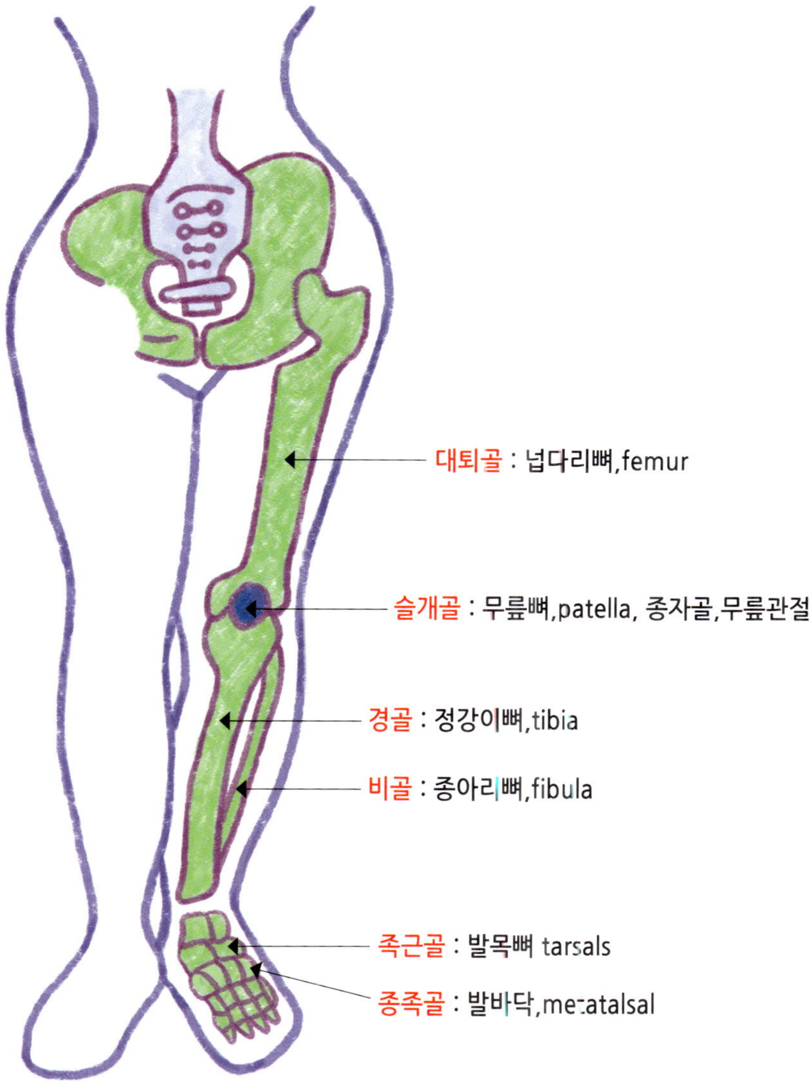

- 대퇴골 : 우리 몸에서 가장 길고 크며 단단한 골조직으로 양쪽 골반과 무릎관절 사이에 위치하여 넓적다리를 형성한다.
  대부분 근육으로 감싸져 있으며 위로는 골반과 고관절에, 아래로는 경골과 슬관절에 의하여 연결되고 골반과 고관절에서 전달된 체중을 지탱하여 준다.
- 슬개골 : 원형 모양의 편평한 뼈로 신체에서 가장 큰 삼각형의 종자골이다.
  슬관절의 전면에 위치한다. 무릎관절의 앞쪽을 보호한다.
- 경골 : 무릎과 발목 사이에 위치하고 체중을 지탱하는 역할을 한다.

● 비골 : 종아리를 이루는 길고 가느다란 뼈로 근육이 붙어 있으며 발목관절을 안정시켜주는 역할을 한다.

● 족근골 : 발부분의 뼈를 말하며 신체의 체중을 받치고 있다.

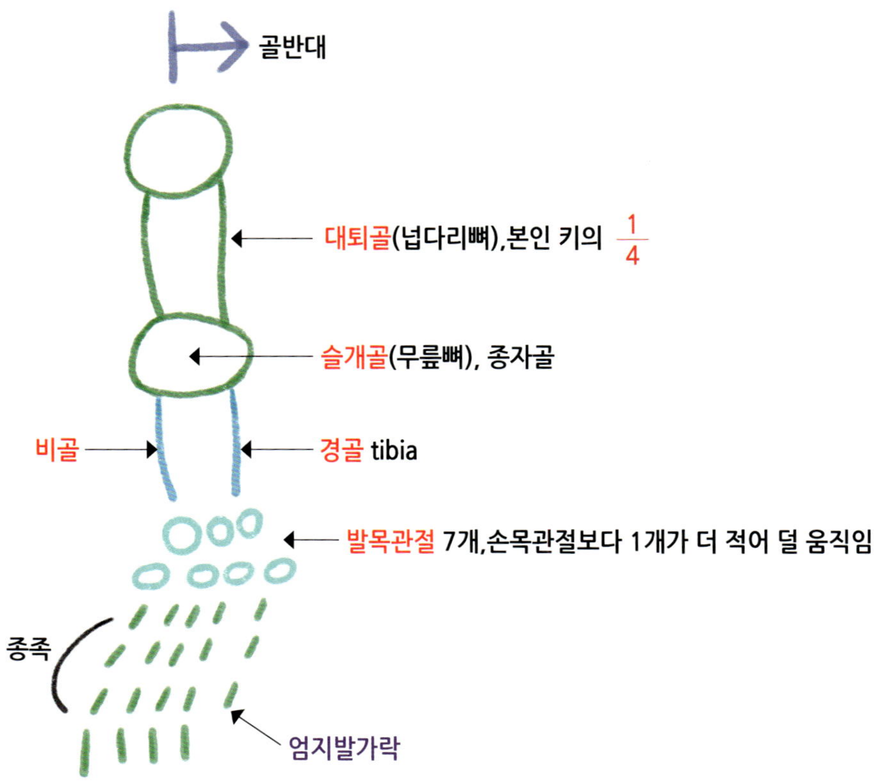

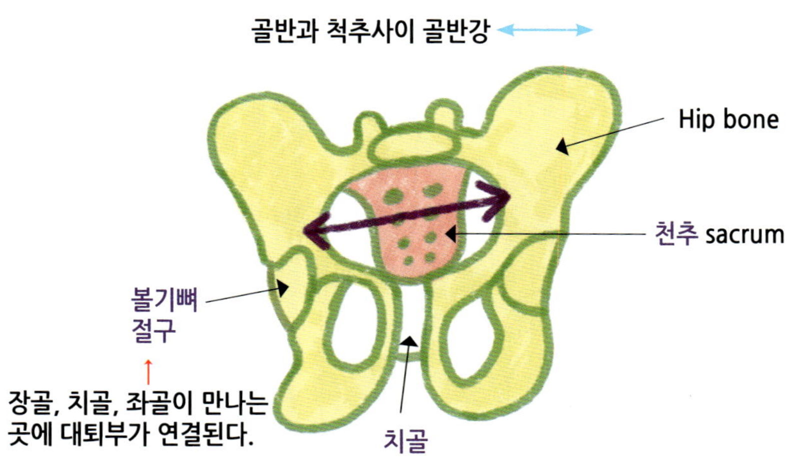

● 치골 : 좌우 두 개로 구성되며 좌우 사이에 두덩결합이라는 섬유성 연골판으로 형성된 관절로 이루어져 있으며 골반의 앞면을 구성한다. 여자인 경우 출산 시 두덩결합부위가 벌어져 출산이 가능하도록 해준다.

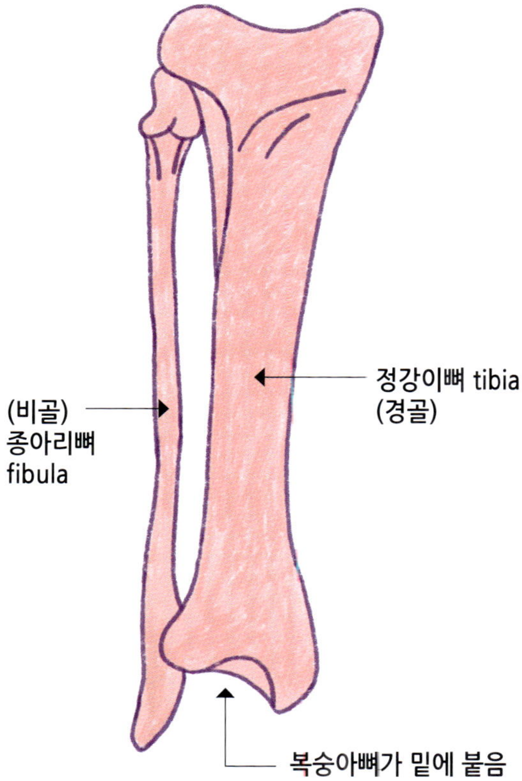

- 중족골 : 발바닥을 만든다.
- 중수골 : 손등을 만든다.

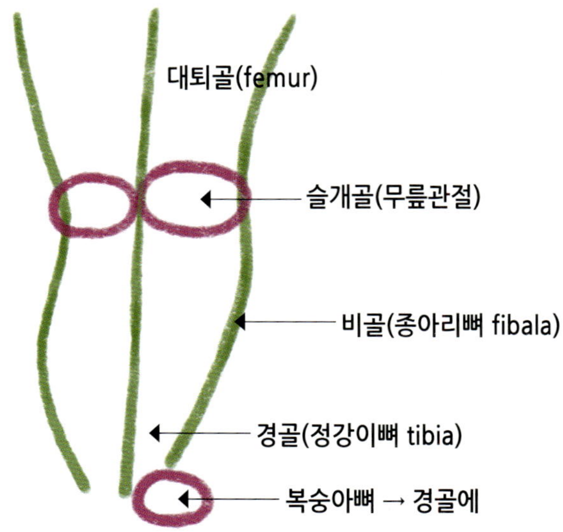

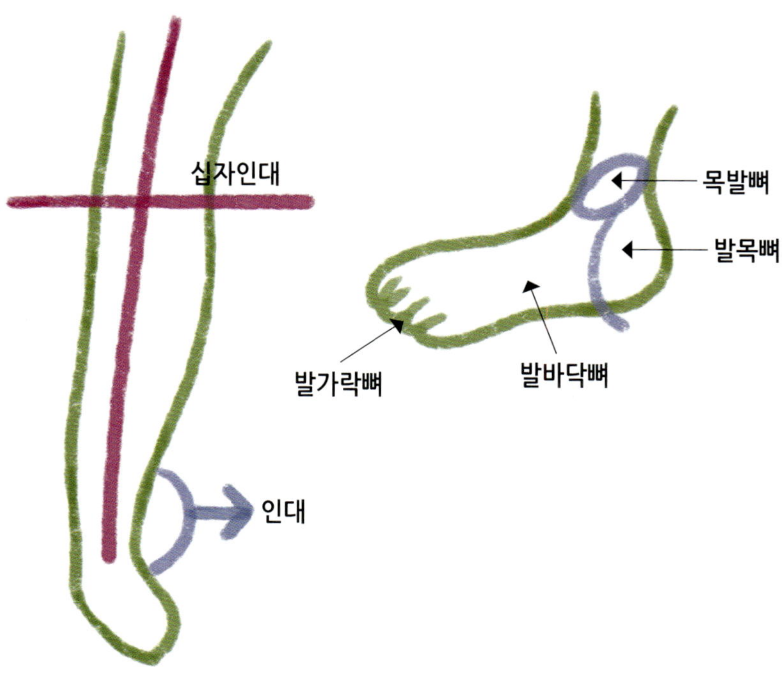

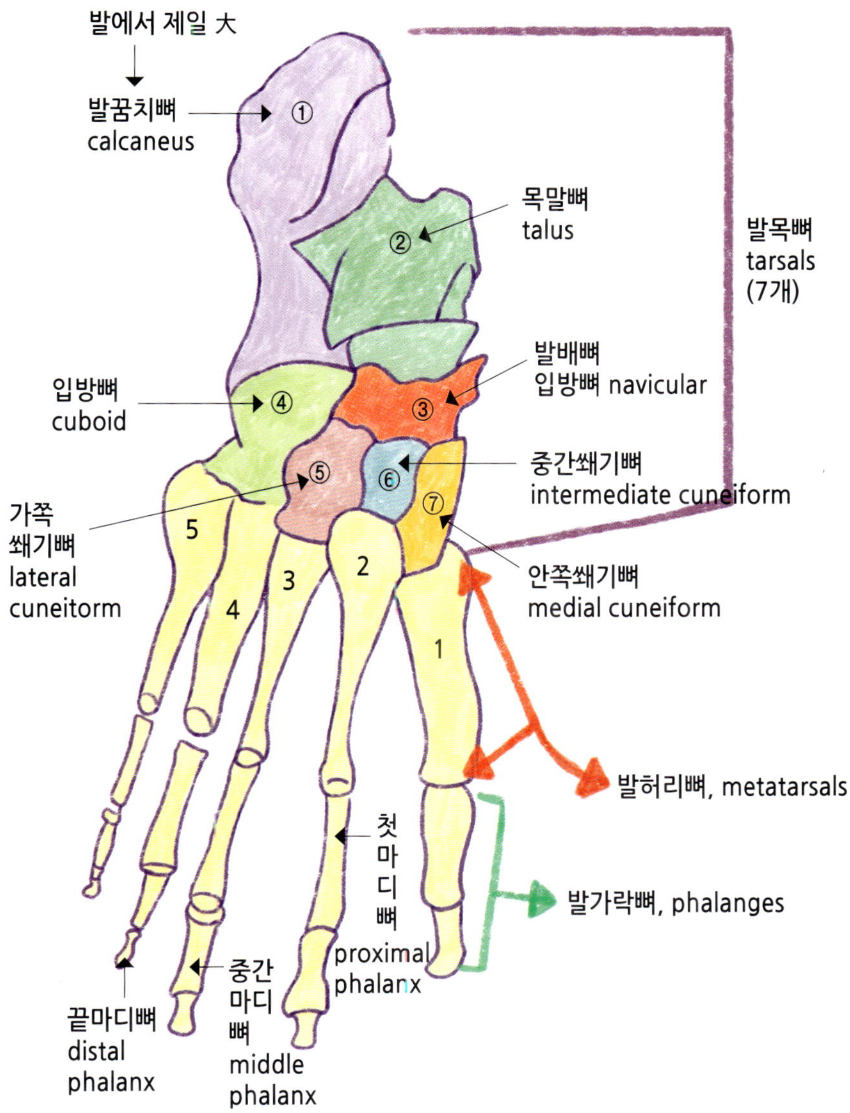
발에서 제일 大
발꿈치뼈
calcaneus
①
목말뼈
talus
②
발목뼈
tarsals
(7개)
발배뼈
입방뼈 navicular
③
입방뼈
cuboid
④
중간쐐기뼈
intermediate cuneiform
⑤
⑥
⑦
가쪽
쐐기뼈
lateral
cuneitorm
안쪽쐐기뼈
medial cuneiform
5
4
3
2
1
발허리뼈, metatarsals
첫
마
디
뼈
proximal
phalanx
발가락뼈, phalanges
끝마디뼈
distal
phalanx
중간
마디
뼈
middle
phalanx

＊ 사람의 뼈

구분	뼈
머리 (8개)	이마뼈(전두골 frontal bone) 1개 마루뼈(두정골 parietal bone) 2개 뒤통수뼈(후두골 occiptal bone) 1개 나비뼈(접형골 sphenoidal bone) 1개 관자뼈(측두골 temporal bone) 1개 벌집뼈(사골 ethmoidal bone) 1개
얼굴 (14개)	코뼈(비근골 nasal bone) 2개 코선반뼈(하비갑개골 interior bone) 2개 위턱뼈(상악골 maxilla bone) 2개 아래턱뼈(하악골 mandible bone) 1개 눈물뼈(누골 lacrimal bone) 2개 광대뼈(권골 zygomatic bone) 2개 보습뼈(서골 vomer bone) 1개 입천장뼈(구개골 palatine bone) 2개
귀 (이소골) (6개)	망치뼈(추골 malleus) 2개 모루뼈(침골 incus) 2개 등자뼈(등골 stapes) 2개
혀뼈 (1개)	목뿔뼈(설골 hioid bone)
척추 (26개)	목뼈(경추골 cervical vertebtra) 7개 등뼈(흉추골 thoracic v) 12개 허리뼈(요추골 lumbar v) 5개 엉치뼈(천골 sacrum) 1개 조리뼈(미골 coccyx) 1개
가슴 (25개)	복장뼈(흉골 sterum) 1개 갈비뼈(늑골 costa rib) 24개

몸통뼈대 ⇒ 머리 + 얼굴 + 귀 + 혀 + 척추 + 가슴 = 80개

두개강 ⇒ 머리뼈 + 얼굴뼈 + 귀속뼈 + 혀뼈 = 29개

머리뼈 + 얼굴뼈 = 22개

흉강 ⇒ 흉골뼈 + 늑골 = 25개

골반강 ⇒ 좌골 + 치골 + 장골 = 3개

머리(두개) → 8개
얼굴 → 14개
귀 → 3개
혀 → 1개
⇒ 머리뼈 26개

★ 체강(cavity)

↑

속이 빈 넓은 공간

종류
- 두개강 → 뇌 척추강
- 척추강 줄어들면 호식(숨 내쉼), 늘어나면 흡식(들이마심)
- 흉강 → 안에 심장 and 폐
  - ↳ 밑에 횡경막
- 복강(배꼽) → 안에 소화장기, 신장
- 골반강 → 안에 직장, 난소 or 자궁

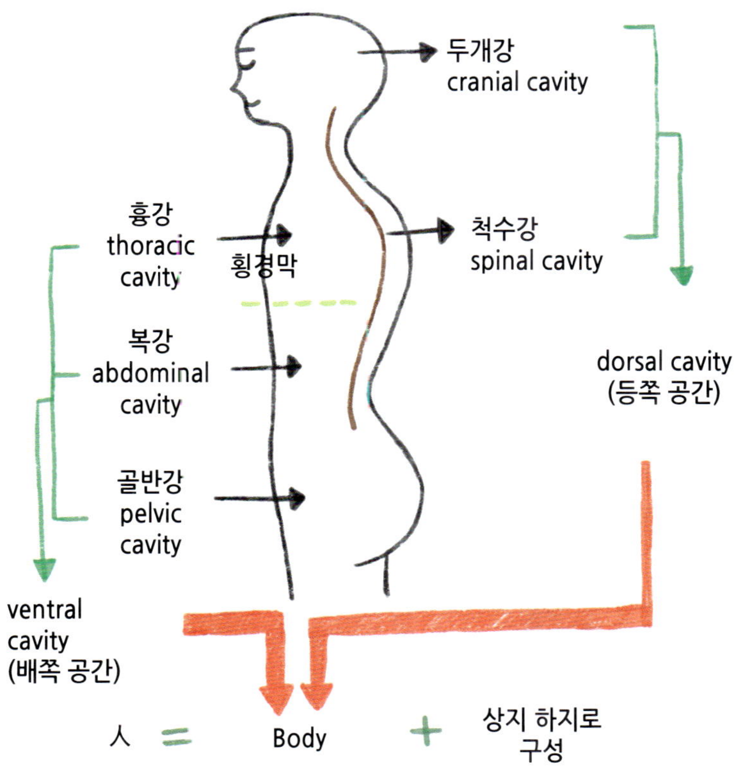

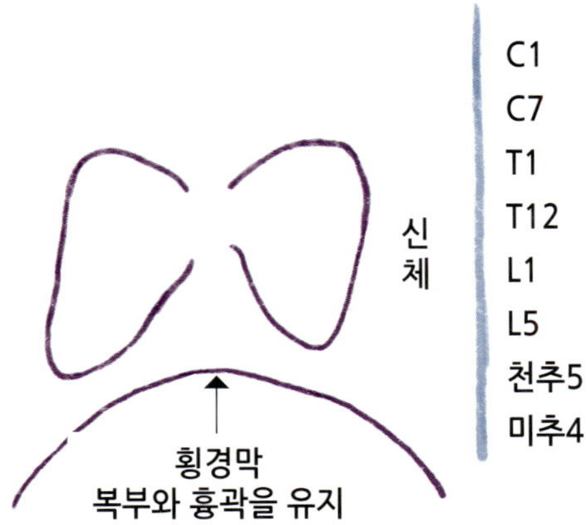

척추 ⇒ 경추 + 흉추 + 요추 + 천골 + 미골 = 26개

사람 ⇒ 몸통뼈대 + 팔다리, 상하지뼈대 = 206개

팔이음뼈 (4개)	빗장뼈(쇄골 clavicle) 2개 어깨뼈(견갑골 scapula) 2개
다리 이음뼈 (2개)	볼기뼈(관골 hip bone) 2개
자유 다리뼈 (60개)	넙다리뼈(대퇴골 femur) 2개 무릎뼈(슬개골 patella) 2개 정강뼈(경골 tibia) 2개 종아리뼈(비골 fibula) 2개 발목뼈(족근골 trasal bone) 14개 목발뼈(거골 talus) 발꿈치뼈(종골 calcaneus) 발배뼈(주상골 navicula) 입방뼈(cuvoid) 안, 중, 가쪽 쐐기뼈(설상골 cuneiforn) 발허리뼈(중족골 metatarsal) 10개 발가락뼈(지골 phalangeal bone) 28개

팔다리뼈대(상하지) ⇒ 팔이음뼈 + 자유팔뼈 + 다리이음뼈 + 자유다리뼈 = 126개

팔이음뼈 ⇒ 4개, 다리이음뼈 ⇒ 2개

Ⅲ. 관절

1. 관절의 종류

관절은 온몸의 뼈와 뼈가 연결되는 부분으로 운동하는 측면에서 가동관절과 부동관절로 나뉜다. 관절의 모양이나 관절을 구성하는 뼈의 수, 운동 축에 의해서도 구분될 수 있으며 관절 조직의 특징에 따라 윤활 관절, 섬유 관절, 연골 관절로 분류할 수 있다.

★ 운동하는 측면에 따른 분류

① 부동관절

움직일 수 없는 뼈를 의미하며, 봉합과 정식의 형태이며 정식을 심은 모양이다.

관절을 연결하는 뼈 사이에 틈이 없이 섬유성 결합조직이나 연골로 구성되어 운동이 제한된다.

예로 흉골, hip bone, 치아, 두개골의 봉합 등

봉합

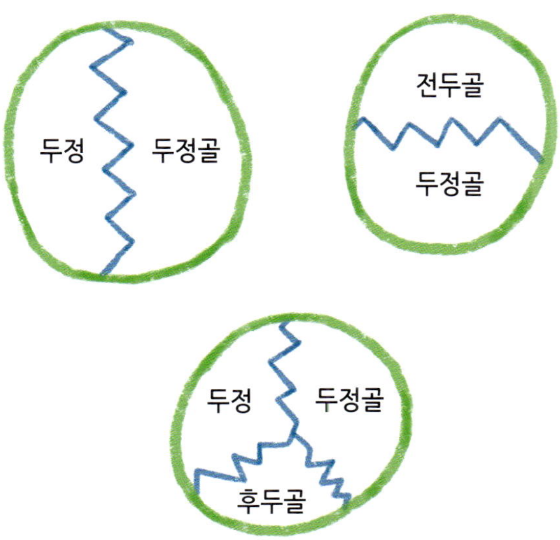

② 반관절

유리연골(초자연골), 섬유연골로 되어 있어서 제한된 움직임만 할 수 있으며 충격흡수를 한다. C_1 환추는 회전을 가능하게, C_2 차축은 움직이는 것을 빠지지 않게 축을 이룬다.

ex) 척추늑골

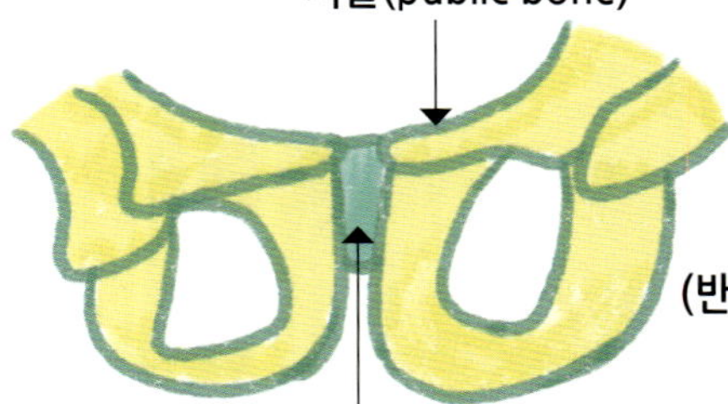

③ 가동관절

관절공간이 윤활관절의 구조를 가지며 자유로이 움직일 수 있다.

뼈에 접촉되는 부분은 관절연골로 되어 있고 관절부위는 관절주머니로 둘러싸여 있다.

관절 주머니 안에서는 윤활액이 분비되어 뼈의 마찰을 완화해주는 역할을 한다. 가동관절은 종류에 따라 가능한 운동범위가 다르며 평면관절, 경첩관절, 차축관절, 타원관절, 안장관절, 절구관절로 나뉜다.

가장 많이 움직일 수 있는 관절은 어깨관절과 hip bone과 장골(illum)이 구성된 고관절이다.

★ 구성에 따른 관절종류

① 섬유관절(섬유결합, fibrous joint)

→ 결합조직으로 연결되어 있다.

부동관절로 성인의 머리뼈의 봉합(두개봉합)과 같이 섬유조직으로 결합하여 있거나 두 뼈가 판 모양의 섬유조직으로 연결된 인대결합이 있으며 치아뿌리와 이틀돌기의 결합인 못박이 관절(치아확관절) 등이 있다.

㉠ 봉합(suture)

편평뼈(머리뼈)에서 볼 수 있으며 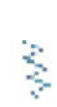 모양

섬유조직이 두 뼈 사이에 채우고 있으며 관절면이 톱니처럼 맞물려 형태를 가진다.

㉡ 못박이관절(정식 gomphosis)

뾰족한 것이 오목한 곳에 박혀 있는 모습으로 치아뿌리가 상악과 하악에 심어진 것 등을 의미한다. 결합조직으로 구성된다.

㉢ 인대결합

경골(Tibia 정강이), 비골(종아리 fibula)에 짧은 인대들을 예로 먼 두 뼈 사이를 연결한다.

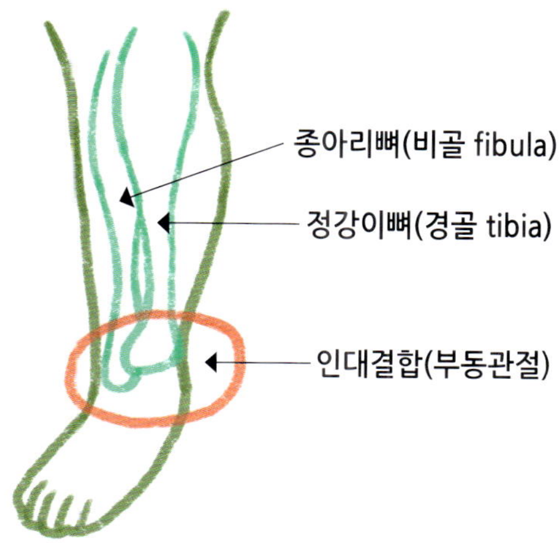

② 물렁뼈 관절(연골관절 cartilaginous)

→ 두뼈를 연골(물렁뼈)로 연결

부동관절이지만 연골에 의하여 약간의 움직임은 가능한 관절이다.

㉠ 초자연골(유리연골 synchondrosis)

늑골 T_1과 복장뼈(흉골 sterum)와 결합에서 볼 수 있으며 투명하며 청백색을 띤다.

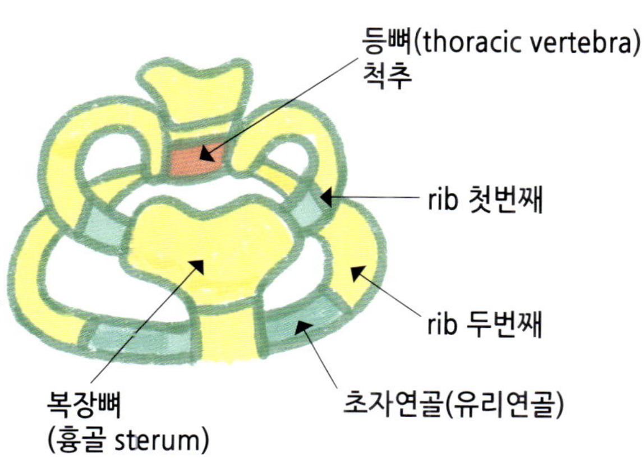

㉡ 섬유연골(symphysis)

교원질 섬유가 많이 있으며 양쪽 뼈 관절면에 섬유연골이 결합되어 있는 연골성 관절로 뼈를 힘줄에 붙여주며 하중을 분산시키는 특징을 가진다.

ex) 척추뼈 몸통관절, 흉쇄관절 두덩결합(치골결합)

③ 윤활관절(활막관절 synovial joint)

윤활관절은 윤활액으로 가득찬 관절 주머니를 가지고 있다.

마주보는 두 뼈의 관절면에 관절 연골(articular caartilage)로 덮여 있고 관절 부위가 관절주머니(articlar capsule)에 쌓여 있다.

→ 불규칙 치밀 결합조직으로 윤활막(synovial membrane)과 마찰완화를 시키는 윤활액(synovial fluid)이 있기 때문에 운동을 많이 해도 손상되지 않는다.

윤활막은 관절면 사이에 유착되는 것을 방지하며 윤활액을 형성하여 관절연골면 사이의 마찰이 일어나지 않도록 한다.

윤활액은 윤활막에서 생성이 되면서 관절 안으로 분비되고 연골에 영양소를 전달한다.

㉠ 절구관절

운동이 가능한 관절, 굽힘(굴곡 flexion), 폄(신전 extension), 벌림(외전 abduction), 모음(내전 Addution), 돌림(회선 declination) 운동이 가능하다.

ex) 엉덩관절(고관절 hip joint), 어깨관절(견관절 shoulder)

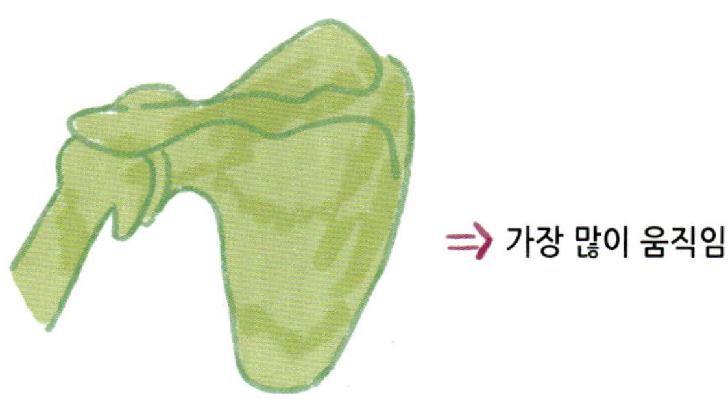

절구모양
절구관절 : 고관절(엉덩관절 hip joint), 견관절(어깨관절 shoulder)

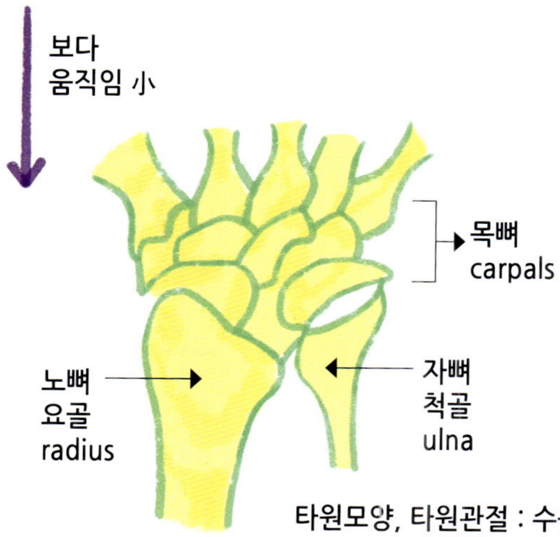

타원모양, 타원관절 : 수근관절(손목관절 wrist joint)

ⓛ 타원관절

절구관절의 축소형으로 손목관절(수근관절 wrist joint)처럼 타원형 모양이다.

flexion, extention, addution, abduction, declination의 운동은 가능하지만 rotation (회전운동) 불가능하다.

ⓒ 안장관절

타원관절과 같은 운동이 가능하지만 회전운동은 불가능하다.

2개의 오목한 관절 표견을 가지고 있다.

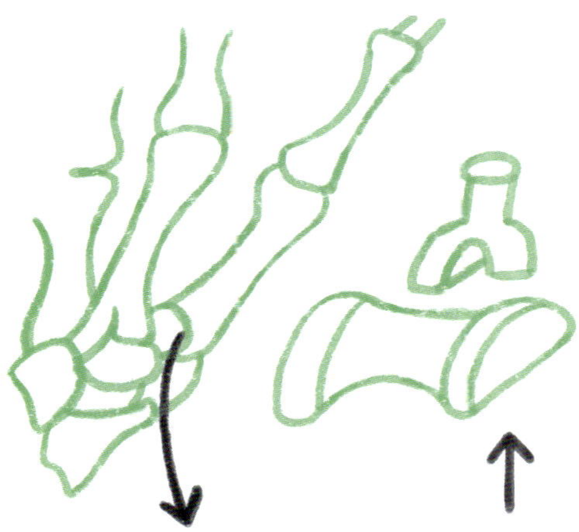

관절 닿는 부위가 말안장 모양이라서 안장관절이라고 한다.

: 엄지손 허리뼈(손가락뼈와 손등뼈 만나는 곳, 제 1중수골(엄지위치)

㉣ 경첩관절

뼈의 장축과 직각을 이루는 방향으로 운동으로 굽힘(flextion), 폄(신전 extention)이 가능하다.

ex) 팔굽관절(주관절 elbow joint), 무릎관절(knee joint), 손가락뼈 사이관절(손가락마디 관절, 지절골 관절, interphla langeal)

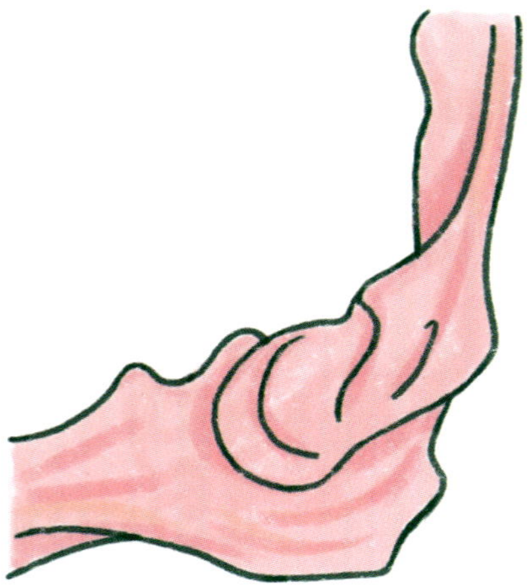

경첩관절 : 직각운동만 가능
팔굽관절(주관절 elbow joint)
무릎관절(슬관절 knee joint)
손가락뼈 사이 관절(손가락마디 지절골 관절
interphalangeal joint)

㉤ 중쇠관절

길이가 긴 쪽을 축으로 회전이 가능한 관절이며 한 방향으로만 운동이 가능하다.

중쇄관절 : 고리뼈와 구멍에 끼인 모양
척추에서 목 C1 환추와 C2 차축(반관절)

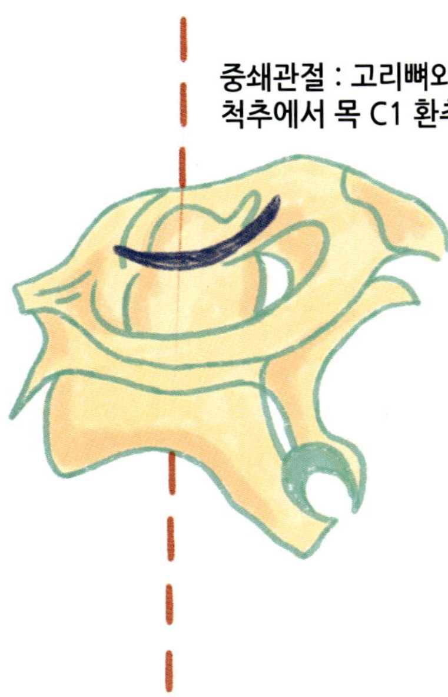

㉥ 평면관절

마주하는 관절면이 편평한 모양으로 강한 인대로 묶여 있다.

척추뼈들의 관절돌기 사이 관절, 손목, 발목뼈 사이 관절

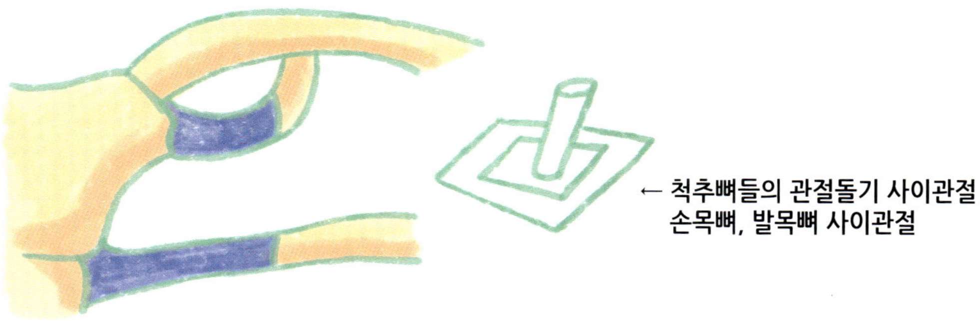

평면관절 : 부동관절, 움직일 수 없는 관절

★ 고리관절

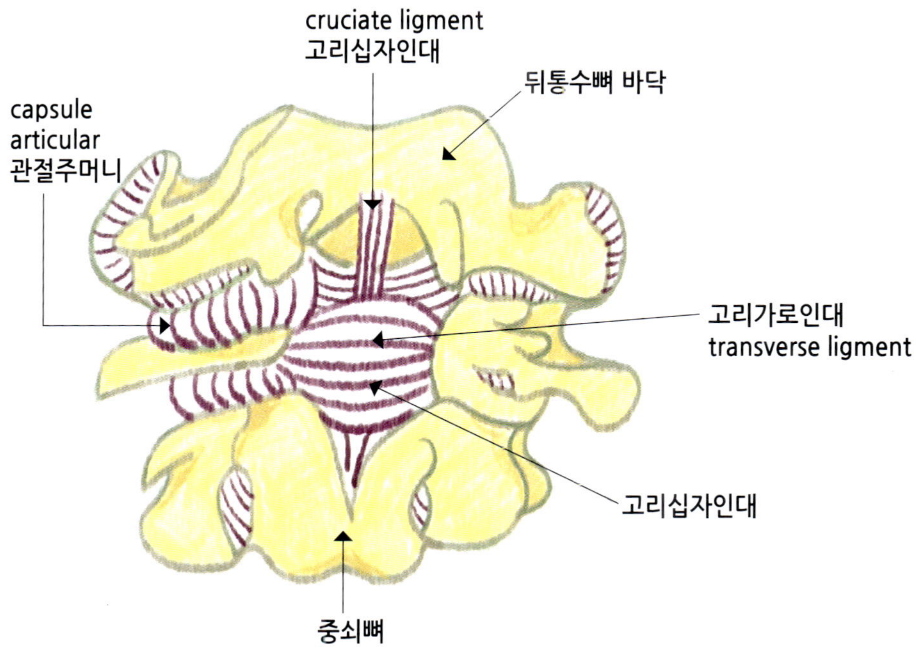

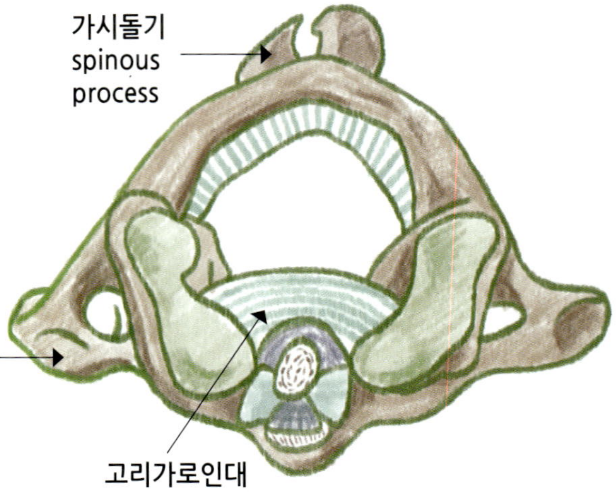

부동관절 = 섬유관절, 반관절 = 물렁뼈관절, 가동관절 = 윤활관절

- ligament(인대) : 근섬유, 뼈와 뼈 연결하며 뼈와 뼈 사이에 위치한다.
  인대는 관절에 위치하여 관절이 안정하게 유지되도록 한다.
  예) 십자인대 → 대퇴부(femur), 경골(정강이뼈 tibia), 비골(종아리뼈 fibula) 움직이지 않도록 한다.

- tendon(건) : 근섬유, 근육을 뼈에 연결하여 근육의 수축력이 전달되어 관절 운동을 할 수 있도록 한다. → 뼈에 붙은 근육다발 형태는 근육의 종류에 따라 다르며 신경이 분포되어 순간적 자극에 건반사를 일으킬 수 있다. 건반사의 중추는 척추에 있으며 이러한 자극은 근육에 긴장도 조절하는 역할을 한다.

관절에는 **근육**으로 싸여 있음

구성 → tendon : 뼈와 근육을 연결하는 힘줄
　　　ligament : 인대, 뼈와 뼈를 연결

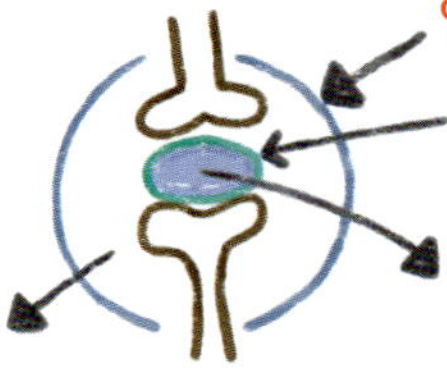

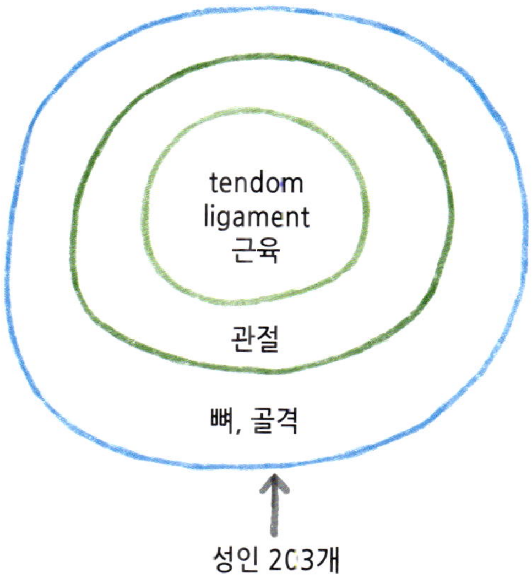

2. 머리관절

봉합 – 인자(시상봉합, 관상봉합, 인자봉합)

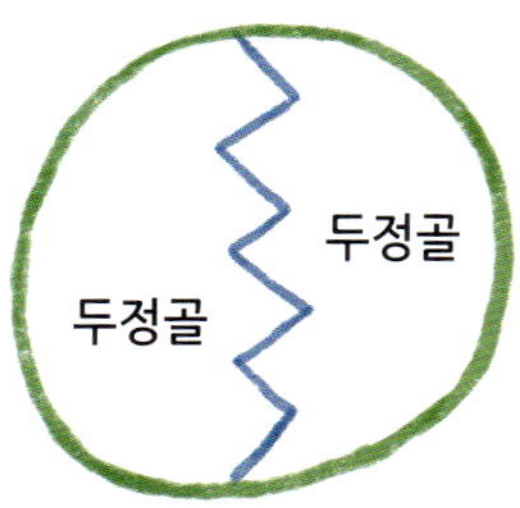

시상봉합 sagittal suture(좌우로 나누어 봉합됨, 전두골 2개)

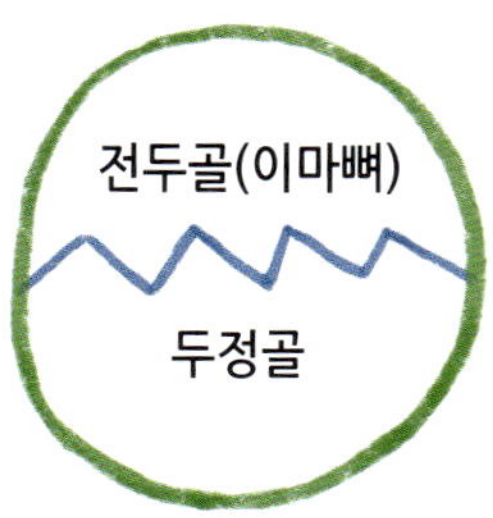

관상봉합 coronal suture(앞뒤로 나누어 봉합됨)
전두골(이마뼈 Frontal) 1개
두정골(마루뼈 parietal) 2개

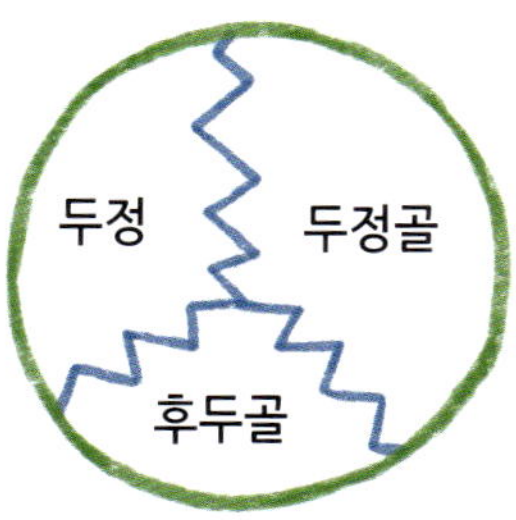

인자봉합
후두골(뒤통수뼈 occipital) 1개

봉합은 머리뼈들 사이에 있는 움직이지 않는(부동관절) 섬유관절이다.

머리의 윤활관절은 아래턱뼈(하악골 mandible 1개)와 관자뼈(측두골 temporal 2개)의 턱관절(측두하악관절 temporomandibular joint)이며 벌림(abdution)과 모음(addition), 올림(abdution)과 내림(addition) 운동이 가능하다.

3. 어깨관절

운동성이 크다 = 가동관절, 윤활관절

① 어깨부위 관절

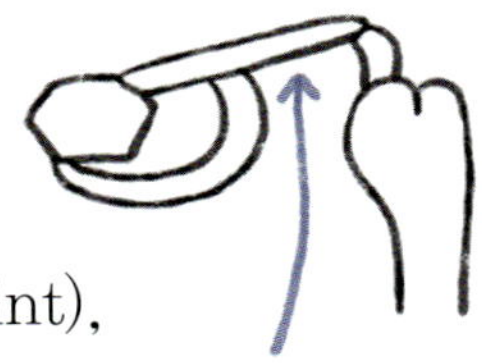

- 뼈 : 쇄골(2개)과 견관골 연결
- 관절 : 복장 빗장관절(흉쇄관절 sternoclavicular joint),
  봉우리 빗장관절(견쇄관절 acromioclavicular joint)이 있다.
  올림, 내림 운동

② 어깨관절

몸통에서 팔로 연결되는 부위로 움직임이 자유롭다.

- 뼈 : 견관골(scapula 2개)과 상완골(humerus 2개)의 사이
- 관절 : 견관절(shoulder joint), 굽힘(flexion), 폄(extension), 벌림(외전 abduction), 모음(내전 addition), 돌림(declination 회선) 운동

③ 팔굽관절

- 뼈 : 자뼈(척골 ulna 몸안쪽 2개), 노뼈(요골 radius 몸바깥 2개), 상완골(humerus)
- 관절 : 주관절(elbow joint), 경첩관절(굽힘, 폄 운동)

노뼈(radius)는 돌림운동을 하여 엎침(pronation 손등을 보임), 뒤침(supination 손바닥을 보임)을 가능하게 한다. 자뼈(ulna)는 구부리고 펴는 운동을 주관한다.

④ 손목관절

- 뼈 : 자뼈(척골 ulna 몸안쪽 2개), 노뼈(요골 radius 몸바깥 2개), 손목뼈(carpuls 16개)
- 관절 : 수근관절(wrist joint), 굽힘(flexion), 폄(extension), 벌림(abdution), 모음(addition), 휘둘림(회선 declination) 가능

어깨뼈 - 쇄골, 견갑골, 상완골, 전완골(척골, 요골), 손목뼈, 손허리뼈, 손가락뼈
어깨관절 - 흉쇄관절, 견쇄관절, 견관절, 주관절, 경첩관절, 수근관절
모양에 따른 관절 → 절구, 경첩, 타원, 안장

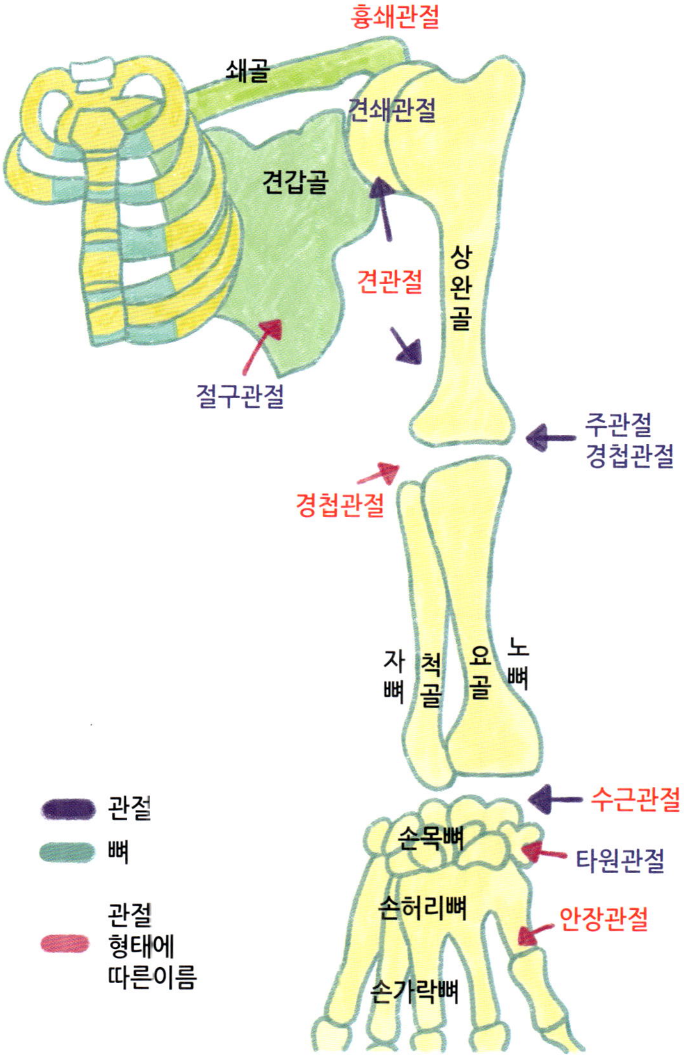

4. 볼기부위 관절

→ 움직일 수 없다.(부동관절)

- 뼈 : 엉덩이뼈(hip bone), 천골(sacrum), 치골(public)
- 관절 : 엉덩관절(고관절 hip joint)은 볼기뼈의 절구와 넙다리뼈(대퇴부) 사이의 관절

넙다리뼈 머리인대(대퇴골 골두인대 ligament of femoral head)는 대퇴부(넙다리뼈 femur)를 절구에 묶어주며 혈관통로가 된다. 운동범위는 어깨관절보다 작다.

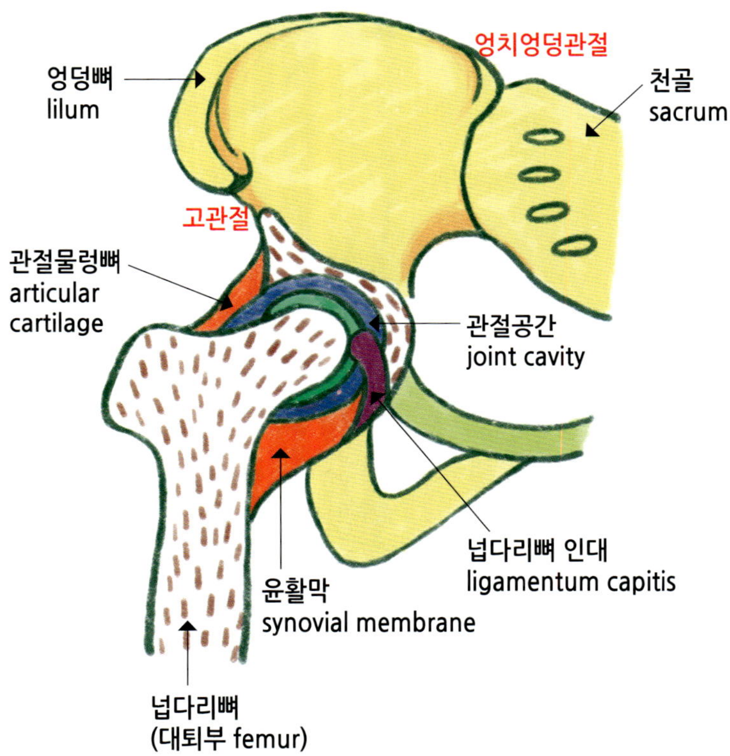

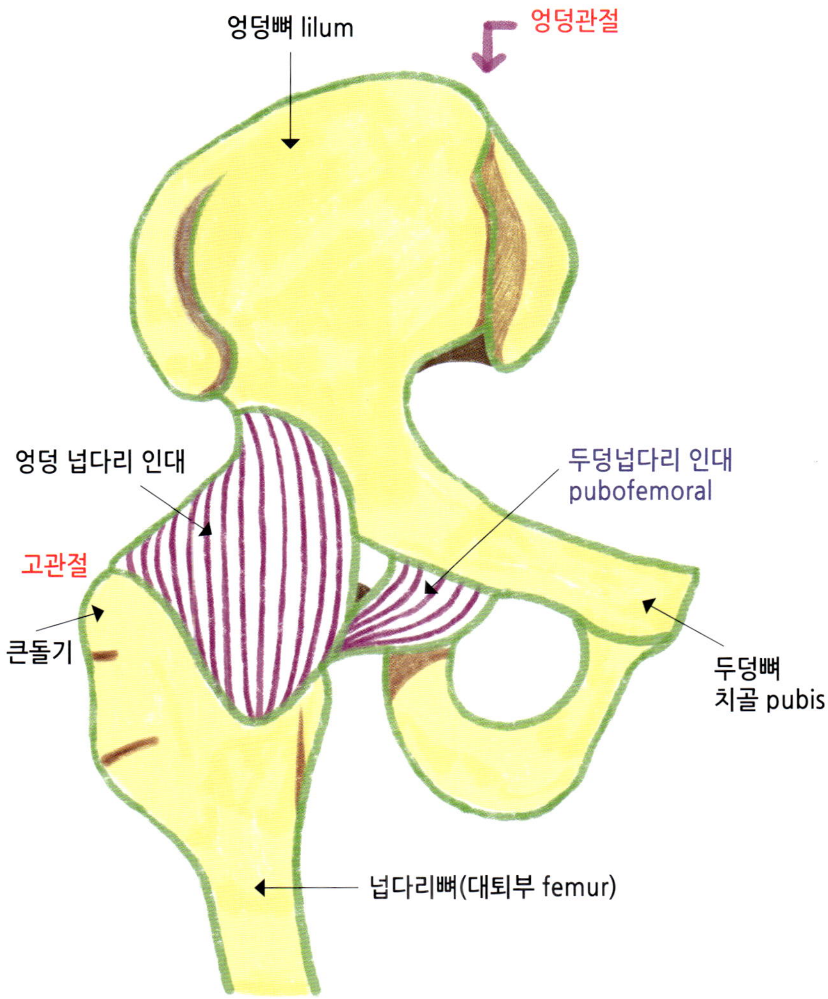
엉덩뼈 lilum
엉덩관절
엉덩 넙다리 인대
두덩넙다리 인대
pubofemoral
고관절
큰돌기
두덩뼈
치골 pubis
넙다리뼈(대퇴부 femur)

5. 무릎관절

- 뼈 : 대퇴부(대퇴골 femur 2개)
  정강뼈(경골 tibia 2개)
  종아리뼈(비골 fibula 2개)
  무릎뼈(슬개골 putella)
- 관절 : 무릎관절(슬관절 knee joint)
  반월과 곁인대로 관절을 안정시켜주고 정강뼈의 전위(dislocation)를 막아준다. 십자인대(cruciate ligament)는 정강이뼈(경골 tibia)가 앞뒤로 전위되지 못하게 하며 무릎관절은 굽힘(flexion), 폄(extension) 운동만 가능하다.
  전위 : 위치가 바뀌는 것

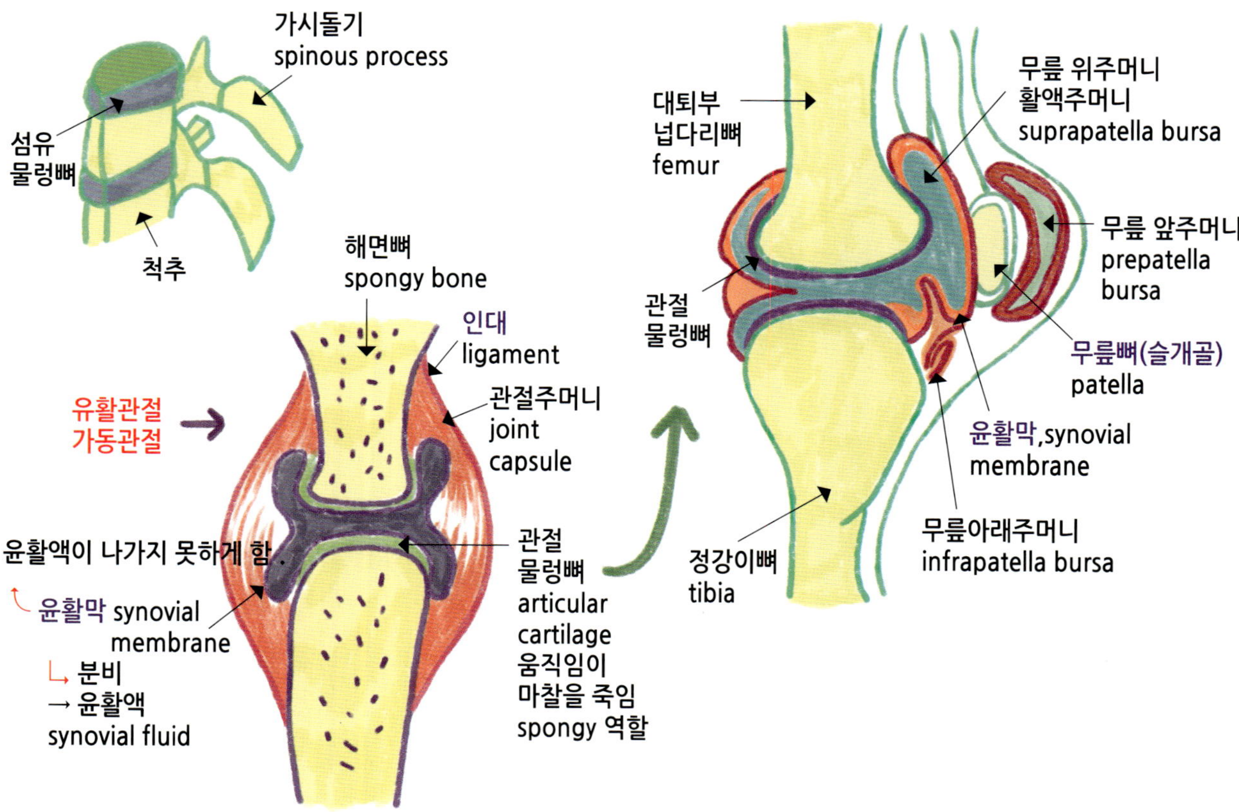

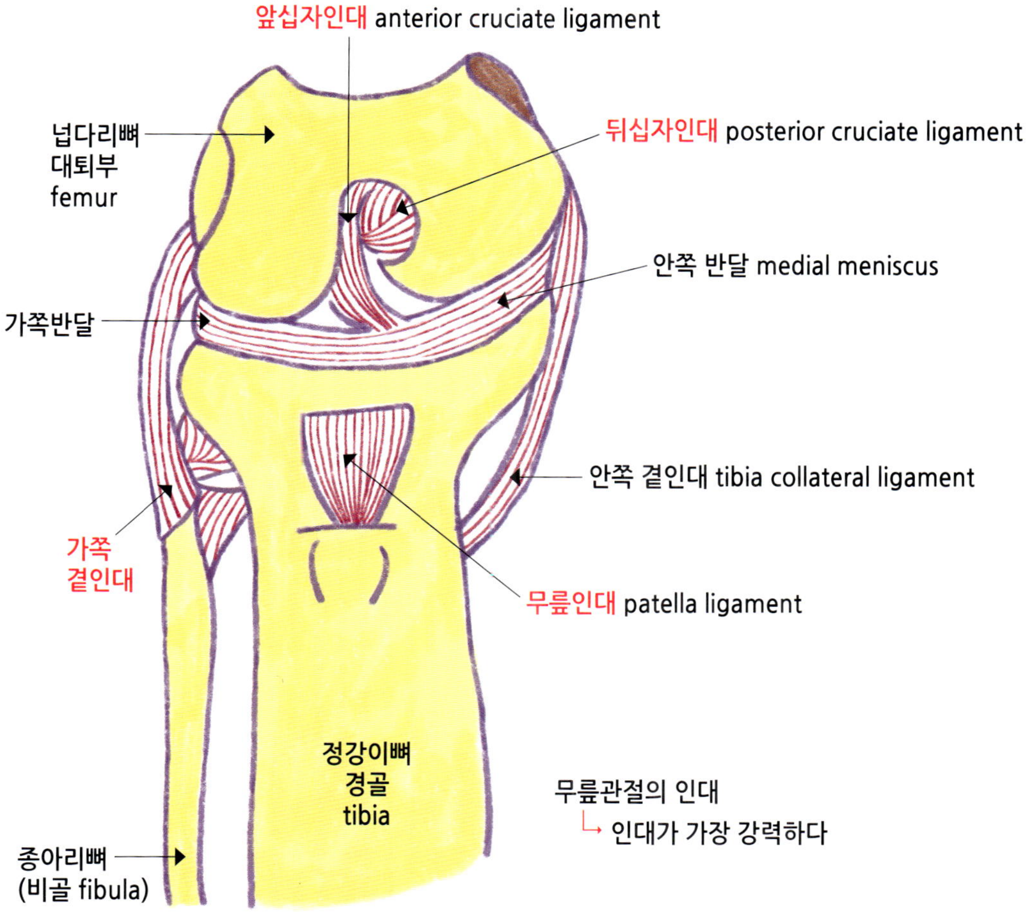

6. 발목관절

종아리와 발을 연결해주는 관절이다.

- 뼈 : 정강뼈(경골 Tibia 2개)
  종아리뼈(비골 fibula 2개)
  목말뼈(Talus)
  발꿈치뼈(calcaneus)
  입방뼈(cuboid)
  발허리뼈(중족골 metarsal 10개)
  발가락뼈(지절 phalar.gele 28개)

● 관절 : 발목관절(족근관절 ankle joint)

→ 경골 안쪽, 종아리뼈(비골)의 가쪽 복사가 목말뼈와 이루는 관절이며 발등쪽 굽힘(dorsul flexion), 바닥쪽 굽힘(장측 굴곡 plantar flexion), 내번(inversion) 외번(eversion) 운동이 가능하다.

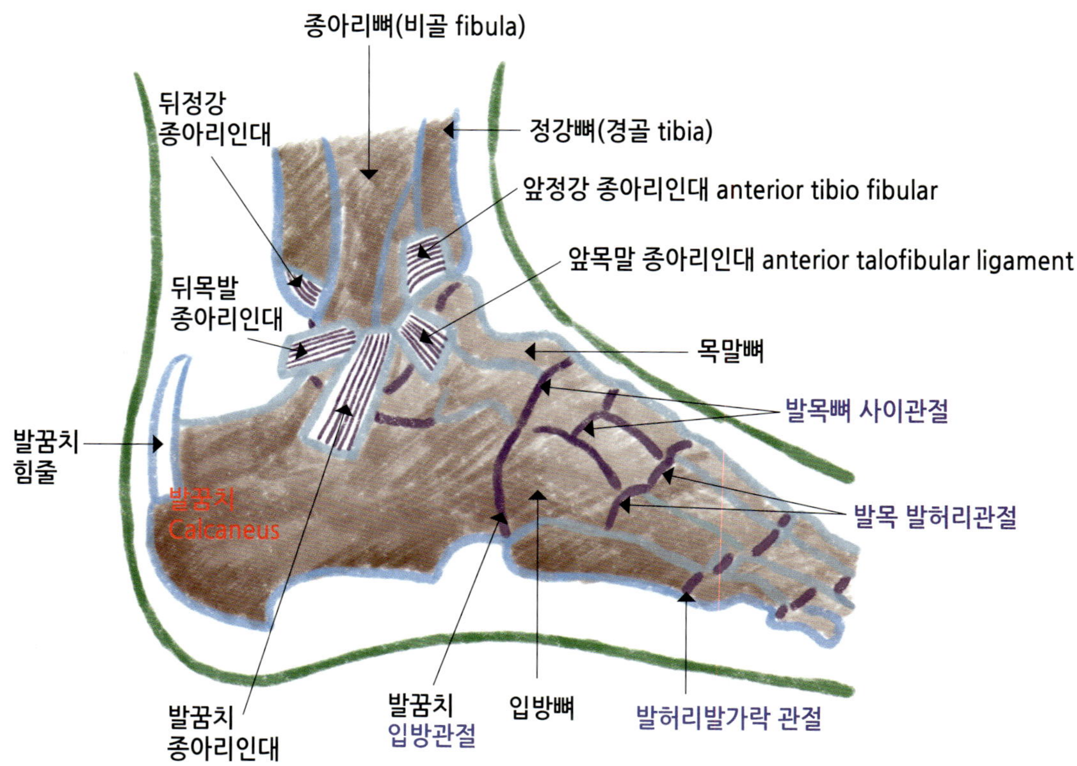

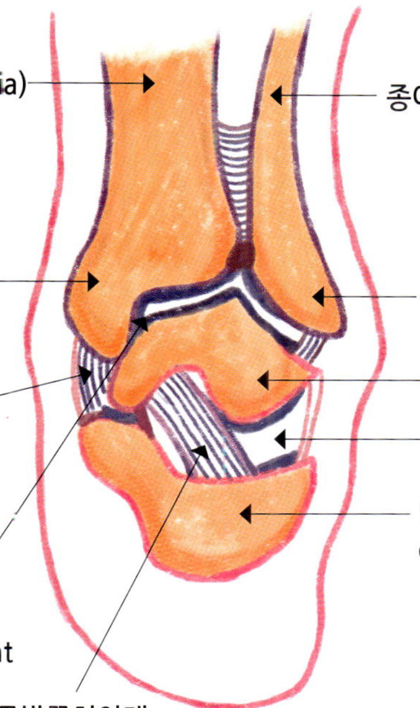

7. 척추관절

- 뼈 : 경추골(cervacal vertebtra 7개)
  흉추골(thoracic vertebtra 12개)
  요추골(lumbar vertebtra 5개)
  천골(sacrum vertebtra 1개)
  미골(coccyx vertebtra 1개)

- 관절 → 뒤통수뼈 관절(occiptal condyle)
  고리뒤통수 관절(환두 후두골절 atlanto-occipital)
  정중고리 중쇠관절(정중환수 관절 medium attanto – axial joint)
  엉덩관절(천장관절 sacroiliac joint)
  복장 빗장관절(흉쇄관절 sterno claviculaar joint)
  척추몸통뼈 사이 관절

운동 ⟶ C_1(환추)는 고개를 끄덕이게 하고 C_1과 C_2(차축)은 고개를 좌우로 회전(rotation)운동이 가능하게 하며 엉덩관절은 분만 시 미끄럼 운동(gliding)이 가능하게 한다.

윤활관절이 있는 곳 ⟶ 관절돌기 사이 관절
(가동관절) 경추, 늑골사이, 복장빗장관절
섬유물렁뼈 관절이 있는 곳 ⟶ 척추뼈 몸통 사이 관절
(반관절)
윤활관절과 섬유물렁뼈가 있는 곳 ⟶ 엉덩관절

Ⅳ. 근육

1. 근육의 종류

근육은 우리 인체에서 움직일 수 있는 모든 곳에 위치한다.
근육은 우리 몸의 운동기능을 담당하며 수축성이 있다.
근육 세포들 사이에는 운동신경, 감각신경과 모세혈관이 있다 .

★ 조직학적으로 나눌 때

무늬 有	무늬 無
가로무늬 횡문근 straiated muscle	평활근, 민무늬근 smoth muscle

⇓

근육이 어디에 있어서 구성되는가에 따라 아래와 같이 나눈다.

횡문근 → 뼈에 有 ⟶ 골격근이라고(skeletal muscle)하고 수의근이다. 골격근은 체중의 40% 정도를 차지한다.

평활근 → 내장, 뼈속에 有 ⟶ 내장근이라(visceral muscle)하고 호르몬이나 자율신경에 의하여 조절되는 불수위근이다.

근육이 신경 지배를 어디에서 받는가에 따라 아래와 같이 나눈다.

골격근이 뇌와 척수의 지배를 받아서 내 마음대로 움직일 수 있으면 수위근(volumtory muscle)이라 하고 내장근의 자율 신경의 지배(교감, 부교감)를 받아서 내마음대로 움직일 수 없으면 불수위근(involuntary muscle)이라고 한다.

골격근	불수위근
수축력 大 powerful 수축력 good 빠르게 피곤함 지속력이 없다	수축력 小 unpowerful 지속력 good 쉽게 피로 하지 않다

- 심장근육 : 심장에 있으면서 power가 굉장히 크고 무늬는 없으면서 횡문근, 수축력은 크고 심장의 위치는 내장에 위치해서 내장근이며 지속력이 크고 쉽게 피로하지 않으며 불수위근(자율신경의 지배를 받음)이다. 심장근육은 심장을 수축시켜서 혈액을 순환시키는 생명에 중요한 활동을 한다.

★ 근육의 종류(위치에 따라)

- 뼈대근육(골격근 skeletal muscle)
- 심장근육(심근 cardiac muscle)
- 내장근육(내장근 viceral muscle)

★ 뼈대근육(골격근)

A. 기능

① movement 수축에 의해 운동 가능

② posture 부분적인 수축으로 자세유지 가능

③ 열생산(heat production), 이화작용(catabolism)에 의함

36.5 ~ 37.5℃ → 운동으로 열유지 → 심방, 호흡, 말하는 기본운동

ATP(에너지) 필요 BMR(기초대사량)

뼈대 근육의 수축은 체온(body temperature)의 항상성을 유지한다.

④ 연조직의 지지

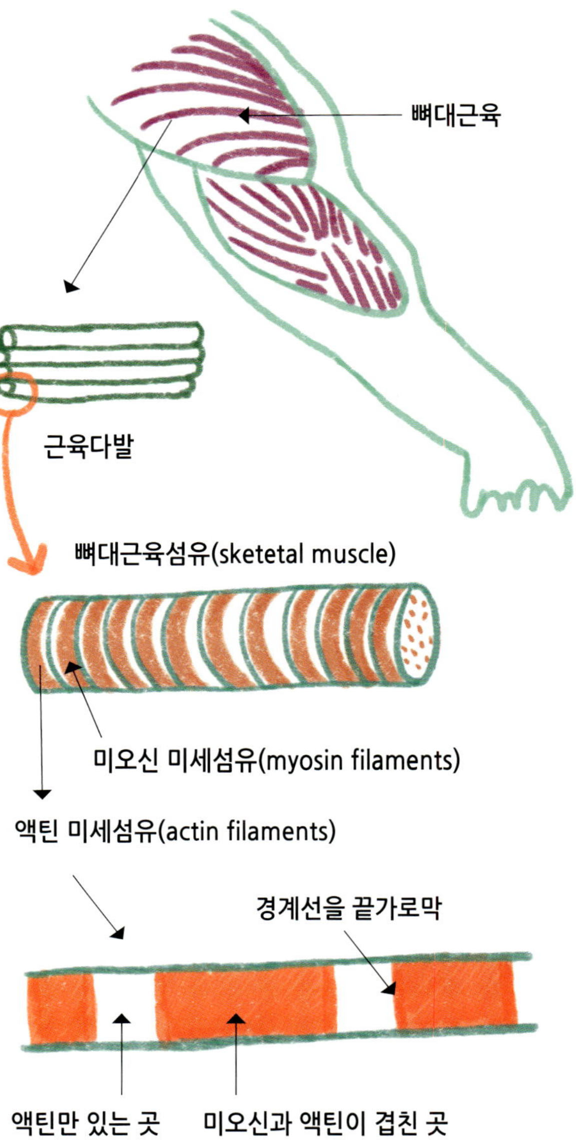
뼈대근육
근육다발
뼈대근육섬유(sketetal muscle)
미오신 미세섬유(myosin filaments)
액틴 미세섬유(actin filaments)
경계선을 끝가로막
액틴만 있는 곳
미오신과 액틴이 겹친 곳

B. 구성

- 근육세포(근육섬유) : 근육의 구조적인 단위
  - 근육형질막(sarcolemna) 원형질
  - 근육형질(근형질) 세포질 → 세포질세창 → 근육형질세망
- 결합조직

근육원섬유(myotibril) [마이오신, 액틴] 으로 나눔

액틴의 미세섬유가 마이오신 미세섬유 중앙에 들어와 액틴에 의하여 근육이 수축을 하게 된다.

횡문근에 있는 근육원 섬유마디를 근절 sarcomere이라고 한다.

C. 근육에 존재하는 단백질

마이오신, 액틴, 트로포 마이오신, 트로포닌이 있으며 마이오신과 액틴은 근육 수축을 담당하고 트로포마이오신과 트로포닌은 근육수축에 대하여 조절하는 단백질이다.

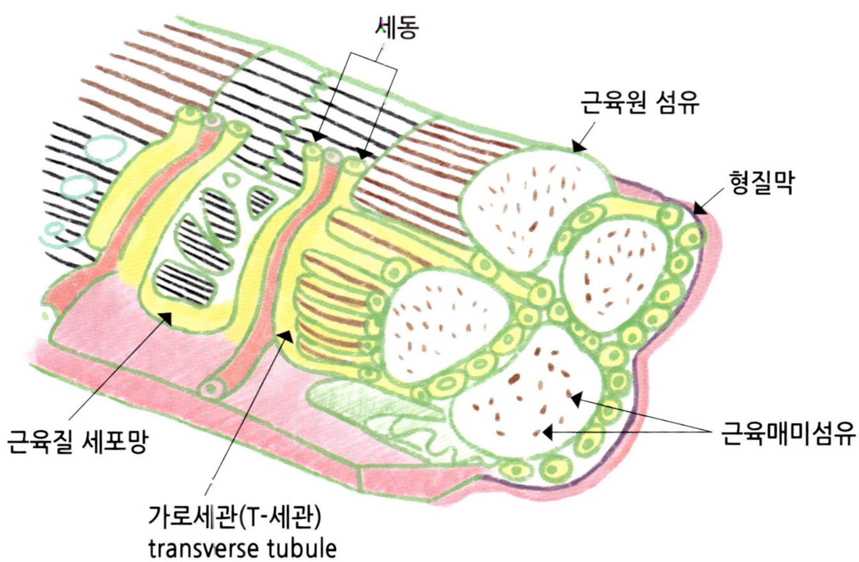

★ 근육의 수축기전

1. 수축과정

신경자극 → 아세틸콜린 신경전달물질 → 근육섬유에 전달 → 근육형질막 → 근육섬유 내로 전파

자극은 근육형질세망수조에 저장된 Ca^{++}을 유리(떨어져 나감)시켜 내보냄 → 떨어진 Ca^{++}은 근육원섬유의 트로포닌 분자와 결합 → 마이오신이 → 액틴을 끌어당김 → 근절이 짧아져 수축이 일어남

근육의 수축이란 자극을 받으면 근육이 흥분되어 근육 섬유들이 짧아지는 것이다.

산소공급 부족 시 수축이 강하다.

근육수축에 필요한 ATP는 트리인산아테노신의 가수분해로 얻어진다.

2. 이완과정

Ca^{++}이 트리포닌과 분리 → 근육형질세망 → 수조로 들어감 → 마이오신과 액틴의 작용방지

★ 운동단위(motor unit)

신경세포와 지배를 받고 있는 10 ~ 100개 정도의 근육 섬유들을 합친 것을 의미한다.

all or none low 법칙(전부수축 or 하나도 수축하지 않는다)

근육 섬유는 소량의 ATP만 저장하므로 지속적인 ATP 재합성이 필요하다.

★ 근육의 형태에 따른 근육

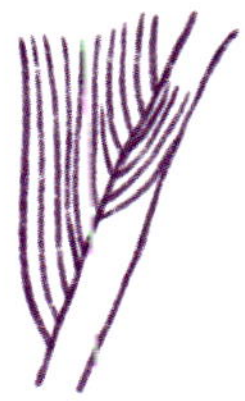

빗모양 반깃근
(unipennate)

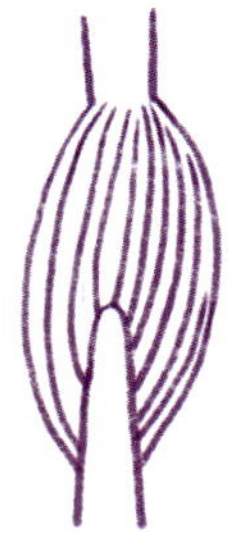

깃근(bipennate)

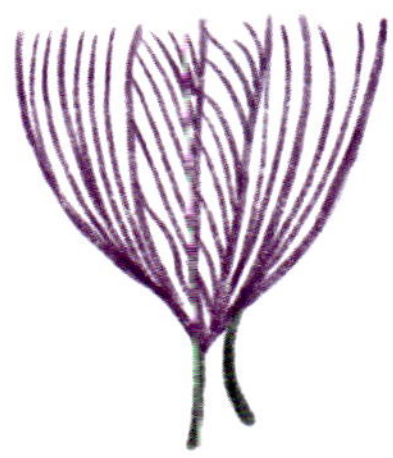

붓모양 뭇깃근
(multipennate)

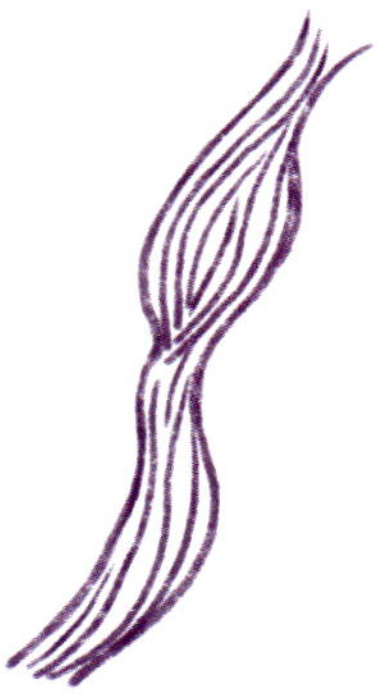

두배근(diagastic)

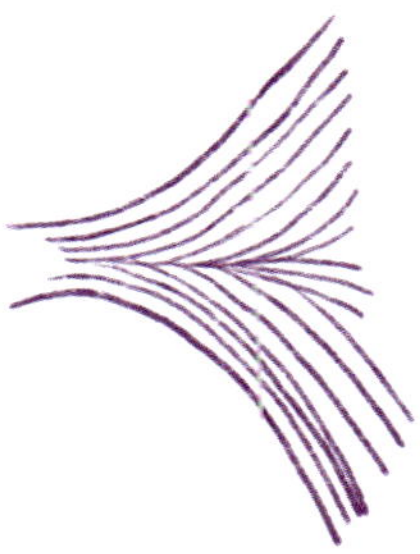

세모모양 세모근
(triangular)

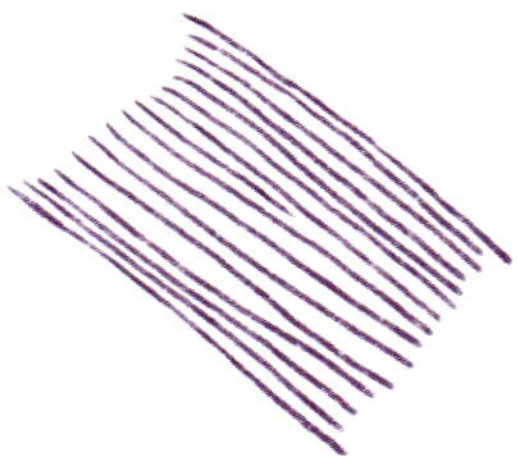

마름근(rhomboid)

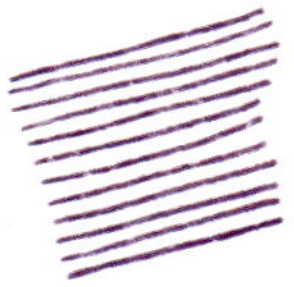

네모근
(quadrate)

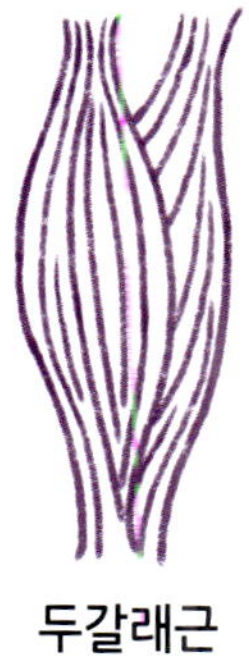

두갈래근
(bicipital tendon)이
두갈래로

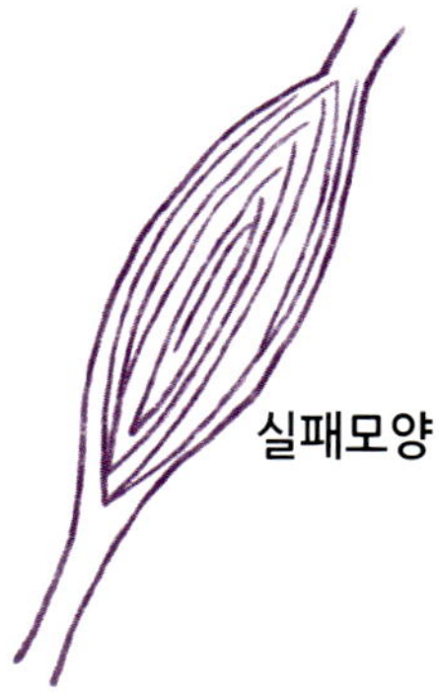

방추근
(fusiform)

★ 결합조직 성분

근육바깥막(근외막, epimysium)
근육다발막(근주막, perimysium)
근육섬유막(근내막, endomysium)
결합조직막 ← 수축시 작용

힘줄(tendon), 널힘줄(건막, aponeurosis)이 뼈막에 부착 ← 충격완화작용

힘줄집(tendon sheath) → 윤활주머니와 같이 윤활막(synovial membrance)이 있어 지속적 운동을 가능하게 한다.

★ 신경지배

몸신경세포(체성신경세포 somatic neuron) : 뼈대근육으로 자극을 보낸다.

운동단위 : 한 개의 운동신경세포, 축삭(axon)이 지배하는 근육섬유를 합하여 말한다.

운동신경종말 : 신경섬유와 근육섬유의 접촉부위인 신경근육 연결을 하는 것을 의미한다.

섬유증(fibrosis), 섬유변성(fibrous degeneration) → 뼈대근육이 나이가 들어감에 따라 결합조직으로 바뀐다.(근력쇠퇴)

2. 근육의 협동작용

① 주동근(prime mover)

움직일 때 하고자 하는 운동을 일으킬 때 즉, 주도권을 가지는 근육들을 말한다.

② 길항근(antagonist)

주동근이 수축 시 이완되는 근육으로 주동근과 반대되는 작용을 말한다.

예를 들어 무릎을 구부리는 근육에 대하여 무릎을 펴는 근육이 짝을 이루는데 펴는 근육은 구부리는 근육에 대하여 길항근이 된다.

③ 협력근(synergist)

주동근을 보조, 주동근의 운동 중 불필요한 운동을 중화시켜 주는 근육 → 중화근(neutralizer), 주동근이 효과적인 운동을 할 수 있도록 신체 일부를 고정시켜주는 근육 → 고정근(stabilizer)

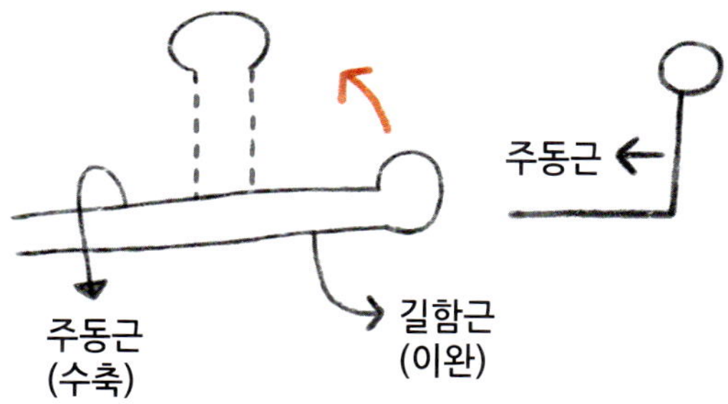

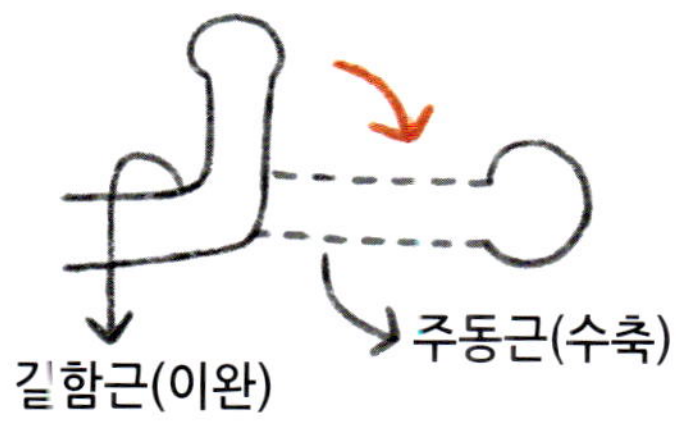

★ 윤활주머니(활액낭 synovial bursa)

속막이 윤활막으로 싸여 있고 윤활액이 들어있는 작은 결합조직으로 된 주머니를 말하며 뼈와 접촉할 때 압박, 마찰, 손상이 될 수 있는 관절주위에 존재한다.

(피부와 뼈 사이, 힘줄과 뼈 사이, 근육들 사이, 인대들 사이, 근육과 뼈 사이, 근육과 인대 사이, 인대와 뼈 사이에 존재한다)

힘줄집(건조 tendon(→ 뼈와 근육을 연결하여 준다) sheath)

→ 손목과 손, 발목과 발에는 많은 힘줄이 밀집되어 뼈 사이, 고랑을 지나갈 때 힘줄이 당겨지는 순간 튕기지 않도록 지지대에 싸여 있으며 힘줄집으로 힘줄을 싸고 있다.

3. 사람의 뼈대근육

사람의 뼈대근육

사람의 근육수 ⇒ 600여개

얼굴근육 제외하면 150여개

A. 머리와 목의 근육

- 얼굴근육(안면근 muscles of face) : 얼굴 표정을 조절한다.
- 씹는 근육(저작근 muscles of mastication) : 턱관절을 움직이게 하여 음식을 씹을 수 있도록 한다.
- 상직근(superior rectus muscle), 하직근(inferior rectus muscle) : 위아래로 눈알을 움직이는 근육
- 귀속뼈 진동 제한 근육
- 흉쇄유돌근(목빗근 sternocleidomastoid) : 머리와 목을 움직이는 근육
- 이설근(genioglossus), 설골설근(hyoglossus), 경돌설근(stylglossus), 소각설근(chondroglossus) : 혀를 움직이는 근육
- 인두근육과 후두근육 : 인두와 후두를 움직이는 근육

1. 얼굴의 근육

얼굴 근육은 표정근과 씹는 근육으로 나눌 수 있다.

표정근(muscle of expression)

└→ 안면의 피하에 있는 근육으로 피부를 움직인다.

얼굴 근육은 안면 신경의(7번 뇌신경) 지배를 받는다.

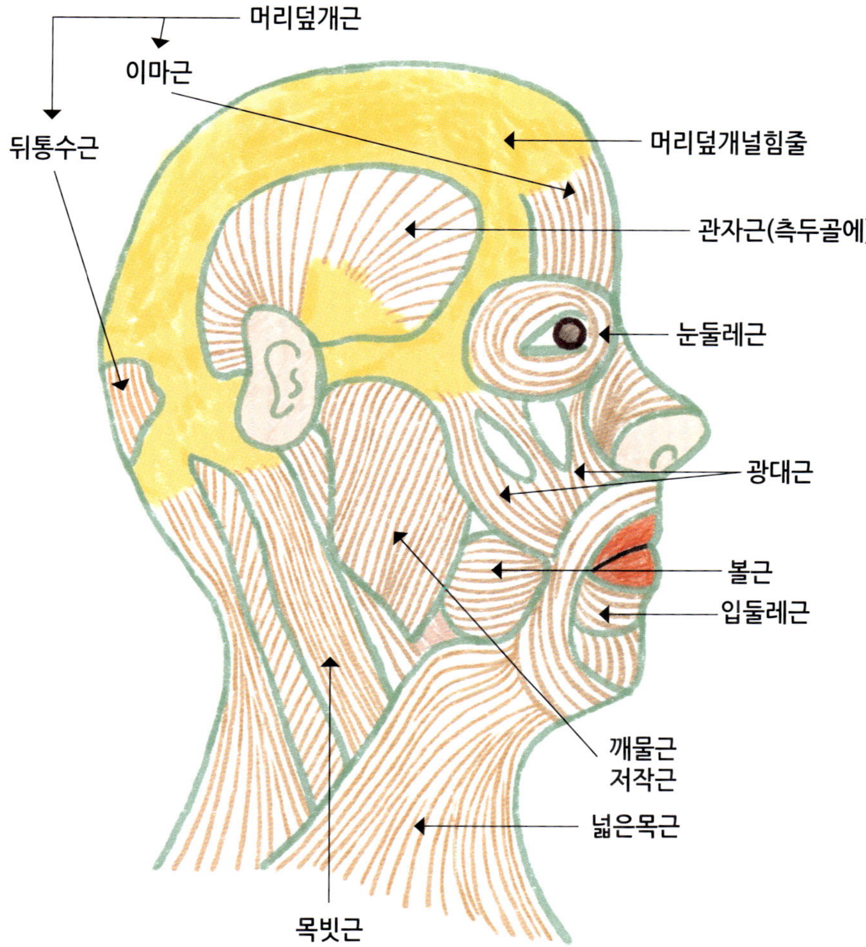

머리덮개근 ⟶ 이마근(전두근 frontalis)과 뒤통수근(후두근 occipatalis)이 머리덮개 널힘줄(두개건막 galen aponeurotica)로 연결되어 있다.

전두근 ⟶ 이마의 가로 주름을 만들고 눈썹을 올려준다.

눈둘레근(안륜근) ⟶ 자동적으로 눈을 감거나 뜰 때 작용한다.

(눈살근) ⟶ 미간에 주름 작용을 하며 눈꺼풀을 올려주는 역할을 한다.

코 ⟶ 코근(비근) ⟶ 콧구멍을 크게 만들어 주고 눈썹이 내려오도록 한다.

입 ⟶ 입둘레근(구륜근) ⟶ 입을 열고 닫거나 오므리는 작용을 한다.

턱 ⟶ 턱끝근(이근) ⟶ 턱 주름 작용

넓은목근 : 턱 ~ 목

볼근 : 뺨에(협근)

└→ 씹기운동 시 음식물을 안으로 넣는 작용을 한다.

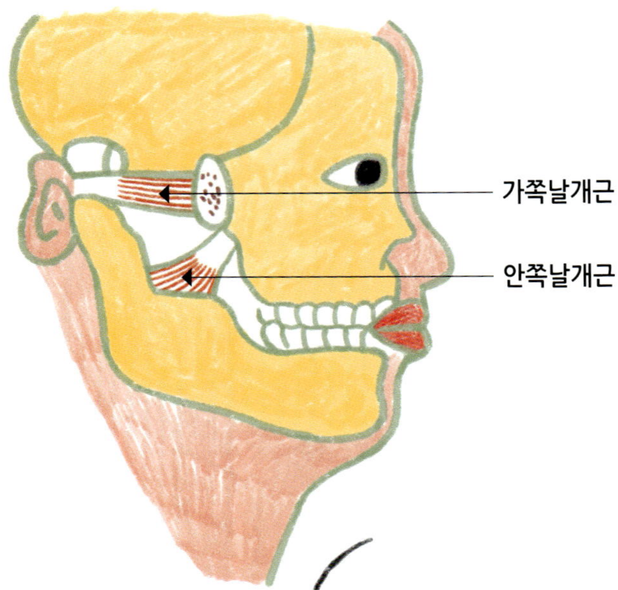

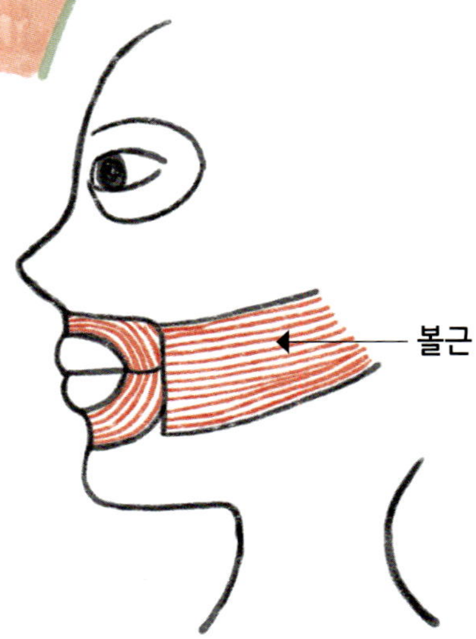

2. 씹기 운동

아래턱(하악골)을 움직여서 씹음 → 관여하는 근육

⇑

- 깨물근(교근)
- 관자근 : (측두근) 턱의 올림, 들임작용
- 안쪽날개근 : 올림과 내밈
- 가쪽날개근 : 내밈과 옆방향 운동, 턱을 여는 작용, 삼차신경의 지배를 받음

① 깨물근(교근) masseter

관자활(관골궁)을 이음(광대뼈에서 아래턱)

아래턱을 끌어올리는 작용을 한다.

② 관자근(측두근) temporalis

턱을 위 아래로 당기는 역할을 한다.

관자오목(측두와)과 이어지며 두개골 측면에 위치한다.

아래턱뼈 근육돌기에 닿음. 어금니로 음식을 씹을 때 움직이는 것이 느껴진다.

③ 안쪽날개근(내측익돌근) medical pterygoid

날개돌기 속면에 연결되며 아래턱뼈 가지 속면에 닿으며 아래턱을 닫는 역할을 한다.

④ 가쪽날개근(외측익돌근) lateral pterygoid

하악골을 당겨서 턱을 열어주는 역할을 한다.

B. 가슴우리근육(thoracic cage)

갈비뼈(rib)를 움직이는 근육

- 갈비사이근(늑간근) – 외늑간근, 내늑간근
- 가슴가로근 – 복장뼈에서 시작
- 갈비올림근(늑거근)
- 갈비밑근(늑하근)
- 위뒤톱니근
- 아래뒤톱니근

갈비사이근 ┌ 외늑간근
　　　　　└ 내늑간근 ┌ 가슴가로근(흉횡근)
　　　　　　　　　　└ 갈비올림근(늑거근)

- 외늑간근 : 늑골물렁뼈 경계부위에 존재하며 흡기 시 수축한다.
  늑골이 상승하여 흉강 내부의 부피가 커지게 되어 흡기를 하도록 한다.
- 내늑간근 : 늑골 앞쪽 끝 ~ 가슴우리의 중간에 위치하며 호기에 작용한다.
  늑골이 하강하면 흉강 내부의 부피가 작아져서 호기를 하도록 한다.
- 최내늑간근 : 내늑간근의 일부가 신경과 혈관에 분리

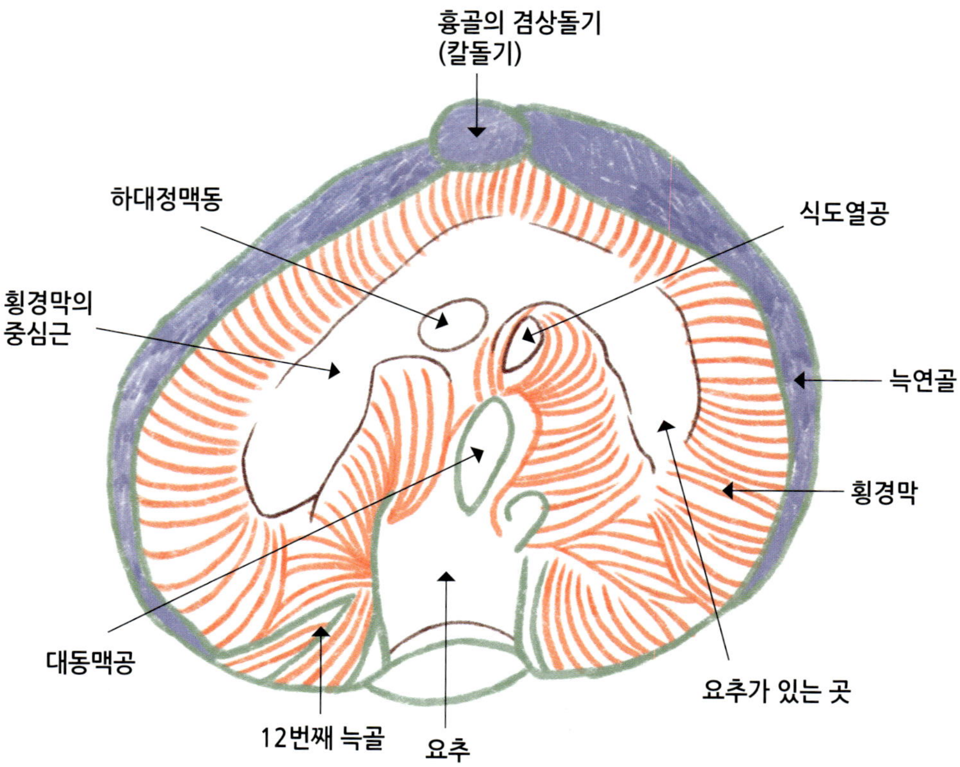

횡경막–숨을 흡기하면 아래로 내려가고 호기 시 위로 올라간다. 이때 갈비뼈의 작은 근육들도 같이 운동이 이루어지게 된다.

C. 배벽의 구획(Abdominal Region)

배 부분은 9 구획으로 나누게 되며 배꼽을 중심으로 나눈다.

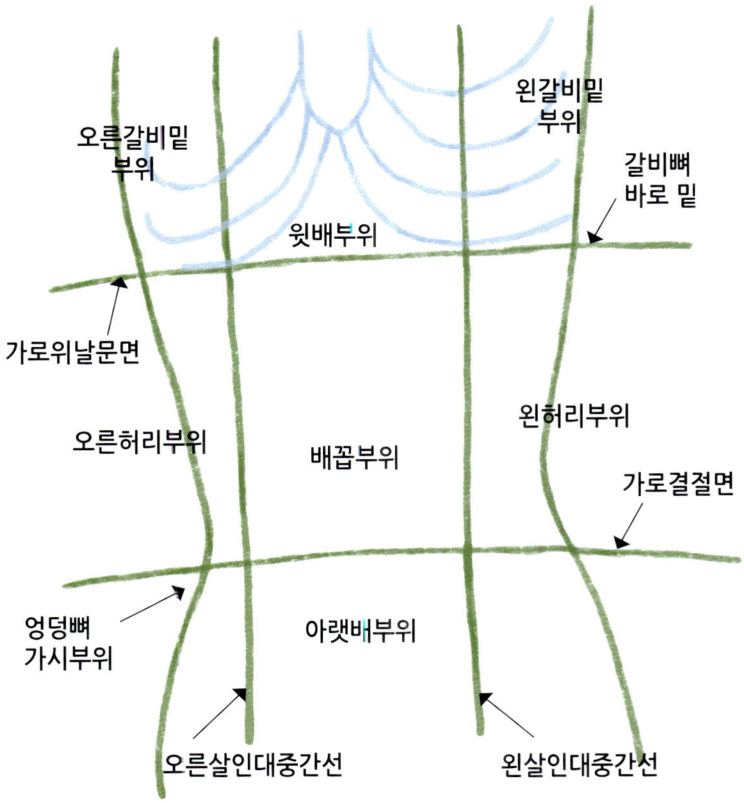

배벽의 근육

- 배곧은근(복직근)
- 배바깥빗근(외복사근)
- 배속빗근(내복사근)
- 배가로근(복횡근)
- 허리네모근(요방형근)

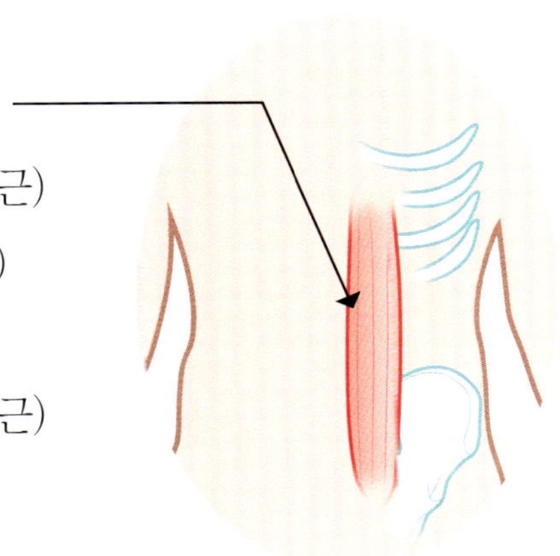

배곧은근 → 중간에 3 줄의 나눔힘줌(건획)이 있어 수축시 배벽을 팽팽하게 한다. 신체를 바로 세우며 복강 안의 내장을 보호, 가슴과 척추 허리부위에 flexion 및 골반 회전 및 복근의 작용으로 분만, 배뇨, 배변을 할 수 있도록 한다.

허리네모근 → 허리뼈의 가로 돌기와 열두번째 Rib(늑골)에서 엉덩이에 닿는 근육으로 몸통을 움직이는 역할을 한다.

D. 팔의 근육

ⓐ 어깨를 움직이는 근육

- 뼈 : 빗장뼈(쇄골 clavicle 2개)
  어깨뼈(견갑골 scapula 2개)
- 관절 : 복장빗장관절(흉골쇄골관절 sternoclavicular joint)
  봉우리빗장관절(견봉쇄골관절 acomioclavicular joint) → 등에 위치
- 근육 7개 : 등세모근(승모근 trapezius)
  작은가슴근(소흉근 pectoralis minor)
  빗장결근(쇄골하근, subclavius)
  앞톱니근(전기근)
  어깨올림근(levator scapulae)
  큰마름근((rhomboid) major)
  작은마름근(rhomboid major)

등세모근 :

- 잇는 곳 → 뒤통수뼈(측두골 temporal 1개), 목뼈(경추골 cervical 7개), 등뼈(흉추골 thoracic 12개)
- 닿는 곳 → 빗장뼈(쇄골 clavicle 2개), 어깨뼈(견갑골 scapula 2개), 가시돌기와 어깨뼈봉우리
- 작용 → 위팔을 올림, 내림, 가쪽올림
- 신경지배 → 더부신경(accessory)

- 작은가슴근
  - 잇는 곳 → 늑골(rib) 2 ~ 5번째
  - 닿는 곳 → 어깨뼈(견갑골 scapula 2개) 부리돌기
  - 작용 → 앞 아래쪽으로 당김
  - 신경지배 → 안쪽 가슴신경(medical pectoral)

- 빗장결근
  - 잇는 곳 → 늑골(costa rib 24개)의 1번째
  - 닿는 곳 → 빗장뼈(쇄골 clavicle 2개)의 아래면
  - 작용 → 앞아래쪽으로 당김
  - 신경지배 → 제5, 6 목뼈(경추) 신경

- 앞톱니근
  - 잇는 곳 → 늑골(costa rib 24개)의 9개의 갈비뼈
  - 닿는 곳 → 어깨뼈(견갑골 scapula)의 안쪽 면과 안쪽 모서리
  - 작용 → 앞으로 당김, 벌림, 위쪽돌림
  - 신경지배 → 긴가슴신경(long thoracic)

- 어깨올림근
  - 잇는 곳 → 위 4개의 목뼈(경추 cervical 7개)
  - 닿는 곳 → 어깨뼈(견갑골 scapula 2) 안쪽 모서리의 윗부분
  - 작용 → 올림, 아래쪽 돌림
  - 신경지배 → 제3, 4 목뼈(경추골 cervical 7개)

- 마름근
  - 잇는 곳 → 제7 목뼈에서(경추골 cervical 7개)
  - 닿는 곳 → 등뼈(흉추골 thoracic 12개)
  - 작용 → 어깨뼈(견갑골 scapula 2개)의 안쪽 모서리
  - 신경지배 → 위어깨신경(dosal scapular)

아래쪽돌림

★ 근육 붙어있는 위치

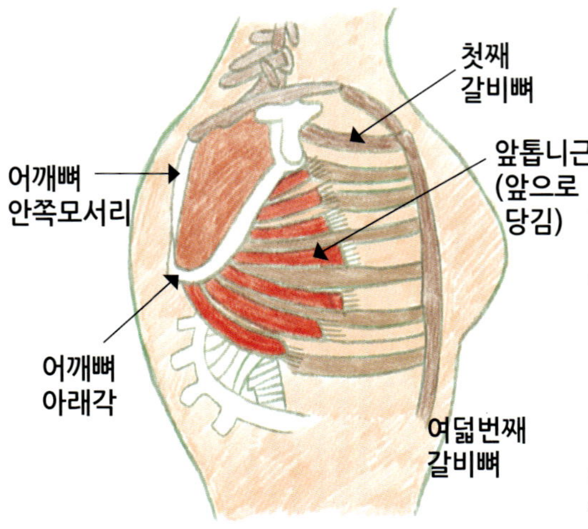
첫째
갈비뼈
어깨뼈
안쪽모서리
앞톱니근
(앞으로
당김)
어깨뼈
아래각
여덟번째
갈비뼈

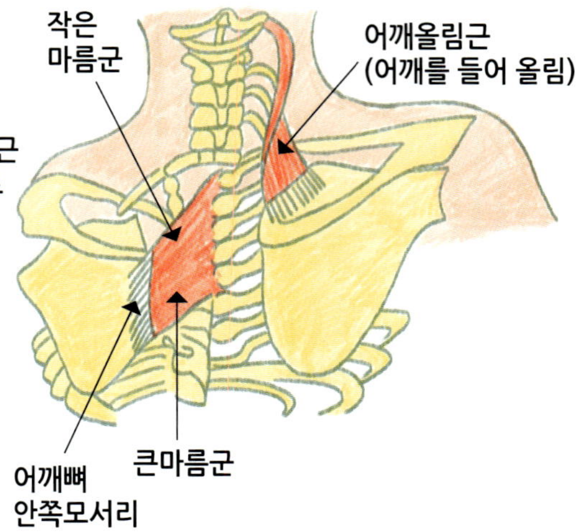
작은
마름근
어깨올림근
(어깨를 들어 올림)
어깨뼈
안쪽모서리
큰마름근

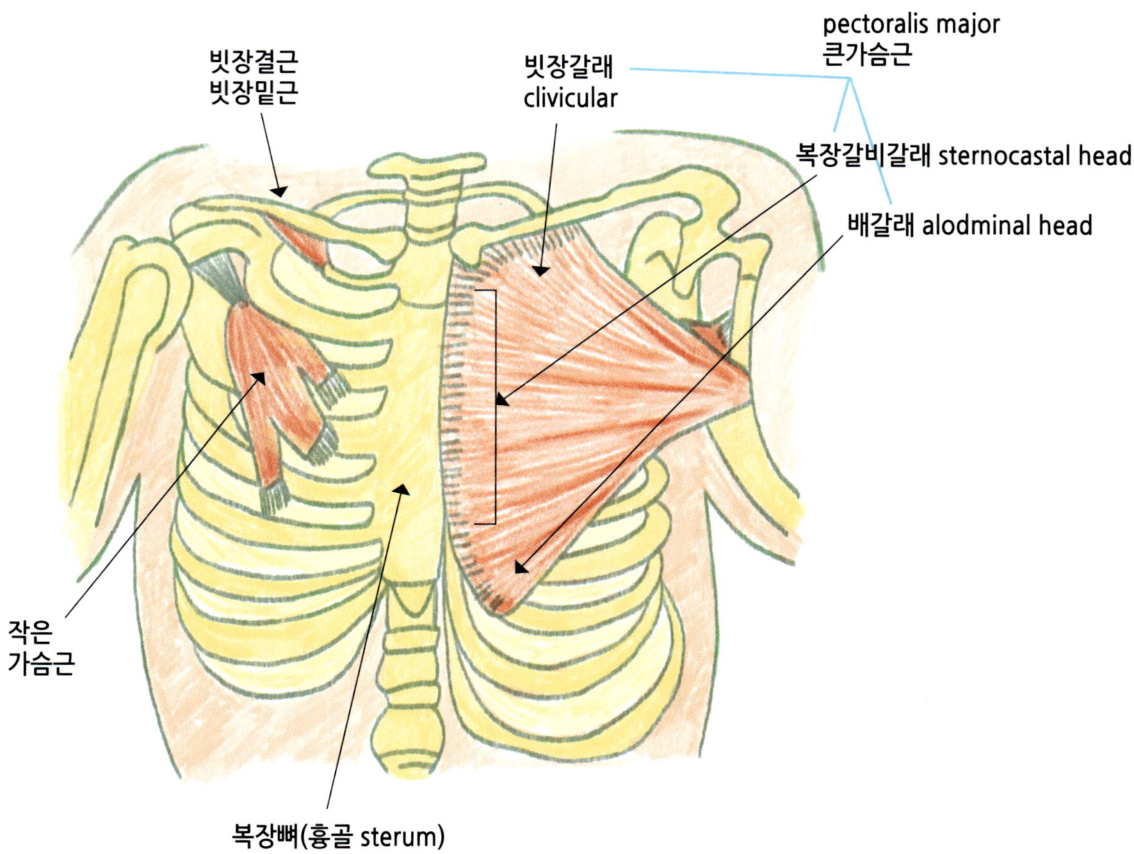
pectoralis major
큰가슴근
빗장결근
빗장밑근
빗장갈래
clivicular
복장갈비갈래 sternocastal head
배갈래 alodminal head
작은
가슴근
복장뼈(흉골 sterum)

ⓑ 위팔을 움직이는 근육

관절 중 운동이 가장 자유롭고 운동범위가 큰 어깨관절(견관절 shoulder joint) 움직이는 근육이다.

1. 큰가슴근(대흉근 pectoralis major)
2. 넓은등근(광배근 latissmus dorsi)
3. 어깨 세모근(삼각근 deltoid)
4. 가시위근(극상근 supraspinatus)
5. 가시아래근(극하근, intraspinate)
6. 큰원근(대원근 teres major)
7. 작은원근(소원근 teres minor)
8. 어깨밑근(견갑하근, subscap ularis)
9. 부리위팔근(오훼완근 coarcobrachialis)

- 뼈 : 쇄골(clavicle 2개)
  견갑골(scapula 2개)
  위팔뼈(상완골 humers 2개)
- 관절 : 어깨관절(절구모양)

큰가슴근(대흉근)

- 잇는 곳 → 빗장뼈(쇄골 clavicle 2개)의 안쪽 $\frac{1}{2}$, 복장뼈(흉골 sterum) 1개 및 7개의 rib 연골
- 닿는 곳 → 위팔뼈(상완골 humers)의 큰 결적능선
- 작용 → 위팔의 굽힘, 모음
- 신경지배 → 안쪽 및 가쪽 가슴신경

어깨밑근(견갑하근)

- 잇는 곳 → 어깨뼈(견갑골 scapula 앞면)
- 닿는 곳 → 위팔뼈의 작은 돌기
- 작용 → 안쪽돌림
- 신경지배 → 어깨밑신경

넓은등근(광배근)

- 잇는 곳 → 등뼈(흉추골 thoracic 12개)의 흉추 아래 7개부터 허리뼈(Lumbar 5개) 및 엉치뼈(천골 sacrum 1개)의 가시돌기, 엉덩뼈능선(장골 ilium), 허리등근막
- 닿는 곳 → 작은 결절(소결절) 능선
- 작용 → 폄, 모음
- 신경지배 → 가슴등신경

작은원근(소원근)

- 잇는 곳 → 어깨뼈(견갑골 scapula 2개)
- 닿는 곳 → 위팔뼈(상완골 humers 2개)의 작은 돌기
- 작용 → 가쪽돌림
- 신경지배 → 어깨밑신경

어깨세모근(삼각근)

- 잇는 곳 → 빗장뼈(쇄골 clavicle 2개) 가쪽 $\frac{1}{3}$ ~ 어깨뼈(견갑골 scapula)의 극돌기와 봉우리
- 닿는 곳 → 위팔뼈(상완골 humers 2개)의 어깨 세모근결절(맺힌마디)
- 작용 → 벌림, 굽힘 or 폄
- 신경지배 → 겨드랑신경

가시위근(극상근)

잇는 곳 → 어깨뼈의 가시위 오목(극상와)을 이음

닿는 곳 → 위팔뼈의 큰돌기에 닿음

작용 → 벌림작용

신경지배 → 어깨위신경지배

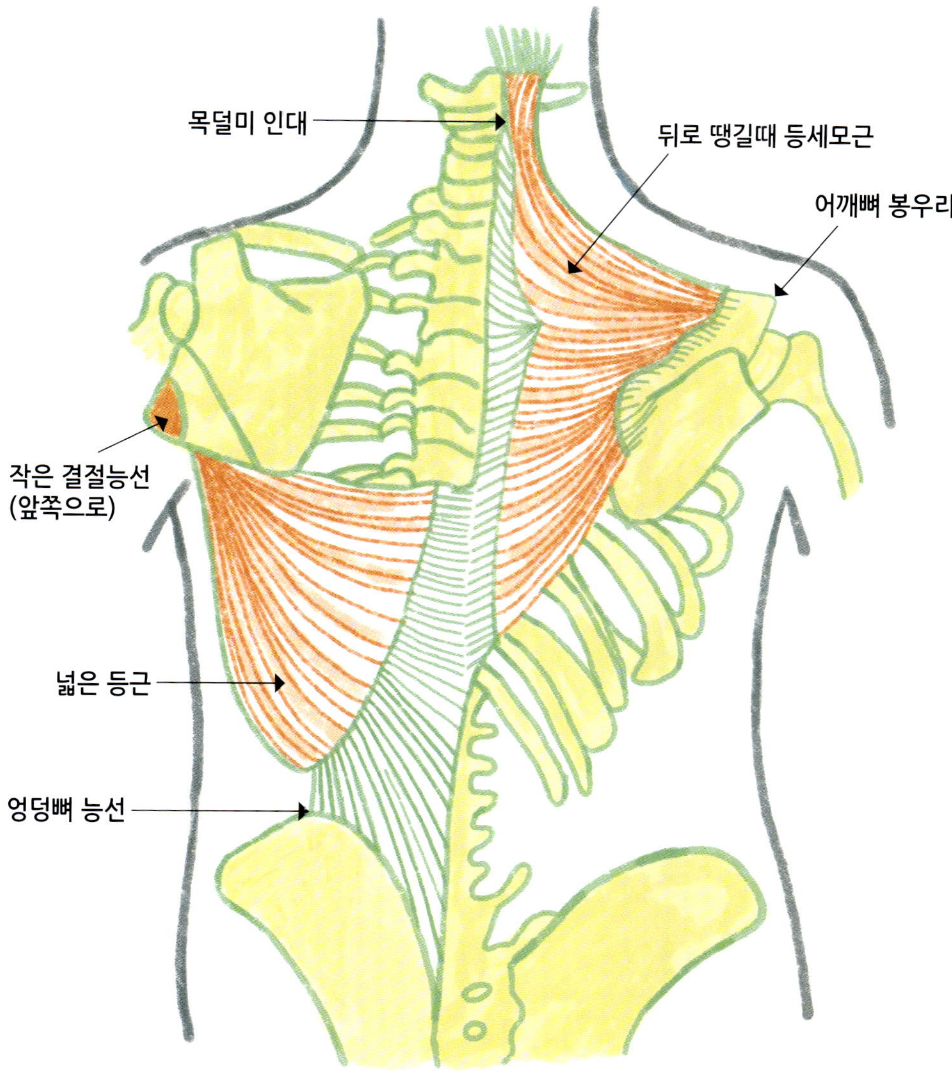

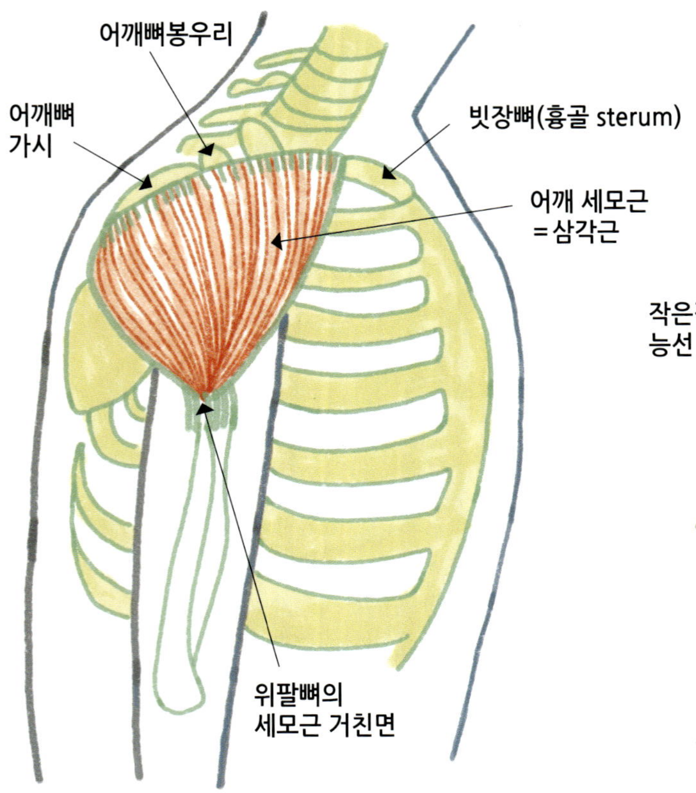
어깨뼈봉우리
어깨뼈
가시
빗장뼈(흉골 sterum)
어깨 세모근
=삼각근
위팔뼈의
세모근 거친면

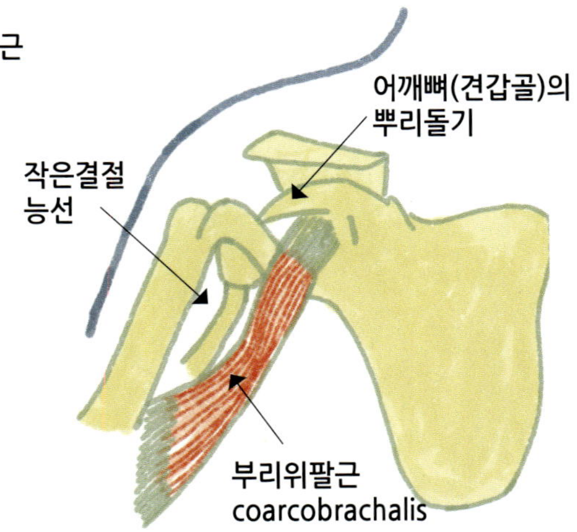
어깨뼈(견갑골)의
뿌리돌기
작은결절
능선
부리위팔근
coarcobrachalis

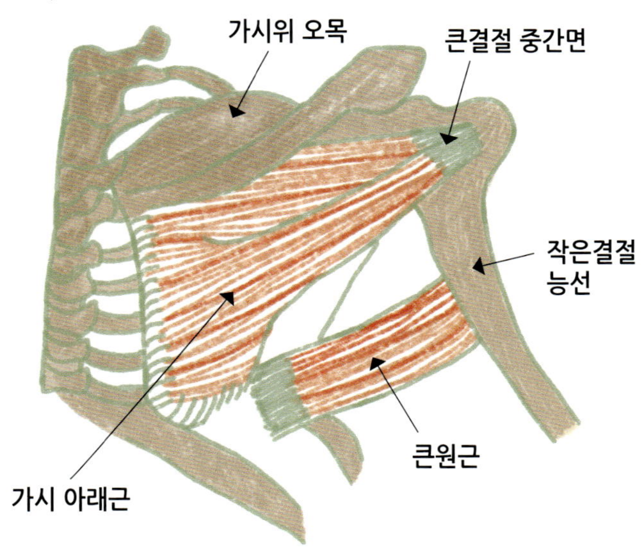
가시위 오목
큰결절 중간면
작은결절
능선
큰원근
가시 아래근

위팔근(상완근)

- 잇는 곳 → 위팔뼈(상완골 humers)의 아래쪽 $\frac{1}{2}$의 앞면에 있음
- 닿는 곳 → 자뼈(척골 ulna)의 거친면에 닿음
- 작용 → 굽힘 작용
- 신경지배 → 근육피부신경의 지배

위팔세갈래근(상완삼두근)

- 잇는 곳 → 어깨뼈(견갑골 scapula)의 관절 오목아래의 결절, 위팔뼈 뒷면에 이음
- 닿는 곳 → 자뼈(척골 ulna)의 발꿈치머리에 닿음
- 작용 → 폄(extension)의 작용
- 신경지배 → 노(요골)신경 지배

네모엎침근(방형회내근)

- 잇는 곳 → 자뼈(척골 ulna)의 아래 $\frac{1}{4}$의 앞면에 이음
- 닿는 곳 → 노뼈(Radius 요골) 아래쪽 $\frac{1}{4}$의 앞면에 닿음
- 작용 → 엎침 작용
- 신경지배 → 정중신경의 지배

뒤침근(회외근)

- 잇는 곳 → 위팔뼈(상완골 humers) 가쪽
- 닿는 곳 → 위관절융기, 자뼈(척골 ulna)의 윗부분에 이음
- 작용 → 노뼈(요골 Radius)의 위쪽 $\frac{1}{3}$
- 신경지배 → 뒤침 작용

노신경 지배

위팔노근(완요근)

- 잇는 곳 → 위팔뼈(상완골 humers)의 가쪽위 관절 융기의 윗부분에 닿음
- 닿는 곳 → 노뼈(요골 Radius)의 붓 경상돌기에 닿음
- 작용 → 굽힘, 뒤침 작용
- 신경지배 → 노신경 지배

원엎침근(원회내근)

- 잇는 곳 → 위팔뼈의 안쪽위 관절융기, 자뼈의 관절돌기에 이음
- 닿는 곳 → 노뼈(요골 Radius) 중간 부분의 가쪽면에 닿음
- 작용 → 엎침(pronation), 굽힘작용
- 신경지배 → 정중신경의 지배

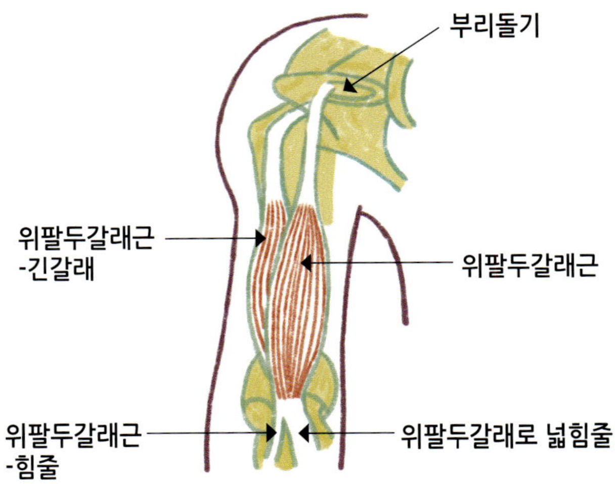

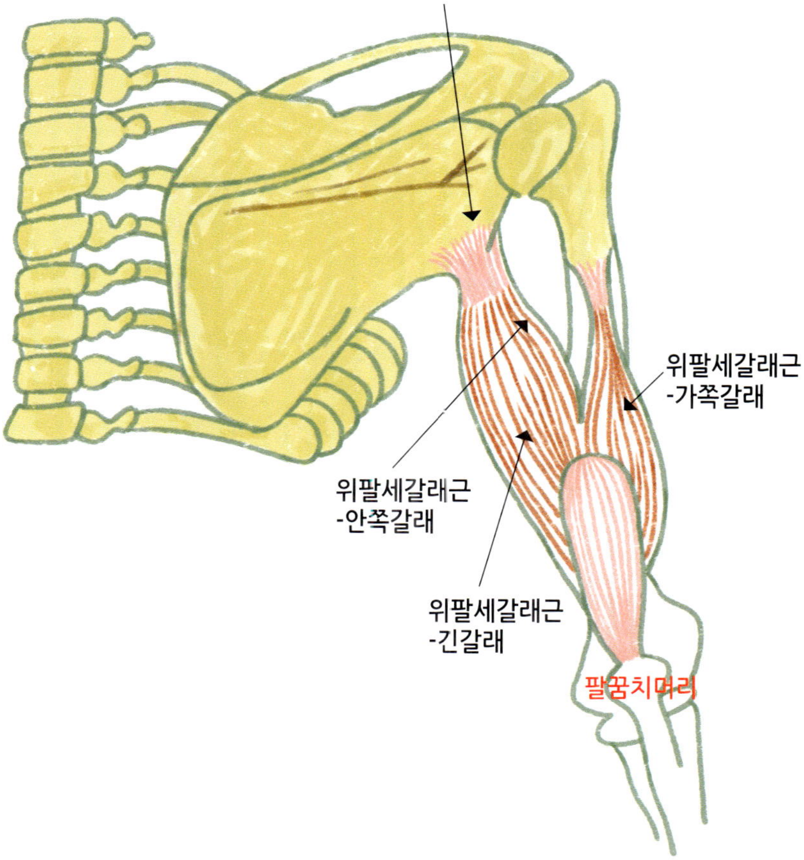

가시아래근(극하근)

- 잇는 곳 → 어깨뼈(견갑골 scapula)의 가시아래 부분을 이음
- 닿는 곳 → 위팔뼈(상완골 humers)의 큰돌기에 닿음
- 작용 → 벌림 작용
- 신경지배 → 어깨위 신경 지배

부리위팔근(오훼완근)

- 잇는 곳 → 어깨뼈(견갑골 scapula)의 부리돌기를 이음
- 닿는 곳 → 위팔뼈의 안쪽면에 닿음
- 작용 → 모음(굽힘과 안쪽돌림을 보근)작용
- 신경지배 → 근육피부신경의 지배

큰원근(대원근)

- 잇는 곳 → 어깨뼈 가쪽모서리의 아래부분을 이음
- 닿는 곳 → 위팔뼈의 큰돌기에 닿음
- 작용 → 폄, 모임 및 안쪽돌림 작용
- 신경지배 → 어깨밑신경 지배

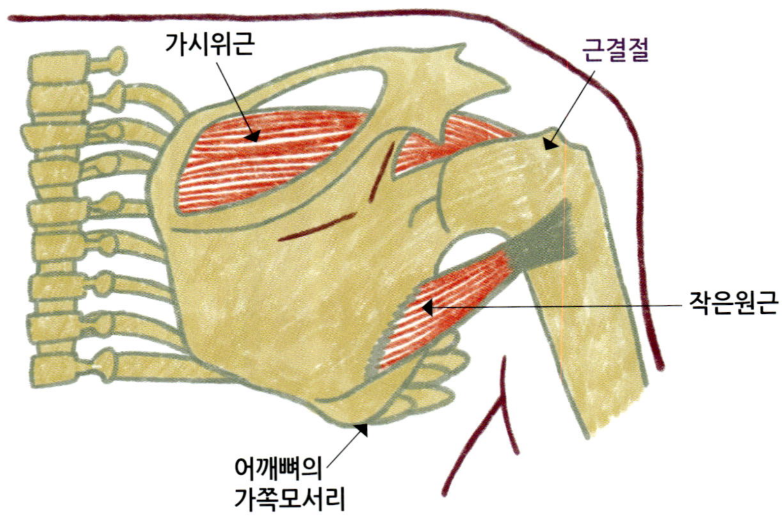

ⓒ 아래팔을 움직이는 근육

- 뼈 : 어깨뼈(견갑골 scapula 2개), 위팔뼈(상완골 humers 2개), 자뼈(척골 ulna 2개, 몸쪽), 노뼈(요골 Radius 2개 바깥)
- 관절 : 팔굽관절(주관절 elbow joint), 노자관절(요척관절 darioulnar joint), 굽힘, 폄, 엎침, 뒤핌
- 근육 : 위팔근(상완근 brachialis)
  위팔세갈래근(상완삼두근 triceps brachi)] 팔굽관절에 작용
  위팔노근(완요근 brachioradials)
  원엎침근(원회내근 pronator teres)
  네모엎침근(방형회 내근 pronator quadratus)] 노자관절에 작용
  손뒤침근(회의근 supinator)
  위팔두갈래근(상완이두근 biceps brachi) ← 주관절, 노자관절 작용

위팔두갈래근(상완이두근)

- 잇는 곳 → 어깨뼈(견갑골 scapula)의 관절 오목위결절과 부리돌기에 이음
- 닿는 곳 → 노뼈(요골 Radius)의 결절(마디)에 닿음
- 작용 → 굽힘(flexim) 및 뒤침(supination)에 작용
- 신경지배 → 근육피부신경의 지배

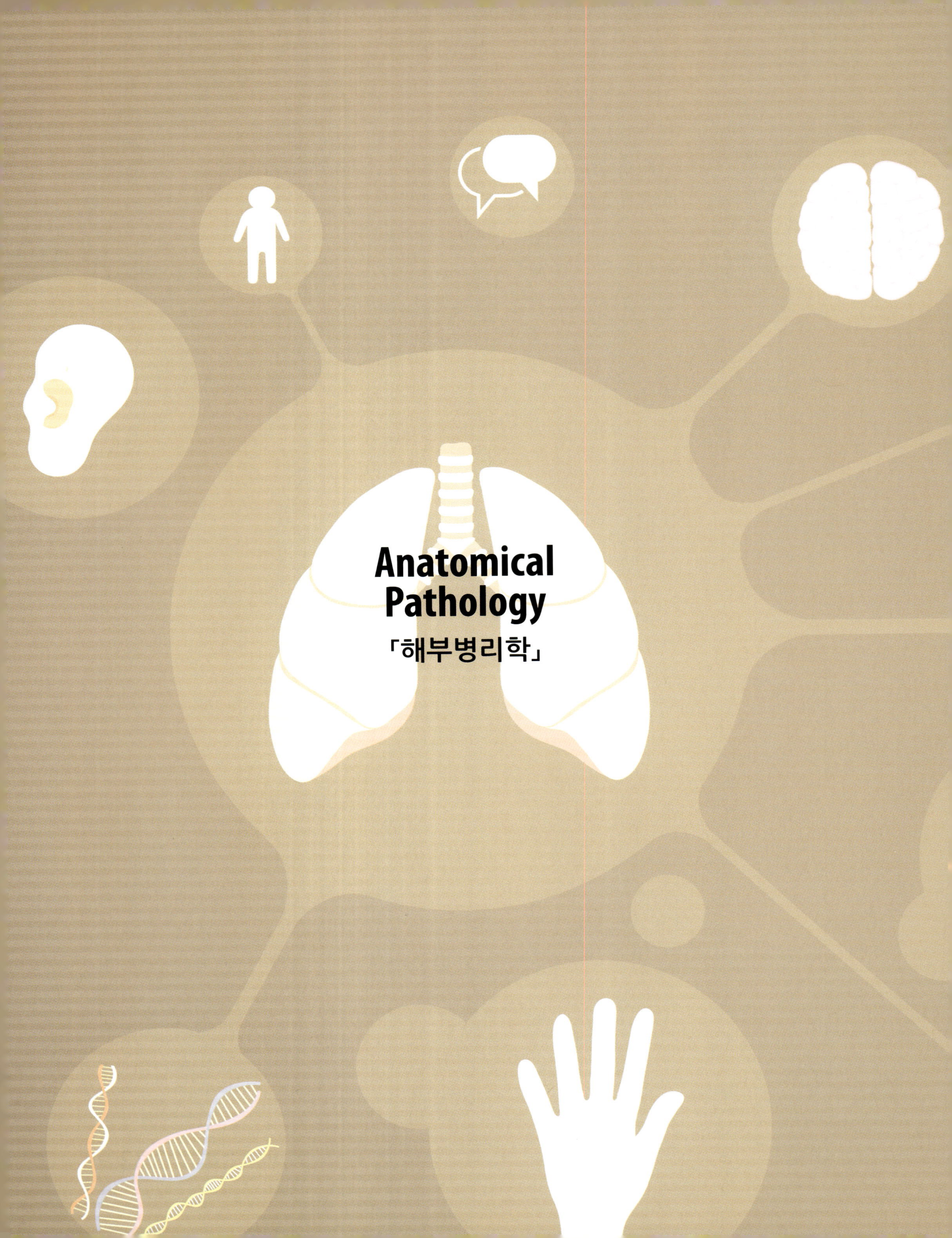
Anatomical
Pathology
「해부병리학」

Chapter 10

인체의 해부단면

Ⅰ. 해부하는 단면의 종류

Ⅱ. 운동

Ⅲ. 위치

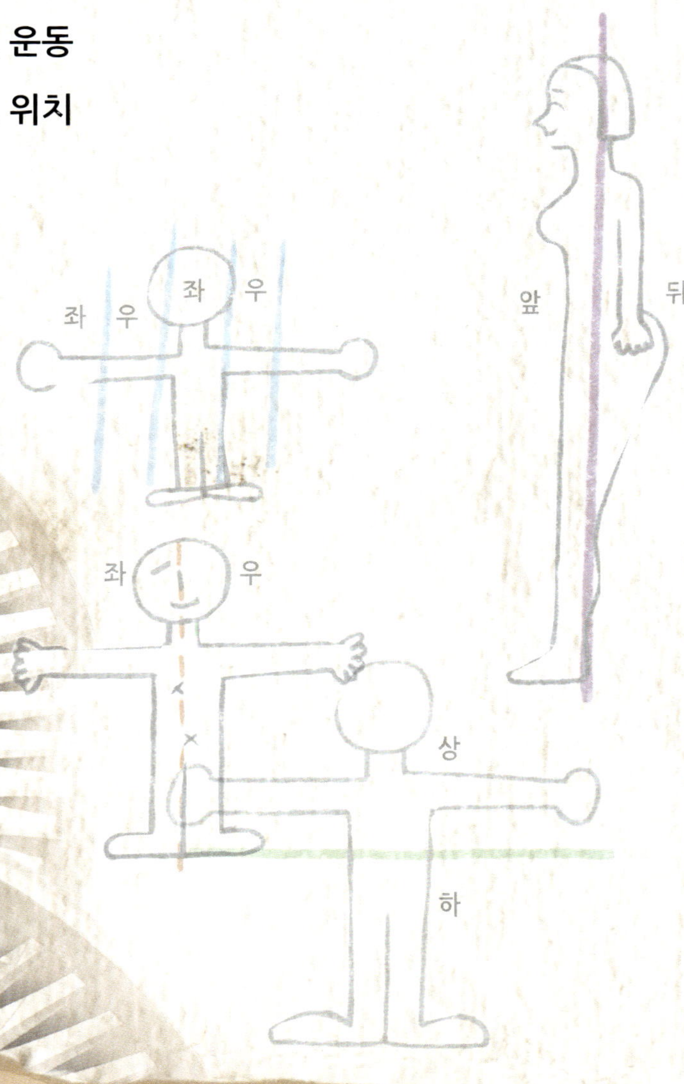

Chapter

10 인체의 해부단면

Ⅰ. 해부하는 단면의 종류

A. **시상면** : 사람을 좌우로 자름

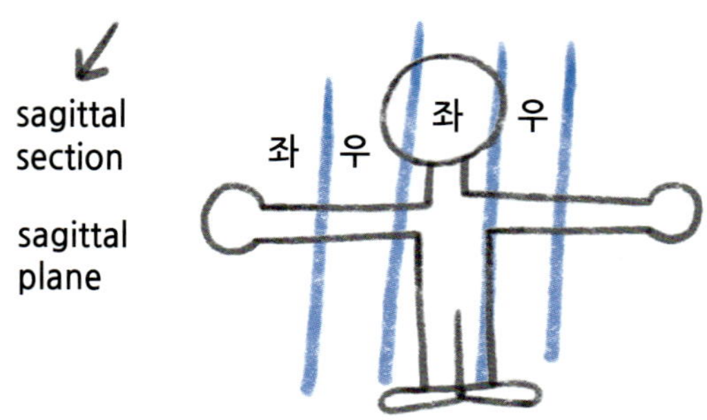

정중면 : 사람을 대칭으로 자름

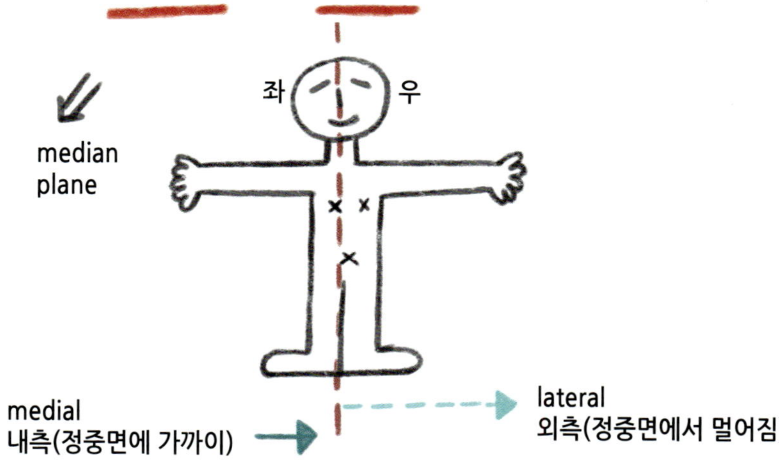

B. **관상면** : 옆에서 본 측면, 앞뒤로 자름

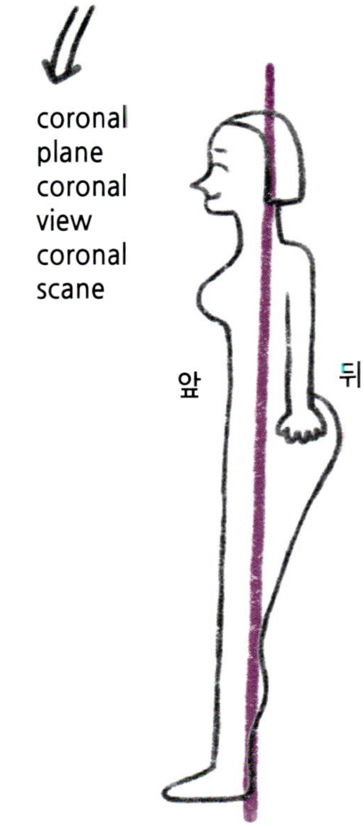

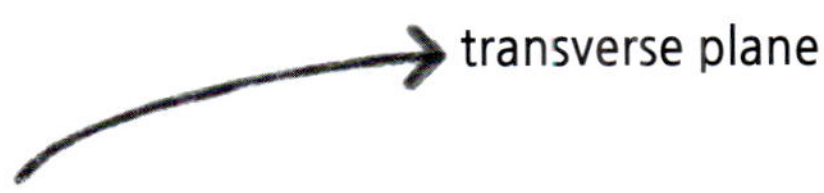

C. **횡단면** : 상하로 자름

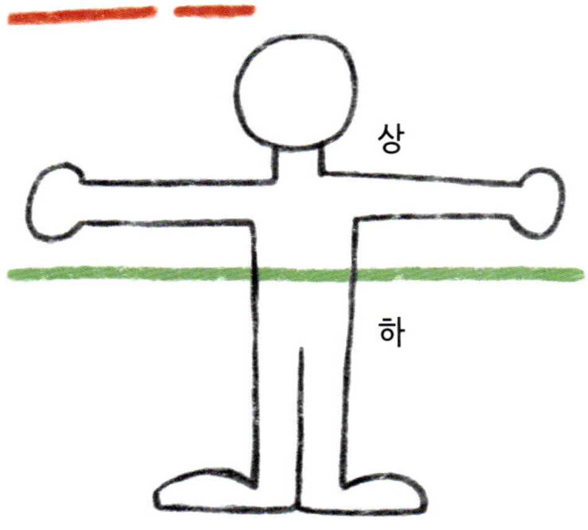

Ⅱ. 운동

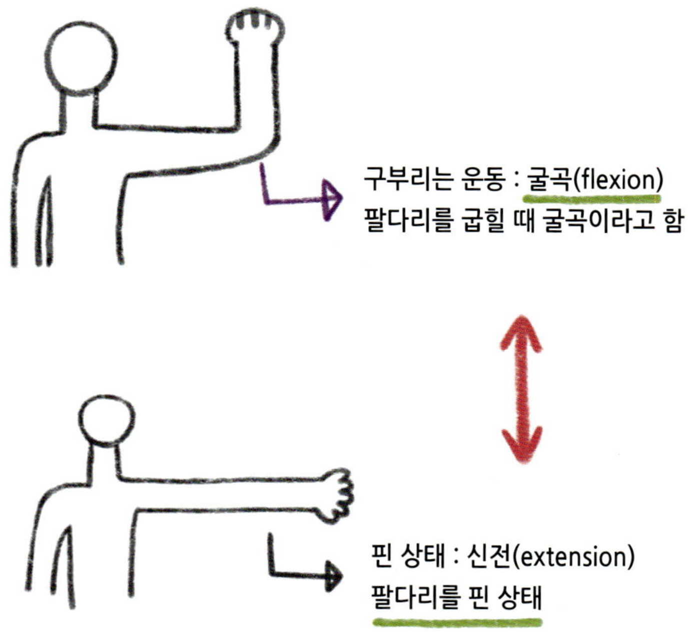

굴곡과 신전은 근육을 이용한다.

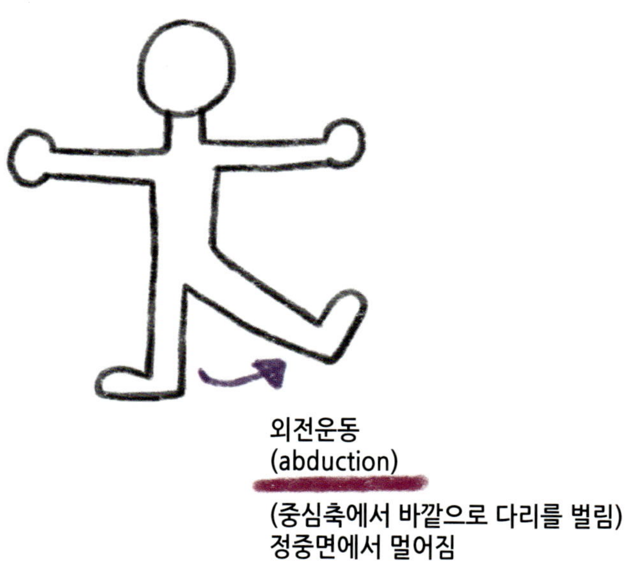

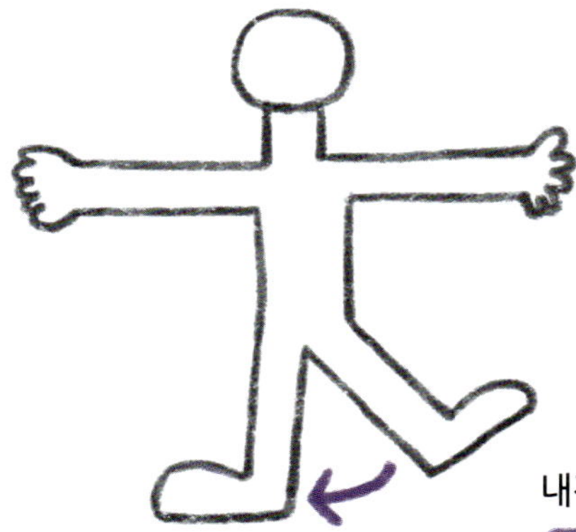

Addution

내전운동

(바깥에서 안으로 다리를 모음)
정중면 가까이

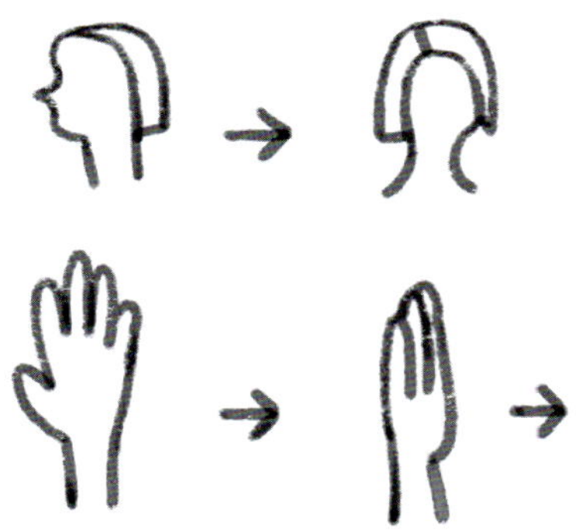

고개를 좌우로

손목을 앞뒤로
or 옆으로

rotation
회전운동

(중심축을 기준으로 작게
원을 그리며 움직임)

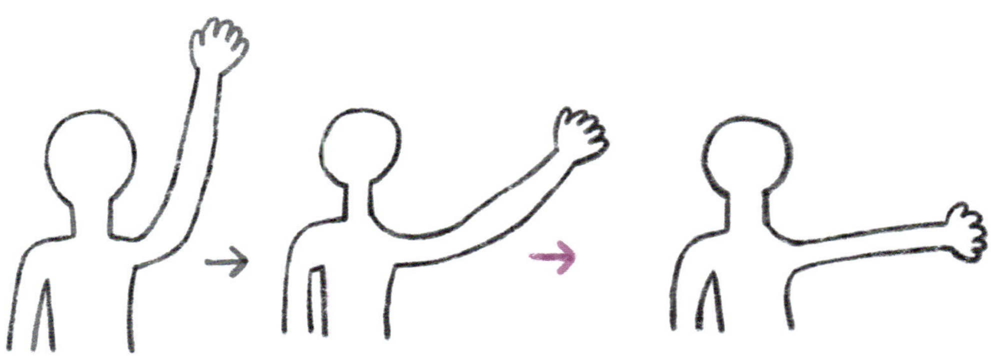

declination

회선운동 : 축을 기준으로 팔을 크게 돌릴 때, 크게 원이 그려짐.
회돌림이라고도 함

Ⅲ. 위치

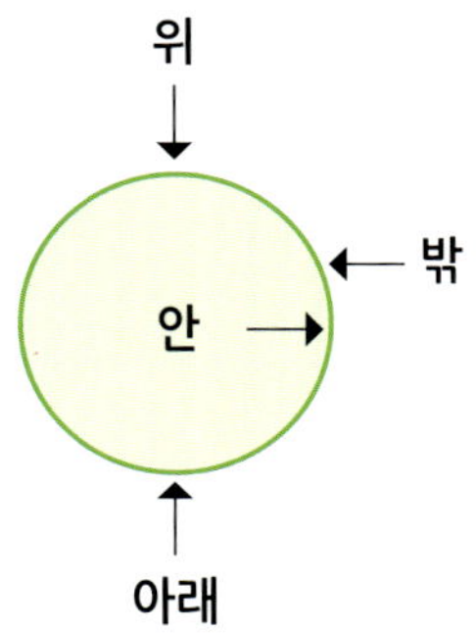

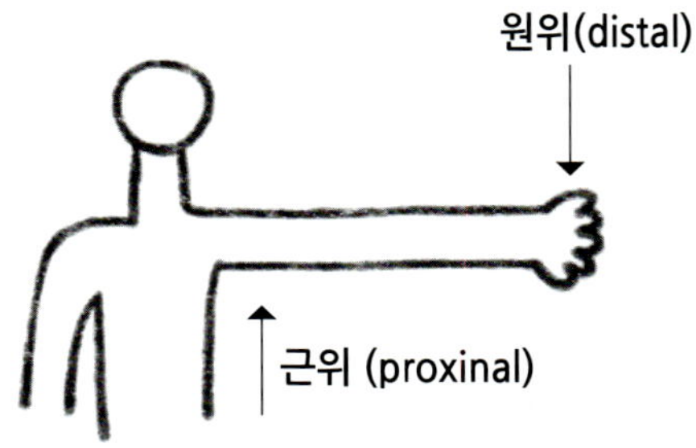

- 원위 : 몸을 중심으로 볼때 먼 경우
- 근위 : 몸을 중심으로 볼대 가까운 곳

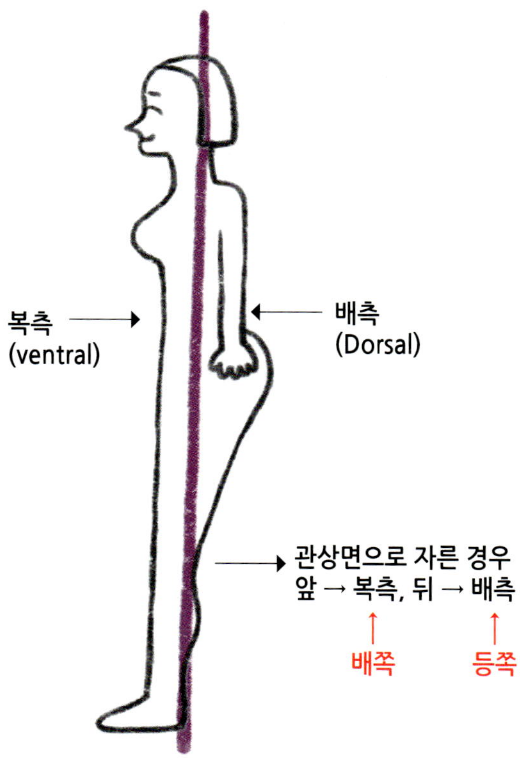

● 다리

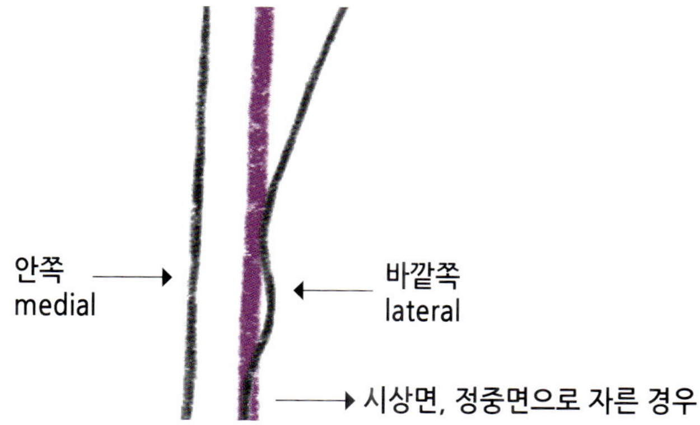

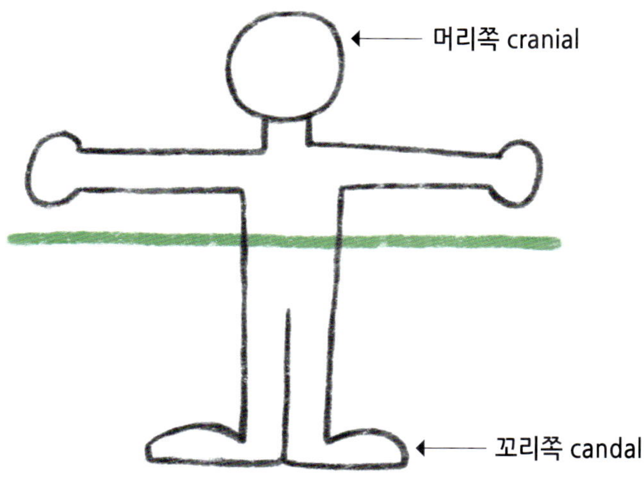

★ 해부학적 자세

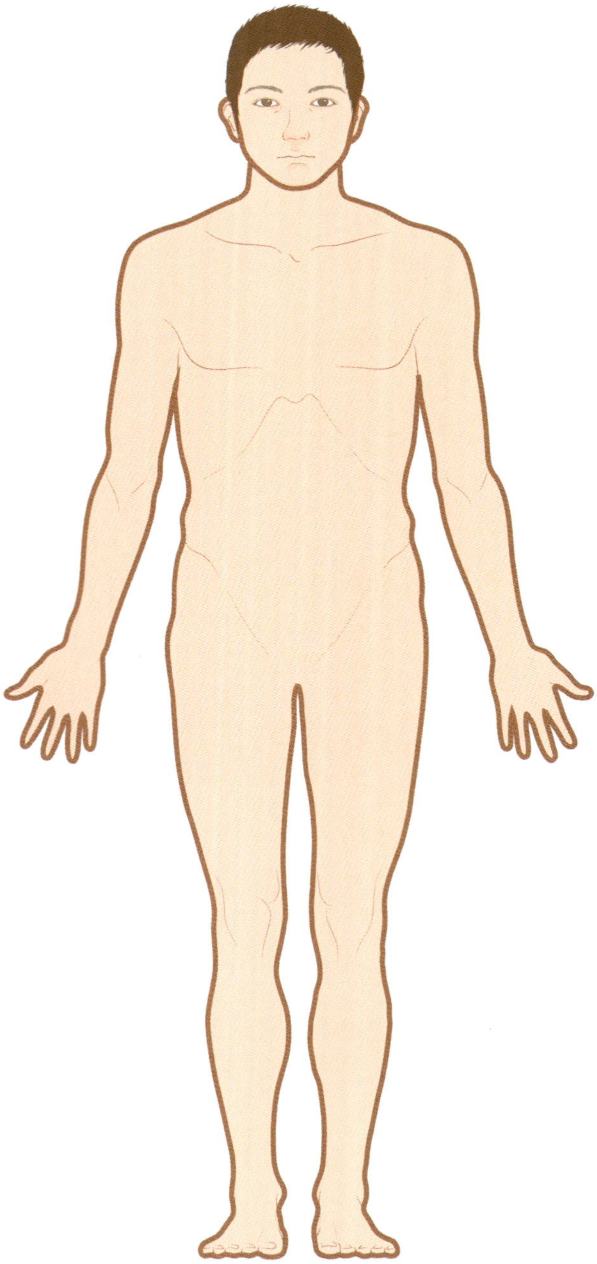

손바닥을 앞으로 하고 선 자세

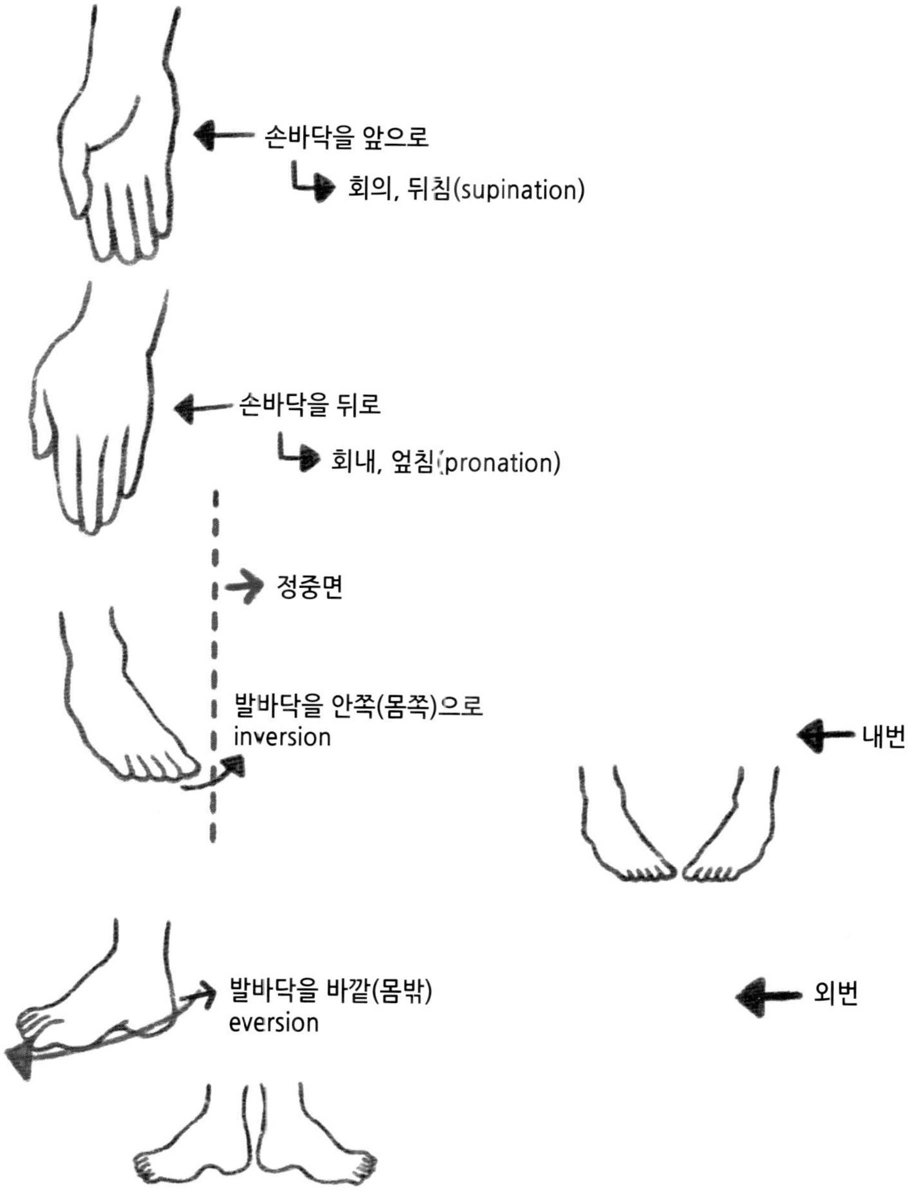
손바닥을 앞으로
회의, 뒤침(supination)
손바닥을 뒤로
회내, 엎침(pronation)
정중면
발바닥을 안쪽(몸쪽)으로
inversion
내번
발바닥을 바깥(몸밖)
eversion
외번

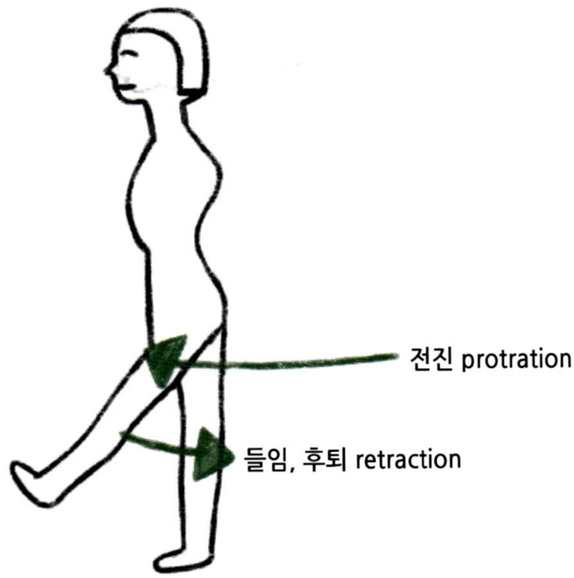

★ 복부 → 으로 나눔

- 상복부(epigastric region)
- 하복부(hypogastrium)

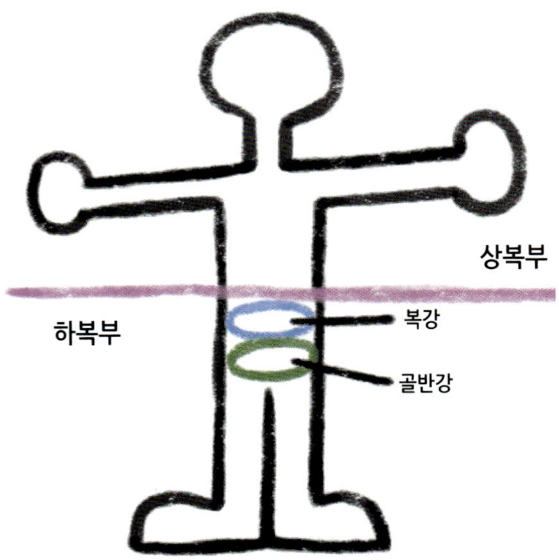

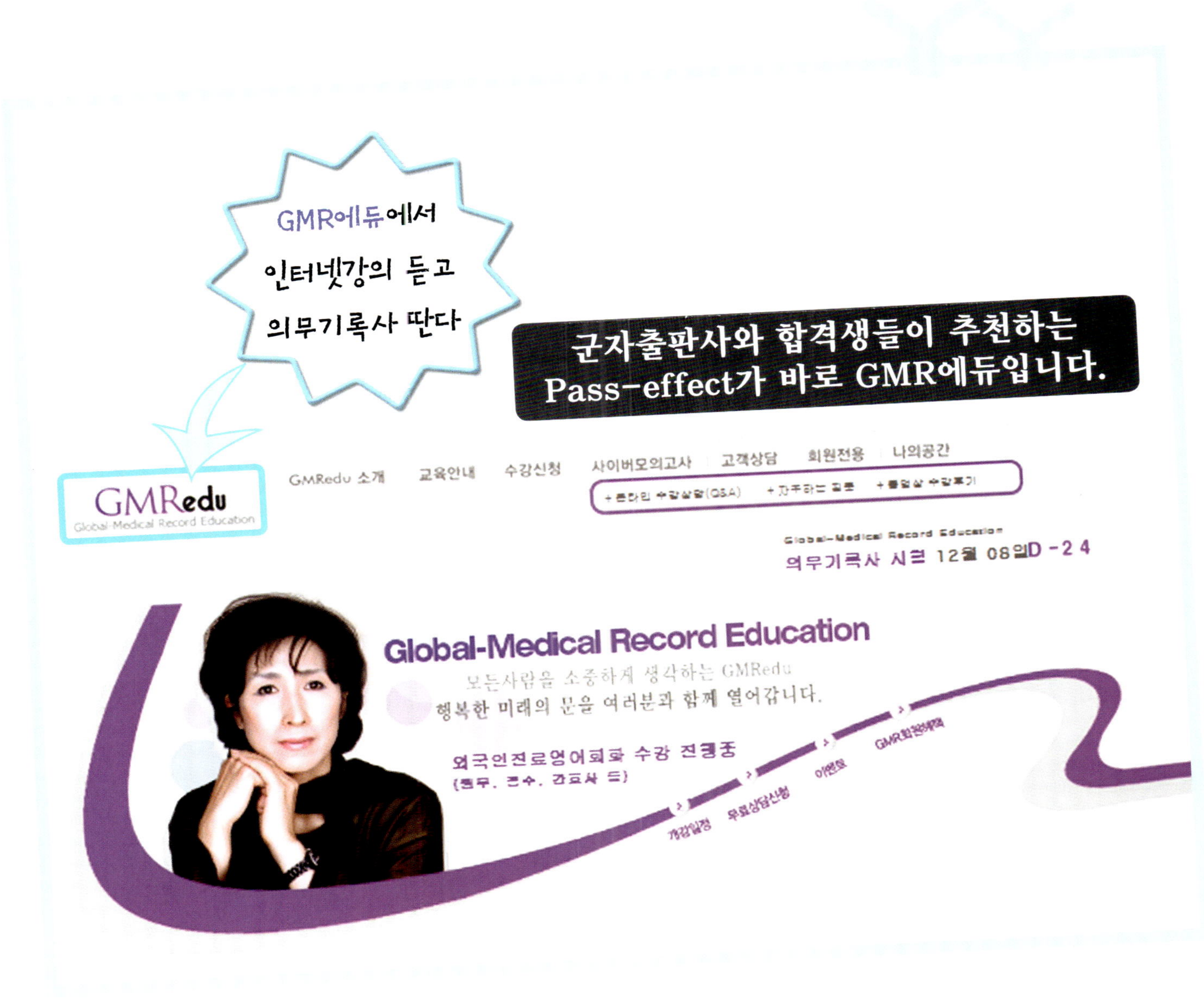

GMR에듀에서
인터넷강의 듣고
의무기록사 딴다
군자출판사와 합격생들이 추천하는
Pass-effect가 바로 GMR에듀입니다.
GMRedu
Global-Medical Record Education
GMRedu 소개
교육안내
수강신청
사이버모의고사
고객상담
회원전용
나의공간
의무기록사 시험 12월 08일D-24
Global-Medical Record Education
모든사람을 소중하게 생각하는 GMRedu
행복한 미래의 문을 여러분과 함께 열어갑니다.
외국인진료영어회화 수강 진행중
개강일정
무료상담신청

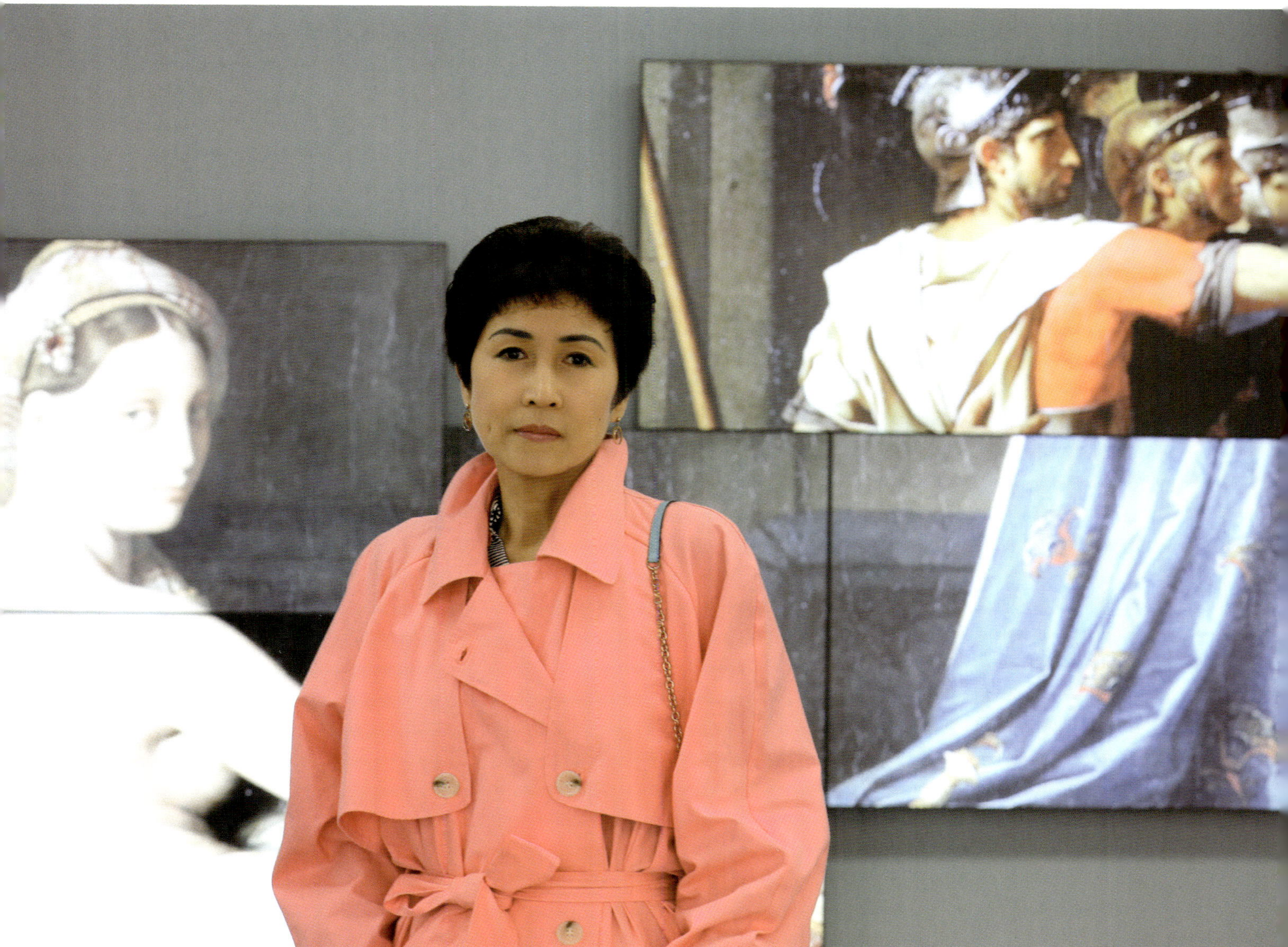

촬영기자 ... 장숙